安徽中医诊治内分泌代谢疾病临证经验集萃

主　编　方朝晖

副主编　李金菊　吴袁元
　　　　阮诺冰　王帆竞

东南大学出版社
SOUTHEAST UNIVERSITY PRESS
·南京·

内容提要

中医药在中华民族几千年的发展进步中有着重要地位,为促进中医药在内分泌系统疾病诊治中不断前行,我们组织编写了《安徽中医诊治内分泌代谢疾病临证经验集萃》一书,总结、记录安徽中医药诊治内分泌系统疾病方面的学术思想、医德思想和临床经验。本书每章均介绍总结一名医家学术经历和临证经验两个部分,医家小传介绍了医者的个人简介、学术成就、成长之路等;临证经验则包括不同临床疾病的中医药治疗展示,每个疾病临证经验都叙述了理论依据和典型验案,并介绍了该疾病的中西医结合诊治具体的方药、特殊适宜技术、特殊疗法等临证体会。

图书在版编目(CIP)数据

安徽中医诊治内分泌代谢疾病临证经验集萃 / 方朝晖主编.—南京:东南大学出版社,2022.1
ISBN 978-7-5641-9895-4

Ⅰ.①安… Ⅱ.①方… Ⅲ.①内分泌病-中医临床-经验-中国-现代②代谢病-中医临床-经验-中国-现代
Ⅳ.①R259.8

中国版本图书馆 CIP 数据核字(2021)第 254608 号

责任编辑:魏晓平　　责任校对:子雪莲　　封面设计:毕真　　责任印制:周荣虎

安徽中医诊治内分泌代谢疾病临证经验集萃

主　　编:方朝晖
出版发行:东南大学出版社
社　　址:南京市四牌楼 2 号　　邮编:210096
网　　址:http://www.seupress.com
电子邮箱:press@seupress.com
经　　销:全国各地新华书店
印　　刷:广东虎彩云印刷有限公司
开　　本:700 mm×1000 mm　1/16
印　　张:16
字　　数:307 千字
版　　次:2022 年 1 月第 1 版
印　　次:2022 年 1 月第 1 次印刷
书　　号:ISBN 978-7-5641-9895-4
定　　价:58.00 元

本社图书若有印装质量问题,请直接与营销部联系。电话(传真):025-83791830

《安徽中医诊治内分泌代谢疾病临证经验集萃》

编写委员会

主编： 方朝晖

编委（按姓氏笔画排序）：

王学函	王帆竞	牛云飞	方朝晖	付国春
付金强	刘启秀	江正志	许成群	阮诺冰
李金菊	李中南	吴丽敏	吴袁元	汪晓鸿
吴　迪	张栋飞	巫玉童	林逸轩	陆　平
赵进东	哈团结	费爱华	倪英群	徐建成
曹会波	盛宝军	葛　辉		

前　　言

党的十八大以来,广大中医药工作者同题共答高质量发展的时代答卷,努力全方位、全周期保障人民健康,促进中医药传承创新发展,不断提升中医药在健康中国建设中的贡献。为使中医药改革发展取得显著成绩,以及发展古老国术的传奇伟业,需积极响应中医药发展新时代的节奏。

中医药事业的发展须是求新地进取开拓,而临证经验的传承与交流是延续岐黄之术的重要举措。《黄帝内经》《难经》等奠定了中医理论体系,张仲景创立了辨证论治体系的巍峨大厦,使医经与经方水乳交融,使理论与实践紧密结合。现代中医传承,在专业方面有3个条件:一是传承思辨体系;二是传承学术思想;三是传承临床经验。前者是"授人以渔",后两者则是"授人以鱼"。中医讲究辨证论治,辨什么,怎么辨,辨的目的是什么,辨的理论指导是什么,辨的依据是什么,辨的标准是什么,等等,皆须明确。后生学者需早临床、勤临床,可于书本中汲取前人智慧,提高传承的能力。

安徽省是新安热土,华佗故乡,有着千年的中医药文化积淀和医学荣光,更有中药材资源优势,本地中药材素有"十大皖药"道地药材美名,还有独具特色的药材市场。大医大贤们,历经了多少个春秋寒暑,坚定信念,传承大医精诚的古训,铸起了这永远高耸的丰碑。所以,传承安徽中医药的优良传统,彰显安徽中医药的特色优势,创新发展安徽中医药事业,以满足安徽人民的医疗保健需要、造福于社会,是我们这一代安徽中医人义不容辞的责任。

安徽中医在内分泌系统疾病诊治方面人才辈出,他们临床经验丰富,理论功底深厚,医术精湛,医德高尚,深得人民群众的尊重和信赖。当前,全世界内分泌疾病的发病率呈现升高趋势。现代医学中内分泌疾病谱范围较广,诊治复杂,西医疗效未能明确肯定,然运用中医药辨证施治疗效颇佳,中医药在防治内分泌代谢疾病方面有着全方位、多靶点、安全性高的独特优势。中医之传承应以"德"为主线,以"技"为支线,发展壮大安徽中医内分泌疾病诊治实力,记录安徽中医内分泌工作者的学术思想、医德思想和临床经验,是中医学不断创新的基础和源泉,是中医学发展的主旋律和主基调,具有重要的现实意义和价值。

本书编者以"安徽省糖尿病健康管理联盟"为依托,聚集安徽中医内分泌医疗优势、科研优势、人才优势、技术优势、信息优势,紧紧抓住中医传承这一主脉,以高度的责任感和使命感,组织编撰了本书。本书每章介绍一名医家,分为医家小传、临证经验两个部分,每个疾病临证经验都叙述了理论概况并至少列举两则验案,由包括方朝晖教授等近二十位安徽中医内分泌杰出工作者拨冗付梓,毫无保留地奉献了自己独到的学术见解和宝贵的临床经验,"授人以鱼"的同时"授人以渔",是以介绍各位安徽中医内分泌学者在诊疗内分泌代谢相关疾病及中医内科杂病为主的专科书籍,旨在启迪与借鉴临床,拓宽科研思路。

我们期望本书的读者在品读后,有助临床思辨能力的提高;在研读之中如有发现累赘纰漏之处,敬请广大读者及时提出,促使我们共同进步。回首来时路,不忘当初心!期望本书的出版有助于中医临床人才的培养和成长,使其既重视实践经验,更得到理论的提升,以推动我国中医药事业的发展与创新。

编委会

2021 年 5 月

目　　录

方朝晖

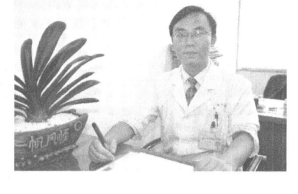

医家小传

　　方朝晖，男，医学博士，中国共产党党员，1967 年出生于安徽省宁国市。安徽中医药大学第一附属医院二级教授，一级主任医师，博士研究生导师。

　　1967 年的春天，方朝晖教授诞生于新安医学的故乡皖南山区，其外祖父、父亲、母亲均是当地医院受人尊敬的医生，尤其是方朝晖教授的外祖父，是当地著名的中医大家。自方朝晖教授蹒跚学步、牙牙学语之时，他便喜欢跟在外祖父后面，看外祖父给人诊病。待到识字年纪，开始对外祖父给病人开的中药方子颇感兴趣。经常有重病被治愈的患者登门拜谢，感激地长跪涕零。他那时便对外祖父"一腔全是活人心"的精神十分崇拜，也时常会问一些关于治病方面的问题。方朝晖教授的外祖父见其对祖国医学有着莫大的兴趣，便开始指导其背诵《汤头歌诀》。当同龄的孩子在玩耍、嬉闹的时候，他都在做着自己喜欢的事——背《汤头歌诀》，从补益之剂的第一首四君子汤，直至最后的经带胎产之剂，他都烂熟于心，得到了受用一生的中医方剂理论知识启蒙基础，早早立下志愿——"不为良相，便为良医"。

　　1984 年方朝晖教授考入安徽中医学院（现安徽中医药大学），就此踏上从医之路。他于 2001 年获北京中医药大学中医内科学博士学位，2001—2002 年期间在国家中医药管理局国家新药开发专项办公室进行新药研发等医学科研工作。到如今，方朝晖教授已精习临床、致力于中医药防治内分泌代谢疾病事业逾 30 年。他一直认为，医乃至精至微之事，其奉先贤"博极医源，精勤不倦"之箴言，从未有丝毫懈怠。

　　方朝晖教授作为安徽中医药大学第一附属医院内分泌科主任，国家中医临床研究基地重点研究病种——"糖尿病"学术带头人，国家中医药管理局重点学科中医内分泌学科带头人，国家行业专项糖尿病慢病首席专家，科技部重大新药创制项目"糖尿病血管病变新药创制"课题负责人，安徽省中医药科学院中医药防治糖尿病研究所所长，还担任了安徽省科学与技术带头人，安徽省中医药领军人才，安徽省首届"江淮名医"，安徽省首届名中医，合肥市拔尖人才，享受国务院特殊津贴，担任国家中医药防治糖尿病联盟副主任委员，中华中医药学会糖尿病分会副主任委员，安徽省全科医师协会理事长，安徽省中医药学会内分泌糖尿病分会主任委员，安徽省糖尿病中医药健康管理联盟委员会秘书长,中国中医药促进会糖尿病专业委员会副主任委员,安徽省医学会糖尿病专业委员会副主任委员,国家自然基金委员会、国家科技进步奖评审专家等20余项学术职务,并建立了安徽中医药大学第一附属医院"方朝晖名中医工作室",研制出"丹蛭降糖胶囊""黄地安消胶囊""芪贞降糖颗粒""芪归糖痛宁颗粒""苁归益肾胶囊""骨疏灵"等院内制剂应用于临床治疗。他还主持国家自然基金课题4项,其他国家级科研课题10项,省部级科研课题8项,发表专业学术论文236篇、SCI论文24篇,担任10家专业杂志编委,获得"国家发明专利"15项,获得首届安徽省中医药学会科学技术进步特等奖,安徽省科学技术进步奖5项,中华中医药学会科技进步奖6项。

自2010年安徽省中医院国家中医药临床研究基地成立以来,基地以重点病种糖尿病研究为核心,以新安医学为亮点,获得了糖尿病研究新突破。在中医"治未病"理论的指导下,建立中医药防治糖尿病"三早"防治体系,即预防糖尿病高危人群发展为糖尿病前期(早预防);干预糖尿病前期人群,防止发展为糖尿病(早干预);治疗糖尿病患者,避免糖尿病并发症的发生,提高生存质量(早防变)。方朝晖教授强调糖尿病要在"防"上下工夫,要致力于预防,以期降低糖尿病发病率。基于糖尿病"阴虚燥热""久病入络"的病因病机,结合新安医家虫类通络特色,提出"益气养阴、活血通络"防治糖尿病血管、神经病变,取得突破性的治疗成果,减少糖尿病临床血管病变患者颈动脉内膜中层厚度达到0.02 cm,逆转42.15%糖尿病前期(IGT)人群血糖恢复正常水平,发挥中医药综合治疗、全身调理、温和降糖、血管保护的优势,降低糖尿病亚临床及临床终点事件的发生。他提出糖尿病血管病变患者"瘀血"贯穿疾病的始终,证型多"气虚阴亏夹瘀",善用"虫类"药物可降低糖尿病致残、致死率。形成了临床实际指导意义强的"从脾(胰)论治,兼顾五脏"的病证辨治方法,研制出防治糖尿病疗效确切的特色制剂5种,其中丹蛭降糖胶囊的研究与开发获国家科技部重大新药立项资助,现已完成临床前期研究。形成可推广的八段锦、中药眼部雾化、中药足浴、熏洗、针灸、耳穴埋豆、隔物灸等12项确有疗效的中医药临床诊疗技术和保健康复方法。同时在亚学科的建设上砥砺前行,甲状腺疾病专科、中医药综合调控干预骨质疏松症方面总有效率达95%,在同领域研究方向达到国内先进水平。

针对糖尿病发病率逐年攀升的现实,方朝晖教授带领内分泌科研团队构建临床研究平台,建立内分泌代谢疾病患者临床生物信息库及临床科研共享系统,建立糖尿病慢病管理平台。运行安徽省糖尿病中医药健康管理联盟,以基地为载体,建立以病人为中心,以需求为导向,以治未病理念为(指导)核心,以医保支付为纽带,集基本医疗、基本公共卫生服务、分级诊疗、健康干预等为一体的"医院—社区—患者—家庭"糖尿病健康管理模式,形成专病联盟建设示范,大大改善了全省糖尿病及并发症患者的诊治现状。

"医为任人之术,必具仁人之心",方朝晖教授以医为生,以术泽世,坚持不忘初心,一手生命,一手责任,愿以一方脉枕,一腔活人之心为祖国医学事业贡献毕生力量!

临证经验

一、糖尿病(不合并并发症)

1. 现代医学认识

糖尿病(diabetic mellitus,DM)是一种以血糖升高为特征的代谢性疾病,主要原因是胰岛素分泌缺陷或者胰岛素作用障碍,以多饮、多食、多尿为主要临床表现。随着社会的发展,环境气候的变化,人类生活习惯的改变,糖尿病的发病率正在逐年增加。流行病学调查[1]显示,至 2025 年,糖尿病患者人数将增长至 3.0 亿,至 2030 年有可能增加至 3.66 亿。近年来,特别是随着肥胖人数的增加,DM 所引起的并发症及其所致的死亡率也在逐渐增长,目前已是世界范围排在第 7 死亡率的疾病,每年都有大约 520 万患者死于此疾病及其并发症[2]。

2. 中医病因病机

糖尿病属于中医消渴的范畴,古代众多医家对消渴的临床特点做了明确的论述,具有一定的认识。而当代学者通过不断的学习和探索,认为消渴病因较多,五脏皆和消渴密不可分。饮食不节、情志失调、房劳过度、外感六淫等均可导致消渴病的发生[3]。消渴病机复杂,五脏病变导致津液代谢失常,与肝、心、脾、肺、肾五脏均有密切的关系。但中医讲究"治病求本",何为主,何为次,就显得十分重要了。方朝晖教授追究其本源,认为脾为糖尿病的主要病变脏腑,无论新发糖尿病者,还是日久病患,甚至存在并发症的,都需要从脾论治[4]。中医所说的"脾"也就是现代医学所说的脾和胰脏的统称。脾之副脏,西医解剖学认为即是脾脏旁边的胰腺,所以"散膏"就是胰腺组织。生理功能上现代医学的"胰"分泌胰岛素调节糖代谢,与中医"脾主运化""游溢精气"的生理相吻合[5]。

典型病案

董某某,男,67 岁,2019 年 1 月 16 日初诊。患者以发现血糖升高 10 余年为主诉,无明显的"多饮、多食、多尿和体重减少"的"三多一少"症状,无手脚麻木,偶有视物模糊和小便少量泡沫,纳寐可,二便调。舌红,苔薄,白脉弦。

辅助检查: 2019 年 1 月 16 日,餐前血糖 7.1 mmol/L,餐后 2 h 血糖 11.3 mmol/L。眼底和肝肾功能检查未发现明显异常。

西医诊断：2 型糖尿病。

西医处方：二甲双胍肠溶片 0.5 g，每日 1 次；瑞格列奈 0.5 mg，每日 3 次。

中医诊断：消渴病（阴虚火旺证）。

中医治法：滋阴清热，益气敛阴。

中医处方：

茯神 15 g	蒲公英 30 g	牡丹皮 15 g	地骨皮 12 g
柏子仁 12 g	百合 12 g	浮小麦 20 g	玄参 12 g
垂盆草 12 g	黄精 15 g	白茅根 12 g	金银花 12 g
莲子心 3 g			

30 剂，每日 1 剂，水煎服，早晚分服。嘱患者禁食辛辣刺激物和煎炸食物，规律作息，晚上 11 点前入睡。

二诊：患者上述方药用 4 周后，自测餐前血糖 6.4 mmol/L，餐后 2 h 血糖 8.7 mmol/L，平日视物模糊，小便少量泡沫，纳寐可，二便调。舌淡红，苔薄白少津，脉数。

处方：上方去垂盆草、白茅根；加覆盆子 15 g、川楝子 10 g。

30 剂，每日 1 剂，水煎服，日晚分服。

三诊：患者 2019 年 3 月 26 日前来就诊，自测餐前血糖 7.2 mmol/L，餐后 2 h 血糖 12.3 mmol/L，视物模糊稍改善，小便有泡沫，纳寐可，二便调。舌淡，苔白。

处方：中药加葛根共 14 剂，每日 1 剂，水煎服，早晚分服。西药予以二甲双胍 0.5 g，每日 2 次；瑞格列奈 0.5 mg，每日 3 次。

四诊：患者 2019 年 6 月 11 日前来就诊，自测餐前血糖 7.1 mmol/L，餐后 2 h 血糖 11.3 mmol/L，视物较前好转，小便偶有泡沫，纳寐可，二便调。现服用达格列净 10 mg，每日 1 次。

处方：中药去川楝子、葛根共 14 剂，每日 1 剂，早晚分服。西药予以达格列净 10 mg，每日 1 次，随访。

典型病案

李某某，女，53 岁，2019 年 5 月 13 日初诊。患者自诉体检时发现血糖升高，平日未见明显多饮多食多尿，无肢体麻木，近期体重有减轻，纳寐可，二便调。舌淡，苔薄白，脉数。

辅助检查：2019 年 5 月 13 日餐前血糖 10.8 mmol/L。

西医诊断：2 型糖尿病。

西医处方：格列喹酮 30 mg，每日 3 次；二甲双胍 0.5 g，每日 2 次；阿卡波糖 50 mg，每日 3 次。

中医诊断:消渴病(胃热炽盛证)。

中医治法:清胃泻火,养阴增液。

中医处方:
黄芪 30 g	牡丹皮 15 g	肉苁蓉 10 g	黄连 8 g
生地黄 20 g	荔枝核 12 g	白术 15 g	太子参 15 g
泽泻 15 g	蒲公英 20 g	当归 12 g	炙甘草 8 g

15剂,每日1剂,水煎服,早晚分服。嘱患者禁食辛辣刺激物和煎炸食物,规律作息,晚上11点前入睡。

二诊:患者用药2周后复诊,血糖控制较前平稳,血糖升高稍有改善。

处方:在上方基础上去黄连、蒲公英,加用金樱子15 g、枸杞20 g。14剂,水煎服,早晚分服。用法继前。

三诊:2019年6月13日患者复诊,患者血糖升高情况较前好转,血糖控制较为平稳,HbA1c:5.5%。舌淡,苔薄白,脉弦。

处方:上方加延胡索15 g、锁阳12 g。14剂,每日1剂,水煎服,早晚分服。

按语:糖尿病古称消渴病,以口干多饮、多食、多尿或伴体质量减轻甚至消瘦为主要临床表现。消渴病名最先出现在《素问·奇病论篇》,曰:"脾瘅……其气上溢,转为消渴。"究其病因,除先天禀赋不足外,尚有外感邪毒、饮食不节、情志不遂、年长体虚及药石所伤等,历代医家多有论述。若论其病机,各家之言不甚相同,然多以阴虚燥热为主。本病主要责之于肺、胃(脾)、肾三脏。临床治疗亦多以上、中、下三消论治。

笔者认为,随着现代社会生活水平的提高及诊疗技术的改进,部分确诊为消渴的患者并不具有明显的"三多一少"症状,而多见疲倦乏力、腹胀纳差、舌暗、苔腻、边有齿痕等脾虚之症,传统的三消辨证恐难以满足现代临床的需要。笔者结合多年的临证经验,认为临床辨证论治时,应基于而不拘于三消辨证。他提出脾虚是消渴发生、发展的基础,而阴虚燥热之象仅为其外在表现。治疗应以健脾益气为基本治法,佐以养阴清热、疏肝解郁、活血化瘀之法[6]。笔者通过多年临床实践发现,肺燥津伤、胃火炽盛、阴虚火旺虽与消渴密切相关,然追溯其源,当责之于脾,且无外脾气虚弱、脾失健运,其中尤以脾的运化失常为其病机关键。临床上对于补脾益气的应用需给予足够的重视,脾气健旺,则后天之本得以巩固,气血津液的生化布散恢复正常,消渴自化。故笔者强调,健脾益气需贯穿消渴治疗始终。

消渴临床表现多样,若仅以"阴虚燥热"论治恐难准确辨证。方教授临证时注重"治病求本"的原则,从整体出发,主张从脾论治消渴。临证时重视脾在消渴发病中的重要作用,以健脾益气贯穿本病治疗始终,并根据消渴不同发展阶段的不同症状,佐以养阴清热、疏肝解郁、活血化瘀、养心补肾等法,标本兼顾,则渴消病安。

参考文献

［1］Animaw W，Seyoum Y. Increasing prevalence of diabetes mellitus in a developing country and its related factors［J］. PLoS One，2017，12(11)：e0187670.

［2］Fan W. Epidemiology in diabetes mellitus and cardiovascular disease［J］. Cardiovasc Endocrinol，2017,6(1)：8-16.

［3］赵进东,刘剑,吴吉萍,等.方朝晖教授从脾诊治新诊断的2型糖尿病患者的临床经验［J］.山西中医学院学报,2016,17(2)：45-46,48.

［4］李安,方朝晖.跟师方朝晖教授学习从脾论治糖尿病总结［J］.中医药临床杂志,2017,29(10)：1614-1617.

［5］方朝晖,鲍陶陶,李韬,等.糖尿病从胰论治理论初探［J］.中医药临床杂志,2010,22(2)：115-116.

［6］李家云,程森华,柳燕.方朝晖辨证运用自定方治疗糖尿病的经验［J］.中医药临床杂志,2012,24(2)：142-144.

二、糖尿病性皮肤瘙痒症

1. 现代医学认识

糖尿病是威胁人类健康的三大疾病之一,随着人们生活水平的提高,饮食结构的改变,其发病率越来越高。糖尿病是由于患者胰岛素的相对或绝对不足导致的血糖异常升高的一种慢性疾病,患者往往在发病的初期无明显临床症状。因此,部分病情较轻或刚刚发病的糖尿病患者不重视对该病的治疗。糖尿病患者的血糖水平若得不到有效的控制,则容易出现多种并发症。研究显示[1],皮肤瘙痒症在糖尿病患者中很常见,据统计发生率为7%～43%。糖尿病皮肤瘙痒症易发生在秋冬干燥季节,最典型的临床症状是局部或全身皮肤瘙痒,呈游走性、阵发性,可在晚夜间加重,严重威胁着患者的身心健康,影响其生活质量[2]。糖尿病患者发生皮肤瘙痒后容易导致植物神经功能紊乱,从而降低了患者的排汗量,最终导致细菌、真菌、病毒等微生物在皮肤表面繁殖,进而引起局部或全身皮肤感染,严重时还会诱发念珠菌病、体癣或股癣,加重患者的皮肤损伤[3]。

2. 中医病因病机

祖国医学认为糖尿病皮肤瘙痒与“久病多瘀”“久病入络”“瘀以发渴”“久病致虚”“因虚致痒”极为相似,属于“消渴”合并“风瘙痒”范畴,认为该病内因多与脏腑气血相关,外因则与风、湿、热、虫等相关,瘀血贯穿于该病始终。中国古代文献中关于痒的论述很多。早在《黄帝内经》已有“诸痛痒疮,皆属于心”“诸痛为实,诸痒为虚”的记载。隋朝《诸病源候论》记载:“风瘙痒者,是体虚受风,风入腠理,与气血相搏,而俱往来于皮肤之间。邪气微,不能冲击为痛,故但瘙痒也。”认为瘙痒多与风邪相关。本病以风、湿、热为主,外风多为风湿、风热,内风则为阴虚生风、血虚生风、血癣生风。清代《外科证治全书》指出："（痒风）遍身瘙痒，并无疮疥，搔之不止。"并提出了病机及治疗禁忌为"肝家血虚，燥热生风，不可妄投风药"。该书还有阴痒、肛门作痒等局限性瘙痒症的记载，认为"阴痒，三虫在肠胃，因脏虚蚀阴，微则痒，甚则痛""此症亦有肝脾亏损，湿热下注而痒者"。总之，认为本病虚证以血虚肝旺为主，实证以湿热蕴藉为主，瘀血贯穿于任何阶段。

典型病案

吴某，男，55 岁。2019 年 11 月 18 日门诊，患有 2 型糖尿病，病史 12 年。目前西药予以二甲双胍 0.5 g，口服，2 次/d；瑞格列奈 1 mg，口服，3 次/d；阿卡波糖 50 mg，口服，3 次/d。三联用药血糖控制较平稳，平素空腹血糖波动在 6～7 mmol/L，餐后 2 h 血糖波动在 8～9 mmol/L。现全身散在性皮肤瘙痒 2 个月，前期使用了三九皮炎平及苗岭洁肤霜等多种皮肤病外用药物均无缓解，接诊时症见：全身散在性皮肤瘙痒，肛门潮湿瘙痒尤其突出，遇热痒重，抓痕、结暗红色血痂，双下肢色素沉着尤其明显、呈继发湿疹样变或苔藓样改变，伴有失眠烦躁，大便干结，舌质红、苔黄腻，脉滑数。

西医诊断：2 型糖尿病（糖尿病性皮肤瘙痒症）。

中医诊断："消渴"合并"风瘙痒"（湿热蕴结证）。

中医治法：予以清热利湿，活血化瘀，祛风止痒之剂内服。予以中药汤剂适温浸洗（泡）。

中医处方：

外用处方：

蛇床子 30 g	地肤子 30 g	白藓皮 30 g	苦参 30 g
黄芩 20 g	黄柏 20 g	桃仁 20 g	红花 20 g
生甘草 20 g			

7 d 为 1 疗程，暂开 7 剂，每日 1 剂，水煎外洗，每日 2 次，水温 35～40℃，20～30 min/次。

内服处方：

蒲公英 30 g	栀子 10 g	生地黄 10 g	当归 10 g
黄连 9 g	连翘 12 g	泽泻 10 g	车前子 12 g
土茯苓 15 g	赤芍 15 g	白芍 15 g	蛇床子 12 g
蝉蜕 10 g	防风 12 g	酸枣仁 12 g	远志 12 g
甘草 8 g			

7 剂，每日 1 剂，水煎，分 2 次内服，忌食风腥发物。

二诊：2019 年 11 月 25 日，治疗 7 d 后其全身散在性皮肤瘙痒明显减轻，抓痕及血痂、颜面部色素沉着、继发湿疹样变显著改善，失眠烦躁好转，大便偏稀，舌质略红,苔薄黄微腻,脉滑。

处方:内服上方去酸枣仁、远志、蒲公英、连翘,10剂,煎服法同前;外洗方药不变,继续外洗10天,用法同前。

三诊:2019年12月5日,经前两诊治疗,全身皮肤光洁,无皮肤瘙痒及抓痕,心情平和,精神一般,饮食尚可,夜能安睡,二便正常,舌质略红,苔薄黄,脉滑。

处方:守前方再巩固7剂。随访患者病情无反复。

按语:患者消渴日久,阴虚内热,湿毒蕴结,湿热下注,蕴阻肌肤,不得疏泄,故见皮肤作痒,肛门部位及下肢尤为明显。治以清热利湿、活血化瘀、祛风止痒之剂内服,方中蒲公英清热解毒,清利湿热,消痈散结,利尿通淋;连翘清热解毒,消肿散结,疏散风热;栀子泻火除烦,凉血解毒,清利湿热;黄连清热燥湿,泻火解毒;土茯苓清热解毒除湿;泽泻利水渗湿,泄热化浊;车前子利水通淋,清热明目;生地黄清热凉血,养阴生津;当归补血活血,润肠通便;赤芍清热凉血,散瘀止痛;白芍养血活血,柔肝止痛;蛇床子燥湿杀虫,散寒祛风;蝉蜕清热散结,凉血止痛,熄风止痉;防风祛风解表,胜湿止痛;酸枣仁补益肝肾,养心安神;远志消散痈肿,安神益智;甘草调和诸药,清热解毒,缓急止痛。全方共奏清热利湿,活血化瘀,祛风止痒之功。外洗方中黄芩、黄柏、苦参清热燥湿,祛风杀虫;蛇床子、地肤子、白藓皮清热利湿,祛风止痒;桃仁、红花活血化瘀;生甘草缓急止痛,清热解毒。全方共奏清热利湿、滋阴养血、活血化瘀、祛风止痒之效。内外合用,效果更佳。二诊时失眠烦躁好转,故去酸枣仁、远志;大便偏稀,故减少苦寒清热之药,因此去蒲公英和连翘,继续治疗以观其效。三诊时二便正常,夜寐能睡,皮肤光洁,继续用药,巩固效果。

参考文献

[1] 方朝晖.中西医结合糖尿病学[M].北京:学苑出版社,2011:290.

[2] Tseng H W, Ger P, Liang C K, et al. High prevalence of cutaneous manifestations inthe elderty with dinketes mellitus:an institution-tased cross-sectional stady in Tai-wan[J]. Eur Acad Dermator Venered,2015,29(8):1631-1635.

[3] 王誉涵,刘玲玲.糖尿病并发皮肤瘙痒的防治[J].中国糖尿病杂志,2015,23(5):479-480.

三、糖尿病周围神经病变

1. 现代医学认识

糖尿病周围神经病变(diabetic peripheral neuropathy,DPN)又称多神经病变,主要临床特征为四肢远端感觉、运动障碍,以对称性的疼痛和感觉异常为主要表现,疼痛多为闪电痛、刺痛、烧灼痛,并可伴有四肢冷凉,皮肤蚁行感、袜套感,晚期肌肉可发生萎缩,从而肢体废用,西医对其发病机制尚不明确,目前缺乏特异性的治疗手段[1]。主要予以降糖、改善微循环、营养神经、镇痛等治疗[2]。

2. 中医病因病机

中医将其称为消渴病痹症、血痹、消渴痿痹等,认为饮食不节,情志不遂,烦劳过度,发为消渴是该病的肇端,继而消渴迁延,正气日衰,气血失和,气虚无力运血,血液黏滞,仄涩不通,筋脉肌肤骨髓失养,日久耗伤肝肾精血,化风走窜,终致其病。庞国明等指出本病继发于消渴,病在脉络、筋肉、内及肝、肾、脾等脏,因气血阴阳亏虚,脉络血行不畅,致经脉痹阻而发病,其中阴血亏虚为本中之本[3],气、阳不足为本中之变。林兰亦认为气阴亏虚是发病基础,多由阴虚内热发展为气阴两虚终至阴阳两虚,瘀血阻络是导致 DPN 进展的重要因素[4]。吴深涛则认为该病以气阴阳亏虚为本,病机关键在于阳不导气、肾虚督弱,致痰瘀痹阻经络而发病[5]。

典型病案

患者王某,男,56 岁,2018 年 3 月 3 日门诊就诊。既往高血糖病史 7 年余。患者自诉偶有口干,手足麻木,小便偏多,带有泡沫。大便正常,夜寐可。近期测空腹血糖:10 mmol/L。3月前测糖化血红蛋白:8.0%。感觉神经定量:右侧感觉轻度减退。尿酸:450 mmol/L。舌淡、苔薄白、脉细数。

西医诊断: 糖尿病性周围神经病变,高尿酸血症。

中医诊断: 消渴痹证(气虚血瘀证)。

中医治法: 补气活血祛瘀。

中医处方: 白术 20 g　　　荔枝核 15 g　　　玄参 12 g　　　枇杷叶 12 g
　　　　　　　葛根 12 g　　　牛蒡子 15 g　　　黄精 20 g　　　山茱萸 15 g
　　　　　　　车前子[包煎]12 g　合欢花 12 g　　栀子 12 g　　　石决明[包煎]20 g
　　　　　　　菟丝子 15 g

30 剂,每日 1 剂,水煎服,早晚分服。

二诊: 2018 年 4 月 4 日,患者诉手足麻木好转,小便仍有泡沫,凌晨 4、5 点上半身汗出,无心慌、夜尿频多,大便正常,夜寐可。舌淡、苔白、脉细数。

处方: 予以原方沿用,再行 7 剂。并加以中成药玉屏风滴丸,每次 1 袋,1 天 3 次,口服,固表止汗。

按语: 患者为老年男性,病程长,《王旭高医案》中称"消渴日久,但见手足麻木""肢冷如冰",即出现四肢发凉、麻木、疼痛等糖尿病并发症。方中主用黄精、山茱萸、菟丝子,补肾益精、滋阴润肺、温助肾阳,使精气得固。其人素体瘦弱,脾胃本虚,用白术、荔枝核,益气健脾燥湿、行气散结,使脾升胃降机能正常,气血生化有源。佐葛根、牛蒡子解肌退热、疏散风热、宣肺透疹、辛凉解表。患者小便偏多有泡沫,加车前子、玄参清热利尿、滋阴降火。笔者认为,本病为本虚标实之证。本虚有气、血、阴、阳之不同,尤以气阴两虚为多见,标实则多为瘀血、痰阻、寒凝、燥热痹阻脉络。根据临床观察,其多为气阴两虚,脉络瘀阻之证。主证多为上肢或下肢远端麻木。疗以扶正为主,脾肾同补,兼以祛邪为原则。故治以益气养阴,化瘀通络为基本治法。

典型病案

患者张某,女,48 岁,2019 年 12 月 17 日初次就诊。既往高血糖病史 5 年余。患者诉血糖控制尚可,空腹血糖:5～8 mmol/L,背部有刺痛,双足麻木,无视物模糊,小便有少量泡沫。夜寐差。舌淡、苔薄白、脉细数。

西医诊断:糖尿病性周围神经病变。

中医诊断:消渴痹证(风寒湿痹)。

中医治法:祛风除湿通络。

中医处方:

羌活 15 g	独活 15 g	桑寄生 15 g	延胡索 15 g
木瓜 20 g	络石藤 12 g	细辛 3 g	防风 12 g
荆芥 12 g	千年健 12 g	伸筋草 12 g	白芍 15 g
生地黄 20 g	当归 15 g	肉苁蓉 10 g	炙甘草 8 g

14 剂,水煎服,每日 1 剂,早晚分服。

二诊:2020 年 1 月 7 日,患者诉未见明显不适,偶有视物模糊,小便可见泡沫,纳寐可,二便调,舌淡、苔薄白、脉数。

处方:在原方上加密蒙花 20 g,15 剂,日 1 剂,水煎服,早晚分服。

按语:患者体态微胖,《素问·奇病论》有云嗜食肥甘厚味之人,易转为消渴,"肥者令人内热,甘者令人中满,故其气上溢,转为消渴"。患者为中老年女性,肝肾不足,肌肉看似丰盛,实则腠理稀疏,筋骨脆弱,本就极易感受风寒湿邪。外感淫邪,进而发为肢体痹痛。《证治汇补》云:"惟风寒湿三气杂至为痹者,乃有余之病,故多痛。"治疗上方教授多以祛风通络之药:羌活、独活、延胡索、木瓜、络石藤,祛除风湿、通痹止痛;同时配以桑寄生、肉苁蓉、千年健、伸筋草补益肝肾、强筋健骨;白芍养血敛阴、柔肝止痛,当归补血活血、调经止痛,生地黄清热凉血,三药同用滋阴养血,活血止痛;并佐以荆芥、防风祛风解表。诸药合用使寒湿得祛、气虚得益、瘀血得除、经络得通。服 14 剂后,药效显,痹痛得减,手足得温。后患者偶有视物模糊,加密蒙花 20 g 清肝养血,明目退翳。

参考文献

[1] 林逸轩,阮诺冰,吴迪,等.方朝晖运用益气活血法治疗糖尿病周围神经病变经验[J].中医药临床杂志,2021,33(01):33-35.

［2］景磊,雷静,尤浩军.糖尿病性周围神经病理性疼痛表现、机制及治疗进展[J].中国疼痛医学杂志,2020,26(9):649-652.

［3］庞国明,闫镛,朱璞,等.糖尿病周围神经病变中医诊疗规范初稿[J].中华中医药杂志,2010,25(2):260-264.

［4］李光善,任志雄,倪青,等.林兰治疗糖尿病周围神经病变的对药应用[J].中国中医基础医学杂志,2012,18(8):851-853.

［5］马运涛,吴深涛.吴深涛辨治痛性糖尿病周围神经病变经验[J].上海中医药杂志,2019,53(8):1-4.

四、糖尿病性勃起功能障碍

1. 现代医学认识

现代医学对男性勃起功能障碍(Erectile Dysfunction,ED)的描述是阴茎持续不能达到或维持足够的勃起以完成满意的性生活,病程在3个月以上。ED是2型糖尿病男性患者常见的伴发症,据流行病学调查显示有35%～75%的T_2DM患者伴有$ED^{[1]}$。T_2DM伴ED的致病因素众多,大致可归纳为与年龄、文化程度、吸烟、饮酒、运动、DM病程、血脂和血糖水平、雄激素水平、肥胖、胰岛素抵抗、代谢综合征、高血压、DM相关并发症、心理疾病等密切相关,男性T_2DM患者ED的发病较非T_2DM男性更复杂,可能通过多种病理生理途径引起ED,主要包括内皮功能障碍、神经病变、激素水平异常、血管病变、心理疾病等方面[2]。口服药物目前是治疗DMED的一线方法;如果效果一般可采用阴茎海绵体注射、真空勃起装置及经尿道栓剂等二线疗法;上述治疗仍不能取得满意的效果时,可采取三线治疗方法,即阴茎假体植入[3]。

2. 中医病因病机

中医学中没有对糖尿病性勃起功能障碍的特定称谓,中医古籍中糖尿病归属于"消渴"的范畴,勃起功能障碍则与"阳痿""筋痿"等病名相近,所以糖尿病性勃起功能障碍即消渴合并阳痿,即在消渴病的基础上出现阴茎萎废不用。从中医理论角度来看,ED病因虽复杂,但不外乎以肝郁、湿热、肾虚、血瘀为主,而阴茎因充血而勃起,故影响气血流通导致血瘀的因素都会引起阳痿,这与消渴的病因病机相符合,所以肾虚血瘀是导致DMED的主要病机,则补肾活血法是目前治疗DMED的主流,或配合疏肝、清湿热、补肾气等,效果明显[4]。

病案举例

张某某,男,43岁,2017年11月7日初诊。患2型糖尿病,确诊1年,近6月出现勃起功能障碍,现服用二甲双胍治疗中。诊见:平日口干、多饮,常有腰酸,下肢酸软,情绪压抑,纳呆不欲饮食,偶见肢体不温,舌暗红、舌面有少许裂纹,脉沉细。

西医诊断：糖尿病性勃起功能障碍。

中医诊断：阳痿。

中医治法：补肾疏肝，行气健脾。

中医处方：

栀子 12 g	生地黄 15 g	茯苓 20 g	鸡血藤 12 g
地龙 15 g	山药 15 g	知母 15 g	枸杞 15 g
阳起石 12 g	菟丝子 12 g	淫羊藿 12 g	煅龙骨(先煎) 30 g
煅牡蛎(先煎) 30 g			

7 剂，每天 1 剂，水煎，分 2 次服。

二诊：11 月 14 日，勃起功能障碍好转，腰酸减轻，口干不多饮，舌暗红、舌面有少许裂纹，脉细。

处方：在上方基础上去煅龙骨、煅牡蛎，加芡实 15 g，水蛭 10 g。7 剂，如法煎服。

三诊：1 月 21 日，阳痿明显减轻，房事时间延长，无腰酸，舌暗红、舌面裂纹减少，脉细。

处方：

桂枝 20 g	桑螵蛸 30 g	生地黄 25 g	阳起石 15 g
淫羊藿 15 g	知母 15 g	枸杞 15 g	菟丝子 15 g
芡实 15 g	通草 15 g	水蛭 10 g	

7 剂，如法煎服。服散剂治疗 3 月后，舌淡、苔薄，脉缓，阳痿早泄痊愈。

病案举例

王某某，男，44 岁，2018 年 2 月 2 日初诊。病史：患 2 型糖尿病，确诊 2 年，近 3 月出现勃起功能障碍，暂无服用西药治疗。诊见：口干、多饮，多尿，上身发热，下肢乏力酸软，情绪急躁，纳可，偶见肢体不温，舌红、苔白，脉沉细。

西医诊断：糖尿病勃起功能障碍。

中医诊断：阳痿。

中医治法：健脾温肾，滋阴疏肝。

中医处方：

栀子 12 g	生地黄 15 g	茯苓 20 g	鸡血藤 12 g
地龙 15 g	山药 15 g	知母 15 g	枸杞 15 g
阳起石 12 g	菟丝子 12 g	淫羊藿 12 g	煅龙骨(先煎) 30 g
煅牡蛎(先煎) 30 g			

7 剂，每天 1 剂，水煎，分 2 次服。

二诊：2 月 10 日，勃起功能障碍好转，腰酸减轻，仍有口干伴下肢酸冷。

处方：在上方基础上去煅龙骨、牡蛎、地龙，加牡丹皮 15 g，芡实 15 g，桂枝

10 g。7 剂,如法煎服。

三诊:2 月 17 日,阳痿明显减轻,房事时间延长,无腰酸,舌暗红、舌面裂纹减少,脉细。

处方: 桂枝 20 g   牡丹皮 15 g   生地黄 25 g   阳起石 15 g

淫羊藿 15 g   知母 15 g   枸杞 15 g   菟丝子 15 g

芡实 15 g   通草 15 g   水蛭 10 g

7 剂,如法煎服。后改服散剂治疗 2 月后,舌淡、苔薄,脉缓,阳痿早泄痊愈。

按语:DM 属于中医"消渴病"的范畴;勃起功能障碍与中医"阳痿"相近。消渴病的主要病机为阴虚燥热,并伴有不同程度的气虚、血瘀、气滞或者湿热等。由于阴阳互根互用,消渴病早期的阴虚火旺的实证或者虚实夹杂证候,进展到后期常表现为阴损及阳,常见的证型有气阴两虚和阴阳俱虚,病位主要在肾。《外台秘要》中曾指出:"三消者,本起于肾虚。"说明肾之为病与消渴病的发生发展关系密切,不仅贯穿早期阶段,还是后期发病转归的主要病位。中医学认为肾主生殖,肾精可化生为肾阴和肾阳,若肾精亏虚宗筋失养,或者肾之阴阳失衡,都会导致生殖系统的疾患。现代医学研究发现肾虚患者发生胰岛素抵抗及血糖升高的风险高于普通人群。除了肾精盈亏和阴阳失衡以外,还有其他致病实邪,其中以湿热、血瘀、肝郁多见。在消渴病的发展进程中,消渴日久,导致肾精亏虚;肾虚日久,则元气亏虚、精血耗伤,无力推行气血,最终病情虚实夹杂,迁延难愈。因此 DMED 的病因病机虽然以肾之为病为主要,但是其他脏腑以及气血津液的失调也与其息息相关。可以导致消渴并阳痿的病机,主要有以下这些表现。

(1) 脏腑虚损,肾气不足

肾主生殖,性功能障碍型疾病,无论由何种病因所致,终究会与肾气相关联。消渴多气阴两虚,阴虚燥热,或相火偏盛,平时恣情纵欲,房事过频,而致肾精匮乏,阴虚火旺,虚阳亢盛,以致勃而不坚,一遇消渴,阴虚更甚,虚阳生虚火,日久宗筋失养,终致阳痿;先天禀赋不充,素体阳虚,或久病及肾,伤及元阳,致使肾阳衰微,命火不足,无力温煦鼓动宗筋,也可导致阳痿;消渴日久,脏腑气化功能减弱,气机、津液和血液气化不利,痰瘀交结,阻滞经络,影响气血的传输,而致宗筋失用。消渴病虽然病变在肺、脾、肾,但以肾为关键。消渴的病程中极易加重肾气不足,阴阳失衡以致阴阳两虚,最终导致宗筋纵驰,阳事不兴。因此,DMED 的辨证病机多与肾气不足有关,即使病机错综复杂,也多以肾气虚损为核心。

(2) 情志内伤,气滞血瘀

糖尿病患者长期情绪低落,肝气不舒,会加重久病入络的病情发展,诱发阳痿病情。肝主疏泄,调畅情志和气机,糖尿病患者大多有生活和精神上的压力,耗伤情志,日久可致肝疏泄失常,气机不利,肝气郁结,血运不畅,不能灌溉宗筋,而致阳痿;气为血帅,气行则血行,气滞或气虚均可导致血瘀,精微不得输布宗筋,宗筋失养而阳痿;忧思太过,伤及心脾,心阴耗伤,阴虚火旺,外加消渴虚热煎熬,而致气阴两虚,思虑过度,亦损心脾,而致气血不足,宗筋失养,导致阳痿。中医学有"久病多虚、久病多瘀"之说。消渴病病程较长,即使燥热不甚,日久亦会耗伤气血津液,外加情志失调,更加重宗筋失养。而心肝脾三脏最易受情志和损耗影响,久病耗伤精血,终致阳痿。情志因素所致阳痿在现代社会极为普遍,其来源广泛,与工作、生活和家庭都息息相关,因此辨证施治的过程中,尤其要注意询问患者的精神状态和感情生活。

(3)饮食失调,后天失养

脾为"后天之本",主运化,为气血生化之源。阳痿虽发病主要在肾,但脾主后天之精,五脏精气依赖先天和后天之精共同濡养。补益后天适用于大多痿证,其中补益脾胃为核心,脾在体合肉,而胃又主阳明,后天失养,脾胃亏虚,则不能散精、淫气于筋,阳明虚则宗筋纵;饮食不节,聚湿生痰,脉络受阻,酿湿生热,内阻中焦,同样引起精微不布,宗筋失充,故形成勃起功能障碍。饮食失调在 DMED 中常表现为过食肥甘所致湿热内盛,或多食伤脾,二者互相影响,损伤后天运化功能,加重消渴的同时,也是痿证的表现的重要因素。

方教授强调,糖尿病阳痿病属下消,为肝肾亏虚,虚实夹杂之证。治疗应当通、补、涩并用。方中淫羊藿补肾壮阳,为温肾强阳起痿良药;桑螵蛸、阳起石固肾涩精;生地黄。该病肾精不足,肾阳亏虚,治疗又当以调养奇经为主。由于糖尿病阳痿为本虚标实之证,且消渴初期仍有燥热为标,因此还需兼顾,治以知母、栀子,生地黄滋阴清热,同时反佐温性药物。治疗时当选择祛湿兼利窍或化瘀兼通窍之品,以祛除阻滞精窍之瘀浊。通草善治"阴窍涩而不利,水肿闭而不行"(《绀珠经》),"可通理三焦水道及周身窍穴,无所不达"(《医林纂要》);水蛭为虫类搜剔之品,最善剔除窠臼瘀浊。糖尿病阳痿为渐进性,常随着糖尿病的加重而加剧,病机复杂,虚实夹杂,后期亦可出现心肾不交之证,故治疗中,当重视培补先天这一关键,并贯穿于治病始终,再则重视除湿、祛瘀等标实的治疗。在临床用药中应谨守病机,辨证论治,因人而异,以体现中医整体观念思想。

参考文献

[1] Chew K K, Earle C M, Stucky B G, et al. Erectile dysfunction in general medicine practice: prevalence and clinical correlates[J]. Int J Impot Res, 2000, 12(1): 41-45.

[2] 聂莉,李琰华,李俊伟.2 型糖尿病伴勃起功能障碍的研究进展[J].中国全科医学,2020,23(33):4267-4273.

[3] 李宪锐,张耀圣,王景尚,等.糖尿病性勃起功能障碍中西医机理研究及治疗进展[J].中国性科学,2020,29(1):111-115.

[4] 王旭昀,张宏,商建伟,等.补肾活血法治疗糖尿病勃起功能障碍浅析[J].中国现代药物应用,2018,12(12):218-220.

五、甲状腺功能减退症

1. 现代医学认识

甲状腺功能减退症,简称甲减,是内分泌系统常见的代谢疾病之一,是由于甲状腺激素合成和分泌减少或组织作用减弱导致的全身代谢减低综合征,主要分为临床甲减和亚临床甲减[1],其常见的病因为自身免疫性甲状腺炎、甲状腺切除术后、甲亢碘131治疗后等,在我国甲状腺功能减退症的发病率为17.8%,女性发病率高于男性,且随着年龄的增长而升高[2],主要症状为畏寒、乏力、手足肿胀感、嗜睡、记忆力减退、少汗、关节疼痛、体重增加、便秘,女性月经紊乱或者月经过多、不孕等[3]。

2. 中医病因病机

中医将甲状腺功能减退症归属于"虚劳""水肿""瘿劳"等范畴[4]。其基本病因多为素体阳虚兼情志内伤,初期和恢复期主要是肾阳虚衰,命火不足,或兼脾阳不足,或兼心阳不足[5]。肾为先天之本,内藏元阳真火,温养五脏六腑,主一身脏腑阳气的生发,振奋整体生理机能。肾阳虚衰以致温煦机能下降,故而出现畏寒肢冷,机体一身水液代谢有赖肾之蒸腾气化,气化无权,开阖失司,水液停聚为痰为饮,发为水肿;阳损及阴,部分患者可出现皮肤粗糙干燥、大便秘结等症状。脾为后天之本、气血生化之源,主四肢肌肉,脾阳赖于肾阳之温养,肾阳亏于下,火不暖土,脾健运失职,肢体肌肤失养,故会出现倦怠乏力、面色不华、嗜睡懒言、纳差腹胀等症状。心为阳脏而主血脉,心阳赖于肾阳鼓动,肾阳亏虚无以温煦心阳,运血无力可致脉络瘀阻,表现为肌肤甲错、舌质暗、脉沉迟等;水饮凌心,可出现心悸气短等。肝主疏泄调畅气机,情志不遂,肝失条达,气机郁滞,水液敷布不畅,可出现手足肿胀、少汗等。总之,病位主要是肾、脾、心、肝,病机总属本虚标实,虚实夹杂,以肾阳虚为病之本,多兼见脾肾阳虚、心肾阳虚和肝气郁结,气滞、痰饮、瘀血为病之标。

典型病案

刘某,女,44岁。2014年11月5日初诊。以乏力、畏寒、面色少华1年余,加重1月为主诉。1年前无明显诱因下自觉全身倦怠乏力,畏寒,少汗,1月前上述症状加重明显,且纳差腹胀。刻下症:乏力、畏寒、头晕、纳差、腰膝酸软、夜尿频多、夜寐差。月经周期延迟,量少,色淡,痛经(-)。甲状腺Ⅰ度肿大,质软,无触痛。

辅助检查:心率:65次/min,律齐,未闻及杂音,双肺正常,肝脾不大,双眼睑轻度水肿,晨起明显,舌质淡白,舌体胖大,边有齿痕,舌苔薄,脉沉细。甲状腺功能检查提示:FT3 0.18 pmol/L、FT4 5.73 pmol/L、TSH 35.48 μIU/L。甲状腺彩超提示:甲状腺弥漫性病变。心电图示窦性心律。

西医诊断: 甲状腺功能减退症。

西医处方: 左甲状腺素钠 50 μg,每日 1 片。

中医诊断: 虚劳(气血两虚兼脾肾阳虚证)。

中医治法: 温补肾阳。

中医处方:

山药 20 g	山茱萸 15 g	茯苓 15 g	牡丹皮 15 g
桂枝 10 g	熟地黄 15 g	白术 10 g	附子(先煎)10 g
莲子心 12 g	当归 15 g	黄芪 20 g	砂仁(后下)12 g
天麻 20 g	杜仲 15 g	炙甘草 8 g	

21 剂,每日 1 剂,水煎服。

二诊: 患者上述方药服用 3 周后,乏力、畏寒症状明显减轻,眼睑浮肿好转,诉仍有腰膝酸软,夜寐欠佳。舌淡苔薄白,脉沉细。

处方: 上方去牡丹皮,加茯神 15 g,仙茅 10 g。

14 剂,每日 1 剂,水煎服。

三诊: 患者 2015 年 2 月 1 日前来就诊,乏力、畏寒等症状基本缓解。血压 110/80 mmHg,心率:65 次/min,律齐,舌质淡白,苔薄,脉沉细。甲状腺功能检查提示:FT3 3.88 pmol/L、FT4 10.53 pmol/L、TSH 4.45 μIU/L。

处方: 守方微调。半年后上述症状基本缓解,随访一年,临床初愈。

按语:《素问·通评虚实论》曰:"精气夺则虚。"《素问·玉机真藏论》:"脉细、皮寒、气少、泄利前后、饮食不入,此谓五虚。"从症状上而言,部分症状与甲状腺功能减退症的表现极其相似。《证治汇补·虚损》曰:"虚者,血气之空虚也;损者,脏腑之损坏也。"认为机体气、血、津液等生成障碍,不能濡养机体组织器官,导致脏腑损伤。肾阳作为肾中精气的重要方面,是肾脏生理功能的动力,对于机体组织器官、气、血、津液等起着生成、推动、温煦等作用,是人体生命活动力的源泉,故甲状腺的发育与功能活动也有赖于肾阳。肾阳足机体诸阳充盛,则甲状腺先天发育及后天功能活动均正常。肾阳虚则先天禀赋不足及后天脏腑易损伤,有可能导致甲状腺先天发育不良,或引起甲状腺后天生理功能的衰退。

肾主机体一身之阳,肾阳虚,则表现全身阳气亏虚的症状,对于甲状腺功能减退的患者可表现为畏寒肢冷、神疲乏力、面色淡白、腰膝酸软、小便清长等。肾阳虚,水液运行障碍,痰饮、水湿、瘀血等病理产物停聚为患,在皮可出汗减少、干燥脱屑;在肢体可为浮肿、体重增加、肌肉痉挛;在脑可为记忆力减退、嗜睡倦怠;在胃肠为大便秘结、纳减腹胀;在心可为心动过缓;在生殖为月经不调、性欲减退;在情志为抑郁寡欢,引起本病。

治疗遵循《黄帝内经》中"寒者热之"的治疗原则,选用金匮肾气丸温补肾阳为其正治之法。同时,针对兼证化裁。症见月经延期,量少,加当归补血、活血而调经。头晕加天麻平肝熄风。乏力明显者加补气之黄芪,兼利水消肿。纳差加白术健脾,砂仁醒脾,腰膝酸软加杜仲以补肝肾,强腰脊。夜寐差加莲子心清心安神,交通心肾。此外,本案采用中西结合的方法,针对甲状腺激素的不足,快速补充甲状腺素钠可使血液指标恢复正常,体现中西医结合诊治的理念。

典型病案

患者,女,47岁,2019年10月30日初诊。乏力1年,伴颈部不适1周,患者2018年无明显诱因出现乏力,于当地医院诊断为桥本甲状腺炎,口服左甲状腺素钠片每次50 μg、每日1次,1周后自行停药;后自觉仍有乏力,一周前自觉颈部不适,有肿胀感。刻诊:神疲乏力,畏寒,晨起眼睑浮肿,四肢沉重,口干稍苦,腹胀,烦躁易怒,偶有颈前部肿胀感,纳食一般,入睡困难,小便可,大便不成形,舌淡红、有齿痕、苔薄白,脉细滑。

辅助检查: 甲状腺功能及抗体示:FT3 1.73 pmol/L,FT4 8.59 pmol/L,TSH 5.49 mIU/L,TG>1 000 IU/mL,TPO>1 000 IU/mL。甲状腺彩超示:甲状腺弥漫性病变。

西医诊断: 甲状腺功能减退症合并桥本氏甲状腺炎。

西医处方: 口服左甲状腺素钠片每次50 μg,每日1次。

中医诊断: 瘿病(脾肾阳虚,肝郁痰结证)。

中医治法: 温补脾肾,理气化痰散结。

中医处方:

茯苓15 g	茯神15 g	柴胡10 g	黄芪20 g
栀子10 g	茵陈10 g	夏枯草10 g	合欢花10 g
生地黄10 g	黄芩10 g	全瓜蒌10 g	炙甘草10 g
杜仲10 g	桂枝10 g	熟地黄10 g	山萸肉10 g

21剂,每日1剂,水煎服,早晚分服。嘱其清淡饮食,适当调节情志。

二诊: 2019年11月20日复诊,用药后畏寒、眼睑浮肿减轻,未见腹胀,情绪急躁较前好转,仍有乏力、颈前部肿胀感,舌淡红,苔薄白,脉数。甲状腺功能检查:FT3 3.00 pmol/L,FT4 8.85 pmol/L,TSH 4.82 mIU/L,TG>1 000 IU/mL,TPO>1 000 IU/mL。

处方: 原方加用山豆根6 g、牛蒡子10 g,去茵陈,继服15剂,每日1剂,水煎服,早晚分服。继服左甲状腺素钠片50 μg,每日1次。

三诊：2019 年 12 月 4 日复诊，自觉颈部较前舒缓，饮食正常，夜寐可，二便正常。甲状腺功能检查：FT3 3.39 pmol/L，FT4 9.53 pmol/L，TSH 2.21 mIU/L，TG 992.8 IU/mL，TPO 940.4 IU/mL。

处方：继服上方 30 剂。减左甲状腺素钠片至 25 μg，每日 1 次。嘱其定期复查甲状腺功能。

按语：临床组方用药时，根据甲减的病因病机，方朝晖教授认为因着重补益脾肾，疏肝理气[6]；常用六味地黄丸为基础方加减，重用熟地黄，滋阴补肾，填精益髓；山萸肉补养肝肾，并能涩精；山药补益脾阴，亦能固精，三药相配，滋养肝脾肾，称为"三补"，茯苓淡渗脾湿，能利水消肿，并助山药之健运。患者阳虚症状明显，常配伍桂枝、肉苁蓉、紫河车温补肾阳；针对出现的病理产物分别配以利湿、理气化痰、补气活血治法；水肿患者，常用加大黄芪用量，以补气行水；玉米须淡渗利水，助水肿消散；临证遇有甲状腺肿大者加用山豆根、半夏、夏枯草、全瓜蒌软坚消肿，如甲状腺肿大病史较长，根据久病入络，常配用桃仁、红花、郁金活血化瘀；对于气郁痰阻证出现的咽部不适，如痰阻塞感，加入前胡、杏仁理气化痰；临床患者常因病情缠绵，出现情绪不稳、失眠等肝郁气滞症状，方教授临证时常加入茯神宁心安神、合欢皮解郁宁心、远志安神益智；如出现气郁化火，情绪烦躁，则加用栀子、茵陈清肝泻火。

另外，方朝晖教授认为甲减、亚临床甲减是慢性虚弱性疾病，除了口服汤剂外，在冬季还可配合滋养肾精的中药如鹿角胶、阿胶、鳖甲胶等熬制成膏进行治疗。相较于汤剂，膏方具有服用方便、作用和缓持久的特点，对于长期服药的甲状腺功能减退症及亚临床甲状腺功能减退症患者来说可以提高其服药的效果及依从性。

参考文献

［1］廖二元.内分泌代谢病学[M].3 版.北京：人民卫生出版社,2012.

［2］中华医学会内分泌分会.成人甲状腺功能减退症的诊治指南推荐要点[J].中国全科医学,2017,20(28)：3578.

［3］葛均波,徐永健.内科学[M].8 版.北京：人民卫生出版社,2013.

［4］张美珍,倪青.甲状腺功能减退症中医药治疗进展[J].北京中医药,2018,37(9)：851-854.

［5］张美英,寇子祥.扶正祛邪治疗甲状腺功能减退[N].中国中医药报,2018-05-07(5).

［6］吴袁元,方朝晖."肝气虚"理论指导亚临床甲状腺功能减退症的辨治探讨[J].中医药临床杂志,2021,33(01)：65-69.

六、Graves 病

1. 现代医学认识

甲状腺功能亢进症（hyperthyroidism）简称甲亢，是指由于甲状腺内或甲状腺外各种因素导致甲状腺激素分泌增多，造成神经、循环、消化系统兴奋性增高，以代谢亢进为主要表现的临床综合征[1]。甲亢病因包括弥漫性毒性甲状腺肿(Graves 病)、炎性甲亢、药物致甲亢等,临床上 80%以上甲亢是 Graves 病引起的。甲亢常规的治疗方法主要有药物治疗、131I 治疗和手术治疗,近年来,动脉栓塞等治疗方法也逐渐应用于临床[2]。

2. 中医病因病机

古代文献可将其归为"瘿病""瘿气""瘿囊""影袋""心悸""震颤"等范畴。《灵枢》中"马刀侠瘿"最早谈及"瘿"。《诸病源候论·瘿候》进一步将瘿病分为血瘿、气瘿、肉瘿等。朱丹溪将颈下肿物归为"痰核"。清代《杂病源流犀烛》定义瘿为瘿气、影袋、瘿瘤等别称。《银海精微》所言"鹘眼凝睛"症见迎风流泪、眼干眼痒、眼球突出,与甲亢眼病相似。甲亢发病与先天禀赋不足、饮食水土失宜、情志不节、劳逸失度、感受外邪、失治误治等因素有关,气滞、痰凝、血瘀结于颈前,发为瘿病;病位主要在肝、脾,可涉及心、肾,病性为本虚标实,临床常见肝火旺盛、阴虚火旺、痰凝血瘀等证型[3]。

> **典型病案**
>
> 邱某,女,26 岁,2019 年 1 月 22 日初诊。以心慌、怕热、乏力 2 月为主诉。患者诉 2 月前无明显诱因下反复出现心慌、怕热、乏力等症状,曾于外院就诊,予甲巯咪唑 5 mg 每日一次口服治疗。刻下症:心慌,怕热,乏力,疲倦,纳可,寐一般,二便调。LMP:2019 年 1 月 2 日。双侧甲状腺可触及Ⅰ度肿大,质软,触痛(-)。心率 80 次/分,律齐未闻及杂音,双肺正常,肝脾不大,舌红少苔,脉细数。

辅助检查: 2019 年 12 月 21 日,我院甲状腺全套:A-TPO 792.55 IU/mL,A-TG 238.57 IU/mL。甲状腺彩超示甲状腺弥漫性病变。心电图示窦性心律。

西医诊断: Graves 病。

西医处方: 予甲巯咪唑 2.5 mg,每日 1 次;美托洛尔 47.5 mg,每日 1 片。

中医诊断: 瘿病(心肝阴虚型)。

中医治法: 滋阴养血,宁心柔肝。

中医处方:

泽泻 15 g	桂枝 10 g	合欢花 15 g	车前子(包煎)15 g
延胡索 10 g	玉米须 30 g	夏枯草 15 g	红花 10 g
仙鹤草 10 g	太子参 15 g		

21 剂,每日 1 剂,水煎服。

二诊: 2019 年 2 月 20 日,患者上述方药服用 3 周后,乏力、疲倦伴记忆力减退等情况较前好转,仍有心慌。怕热等症状,舌红少苔,脉细数。

辅助检查：2019 年 2 月 21 日，我院甲状腺全套：TSH 2.0125 μIU/mL，A-TPO 762.46 IU/mL，A-TG 223.39 IU/mL。

处方：上方加甘草 10 g。21 剂，每日 1 剂，水煎服。

三诊：2019 年 3 月 20 日，患者上述方药服用 3 周后，心慌、怕热等症状基本缓解，无乏力，疲倦伴记忆力减退等症状，舌红少苔，脉细数。

辅检：2019 年 3 月 19 日，我院甲状腺全套：TSH 2.104 2 μIU/mL，A-TPO 733.95 IU/mL，A-TG 202.74 IU/mL。

处方：上方去太子参，加菊花 15 g。

21 剂，每日 1 剂，水煎服。半年后上述症状基本消失。

按语：Graves 病是甲状腺功能亢进症的最常见病因，约占全部甲亢的 80%～85%。西方国家该病的患病率约为 1.1%～1.6%，我国该疾病的发病率约 1.2%，女性发病率通常高于男性，女性男性发病比例约为(4～6)：1，高发年龄为 20～50 岁。临床主要表现为：①甲状腺毒症；②弥漫性甲状腺肿；③突眼征；④胫前黏液性水肿。目前公认本病的发生与自身免疫有关，属于器官特异性自身免疫病。有以下三项诊断，Graves 病诊断即可成立：①高代谢症状和体征；②甲状腺肿大；③血清 TT4、FT4 增高，TSH 减低。目前中医治疗甲亢方法众多，主要有病穴位埋线配合药物疗法，针灸及针药结合治疗，艾灸，中药西药结合治疗等方法，各有千秋[4]。方教授根据多年临床经验，多从肝论治甲状腺功能亢进症。

《素问·金匮真言论》有"东风生于春，病在肝，俞在颈项"的描述，所谓"俞在颈项"指的就是肝的病变往往会表现为颈部，也就是甲状腺和颈椎这两个部位的疾病。当然，各种甲状腺的疾病也与肝脏有非常密切的关系。需要指出的是，传统医学中提到的肝，与我们解剖意义上的肝脏并不相同，指的是肝胆这个系统，包括胆囊(肝与胆相表里)、眼睛(肝开窍于目)、手脚指甲(其华在爪)、手筋舌筋(其充在筋)等各个器官。我们从肝经的循行路线也可以看到，肝经从足大趾爪甲后丛毛处，向上走行至阴毛中，绕阴器，属肝，络胆，向上穿过膈肌，沿喉咙的后边，上行连接目系。

治疗中强调标本兼顾，注重个体化治疗。根据患者临床症候，结合瘿病发病机理，辨证论治，展开个体化、差异化治疗。若以标为主，则以治标为先，兼治其本；若以本为主，则以治本为先，兼顾其标。方教授认为，瘿病病位多在肝，涉及心、脾、肾等多个脏腑。其病机多以阴虚为主，肝失疏泄，肝气失于条达，肝郁化火，阴虚火旺，耗伤营阴，炼液为痰，交结于眼部或颈部。故方药中可多用郁金、川芎、陈皮、白芍等疏肝理气之品；黄芪、麦冬、百合、五味子等滋阴益气之品。方教授根据多年的临床经验，认为从肝论治在瘿病诊疗中有重要地位。综上所述，甲状腺与肝关系密切，甲亢病位在肝，涉及心、脾、肾，治疗上可从肝论治，个体化治疗。

李某,男,41 岁,2013 年 5 月 29 日初诊。发现甲亢 5 年。患者于 2008 年 5 月因心悸,情绪波动大遂就诊于当地医院检查甲状腺功能:TSH <0.01 μIU/mL,FT3 4.39 pmol/L,FT4 6.19 pmol/L,甲状腺Ⅱ度肿大。诊断:Graves 病。患者服用甲巯咪唑 15 mg 每日 1 次治疗,既往控制不佳,遂就诊于我院。患者诉心慌胸闷,情绪波动大,纳差,夜寐不安,小便正常,大便次数增多。四诊合参:舌红、苔薄黄,脉细数。

辅助检查: 复查甲状腺功能示:TSH 0.002 8 μIU/mL,FT3 3.67 pg/mL,FT4 0.99 ng/dL。

西医诊断: Graves 病。

西医处方: 予甲巯咪唑 15 mg,每日 1 次;硒酵母 2 粒,每天 3 次。

中医诊断: 瘿病(心肝阴虚证)。

中医治法: 滋阴养血,宁心柔肝。

中医处方:

| 姜黄 10 g | 半夏 10 g | 五味子 10 g | 夏枯草 15 g |
| 墨旱莲 10 g | 山慈菇 10 g | 玄参 15 g | 生地黄 10 g |

予以中药汤剂服用,14 剂,每日 1 剂,水煎服,早晚分服。

二诊: 2013 年 6 月 26 日,患者诉服药后无心慌胸闷等症状,眼涩减轻,乏力缓解,纳食可,睡眠尚可,二便调,舌红、苔黄腻,脉滑数。

辅助检查: 我院甲状腺全套:TSH 0.0063 μIU/mL,FT3 3.08 pg/mL,FT4 0.80 ng/dL,TT3 1.31 ng/mL,TT4 5.12 μg/dL,A-TPO>1 000 IU/mL,A-TG 935.28 IU/mL。

处方: 原方加菟丝子 12 g、密蒙花 12 g。嘱病人予以中药汤剂服用,14 剂,每日 1 剂,水煎服,早晚分服。西药续用。

三诊: 2013 年 7 月 24 日患者诉服药后无心慌胸闷等症状,有眼部闷胀不适,时有流泪,余无不适主诉。复查甲状腺功能:TSH:0.0526 μIU/mL,FT3 2.94 pg/mL,FT4 0.73 ng/dL,A-TPO>1 000 IU/mL,A-TG>1 000 IU/mL。

中医处方: 原方去生地黄,加牡丹皮 12 g、茯苓 20 g。

嘱患者继续予以中药汤剂服用,14 剂,每日 1 剂,水煎服,早晚分服,注意休息,控制及调整情绪。

西药予以丙硫氧嘧啶 50 mg,每日 1 次;硒酵母 2 粒,每日 3 次。嘱患者注意休息,调整情绪,定期复查。

随访一年后患者基本正常。

按语: 方教授认为瘿病乃本虚标实疾病,病情迁延日久,热灼心阴,心阴耗损,引动君火则表现心烦失眠,或胁肋部疼痛,手足心热,眼睛肿胀干涩,四诊见舌红,苔薄黄或少苔,脉细数。在本病案中患者体虚标实,热灼心阴,故心慌寐欠安;阴虚燥热耗气,气虚不能固摄,故大便次数增多;情志失调、痰浊阻络,虚实夹杂,痰瘀互结郁结,故见甲状腺肿大。

情志方面如果长期出现问题会将导致肝脏疏泄功能失常,肝气郁结,气机不畅。《临证指南医案》曰:"女子以肝为先天,阴性凝结,易于怫郁。"肝脏喜条达而恶抑郁,肝主疏泄的功能与情志活动有密切联系,气郁痰结、肝郁化火,女子又以肝为先天,故此瘿病往往好发于女性。现代医学临床研究表明女性更易患甲状腺方面的疾病,这与中医的观点不谋而合。治则方药中,治以滋阴养血,宁心柔肝。心肝阴虚证型方多取天王补心丹化裁,选用生地黄、麦冬、五味子、远志、酸枣仁之品滋阴安神;若夜间虚烦不得眠者,加用柏子仁、炒栀子、地骨皮、百合之品清热养心;若见面目潮红,手部颤抖者,可选用珍珠母、钩藤等药以平肝熄风。具体到本病案中,根据临床表现选用夏枯草化痰散结;眼睛干涩肿胀选用密蒙花养肝明目。根据患者阴虚火旺证候,选用生地黄、五味子等滋阴药物,配伍茯苓健脾宁心。现代药理学研究,养阴类中药可提高阴虚型大鼠中肝胞液糖皮质激素受体,可明显降低 T4 的水平,协助甲状腺功能恢复到正常。西药对甲亢患者肝功能与血象有不同程度影响,辨证准确,选药恰当,使用中药可以避免或减轻西药副作用,故疗效更佳。

参考文献

[1] 王燕俐,方朝晖.方朝晖治疗甲状腺功能亢进症临床经验[J].江西中医药大学学报,2018,30(2):25-27.

[2] 唐小茗,钟敏,张新霞.中西医结合治疗甲状腺功能亢进症的现状探析[J].内蒙古中医药,2021,40(05):130-133.

[3] 张栋飞,方朝晖.方朝晖治疗甲状腺功能亢进症经验[J].中医药临床杂志,2019,31(12):2226-2229.

[4] 田思凯,李凯利.甲状腺功能亢进症的中西医治疗研究进展[J].新疆中医药,2020,38(05):110-113.

七、更年期综合征

1. 现代医学认识

更年期综合征(menopausal syndrome,MPS),是指妇女绝经前后出现性激素波动或减少所致的一系列以自主神经系统功能紊乱为主,伴有神经心理症状的一组症候群[1],又称围绝经期综合征。患者年龄主要分布在 45～55 岁,有统计显示,在 52～56 岁及 42～46 岁的年龄段中,分别约有 95% 和 64% 的妇女会出现围绝经期综合征的症状,约 25% 更年期妇女症状较重,并可引起骨质疏松、心血管疾病、老年性痴呆等一系列疾病[2]。常见症状有月经周期不规律、经期延长、经量减少或增多,同时伴有血管舒缩症状和神经心理症状,如潮热、出汗、急躁、易怒、抑郁等。症状较轻者可自行缓解,较重者则对患者的身心和正常生活工作造成影响;同时,睡眠障碍、抑郁等可以加重其他相关症状,甚则严重威胁患者的生命健康[3]。目前临床治疗围绝经期综合征的主要方法是口服自主神经功能调节药物、激素替代疗法等,但囿于药物不良反应、副作用,取得的临床疗效十分有限。

2. 中医病因病机

更年期综合征属中医"绝经前后诸证""脏躁""郁证"等范畴[4],中医认为本病多因肾气亏虚、冲任虚损所致。《素问·上古天真论》云:"女子七七,任脉虚……故形坏而无子也。"[5]描述妇女在 50 岁左右时,肾气虚衰,天癸不能受肾气滋养而枯竭,精血化生不足,导致绝经。本病与心、肝、脾、肾关系密切,心主宰人体精神活动,心血不足,心失于血的濡养,导致心主神志的功能失常,心肾不交,可出现如失眠、心悸等症状[6];肝藏血,主疏泄,调畅全身气机,肝的生理功能失常可导致气的运行失常,出现诸如抑郁、焦虑等症状;肾主藏精,脾胃为气血生化之源,两者相互补充,同时肾阴不足,不能敛阳,阳失潜藏,肝阳上亢可致月经不调、面部潮红、烦躁等症状。因此可因饮食、情志、先天禀赋等造成脏腑经络功能失常,引起全身一系列如潮热面红、烘然汗出、失眠、烦躁易怒、精神不振、记忆力下降等更年期综合征表现。

典型病案

患者,女,49 岁,2019 年 12 月 10 日初诊。月经紊乱、面部色斑 2 年余。患者诉近 2 年月经来潮先后不定期,20～60 天一行,量多少不一,偶有痛经,两颧部色斑呈进行性加重。刻下症:月经紊乱、面部色斑,夜寐欠佳,平素需口服安眠药方能入睡,情绪急躁,大便秘。

辅助检查: 性激素系列:FSH 升高,E2、P 水平下降;B 型超声检查排除生殖系统肿瘤、妊娠。

西医诊断: 围绝经期综合征。

中医诊断: 经断前后诸证(气滞血瘀,阴虚为本)。

中医治法: 滋阴疏肝,活血调经。

中医处方:

茯苓 20 g	茯神 20 g	桃仁 10 g	红花 10 g
麦冬 15 g	山萸肉 20 g	当归 12 g	川牛膝 15 g
皂角刺 12 g	白蒺藜 12 g	合欢花 12 g	百合 12 g
泽兰 12 g	泽泻 15 g	夏枯草 15 g	

30 剂,每日 1 剂,水煎服,早晚分服。辅以中成药河车大造胶囊口服,每次 4 粒,每天 2 次,滋补肝肾。

二诊:服上方 30 剂后患者诉前症均明显好转,但服药期间口腔溃疡反复发作。

处方:上方中去山萸肉、皂角刺,加竹茹 12 g、陈皮 15 g,再服 15 剂后患者月经来潮,诸症好转。

按语:本方患者系后天调适失宜、情志不畅,致肝郁肾亏,瘀血阻络。肝肾同居下焦,精血互生,同源互资。由于肾精不足,肝血亏虚致肝失濡养,疏泄失职;肾阴不足、水不涵木,或肝郁化火,灼伤阴液致肝肾阴虚,阴不潜阳,肝阳上亢而出现情绪急躁、不寐、月经紊乱等症状。方中茯苓、茯神宁心安神;桃仁、红花、当归、牛膝合泽兰、泽泻共奏补血活血利水之功;生麦冬、山萸肉养肺润燥、益肾滋阴;百合、合欢解郁安神;夏枯草清热;皂角刺、白蒺藜活血化痰通络,使色斑自去而不伤气血。

典型病案

患者,女,52 岁,2019 年 12 月 17 日初诊。乏力、睡眠障碍 2 月余。患者诉既往睡眠尚可,2 个月前因家中琐事,渐出现乏力、入睡困难,睡后易醒、多梦,每遇惊吓时即有心悸不适,难以缓解。患者自服"安神补脑口服液"等未见明显疗效。刻下症:乏力,入睡困难,多梦易醒,心悸不适,时有烦躁潮热,盗汗,面部痤疮,月经 7 个月未至,纳可,二便尚调。舌脉:舌红苔少,脉沉细。患者 14 岁月经来潮,月经稀发,色淡,时有痛经,自 2019 年 5 月停经,至此次就诊月经未至。

辅助检查:我院查性激素 6 项回示:促卵泡生成激素升高,雌二醇、孕酮水平下降;B 型超声检查排除生殖系统肿瘤、妊娠。

西医诊断:围绝经期综合征。

中医诊断:经断前后诸证(气阴两虚证)。

中医治法:益气养阴。

中医处方:

白术 20 g	陈皮 15 g	当归 15 g	玉竹 12 g
远志 15 g	合欢皮 12 g	百合 12 g	郁金 12 g
煅龙骨(先煎)30 g	煅牡蛎(先煎)30 g	石决明(先煎)20 g	黄芩 15 g
蛇床子 12 g	地肤子 12 g	土茯苓 12 g	金银花 15 g
白花蛇舌草 12 g			

15 剂,每日 1 剂,水煎,早晚分服。

二诊:15 剂后患者月经再潮,诉睡眠、情绪改善,仍有潮热盗汗。

处方:上方去白花蛇舌草、金银花,加用地骨皮 15 g、浮小麦 20 g,以加强滋阴敛汗之功。15 剂,每日 1 剂,水煎服,早晚分服,诸证痊愈。

按语：本案患者先天禀赋不足，气血亏虚致月经稀发、色淡，冲脉空虚则胞宫失养，故伴痛经。年高肾亏更甚，阴血久耗，损及阴阳，阳亢于外则见烦躁不安，阳不入阴则夜寐不安、潮热盗汗，血虚心神失养则见乏力、心悸，舌脉皆为气阴两虚之征。本方功专益气养阴、宁心安神。以白术、陈皮为君药，理气健脾，合当归补血活血，瘀血去则新血自生；玉竹、远志滋阴安神；百合、郁金功专清心宁神；煅龙牡、石决明取重镇安神；黄芩、蛇床子清热凉血安神；地肤子、土茯苓、金银花、白花蛇舌草功擅清热祛风，在临床治疗痤疮的应用中效如桴鼓。全方补中有泻，兼顾脾肾。

笔者认为更年期综合征系女子先天禀赋不足、后天调适失宜而致年高肾亏、情志不畅，肾精亏虚，气机阻滞，无以运化，痰瘀阻络，病位在肝、肾。更年期综合征病因病机为"肾虚肝郁为本，痰瘀阻滞为标"，治疗上以补肾疏肝、化痰祛瘀为治则，同时结合围绝经期女性特殊生理特点，将心理调治贯治始终。临证组方应紧扣病机，从根本上综合治疗患者的失眠、情绪波动等多重问题，遣方用药，均应细致精当。

参考文献

［1］乐杰.妇产科学［M］.北京：人民卫生出版社,2006.

［2］蒋彩荣,吴昆仑.围绝经期综合征中医药治疗研究进展［J］.山东中医杂志,2016,35（12）：1096-1100.

［3］彭晓明,丁晓华.围绝经期失眠症的治疗新进展［J］.西部中医药,2018,31(2)：141-145.

［4］代雲梦.初探腹针治疗更年期妇女抑郁症［J］.世界最新医学信息文摘,2017,17（86）：178-180.

［5］王洪彬,李晓泓,孙志芳,等.古代医籍中女性更年期体质初探［J］.时珍国医国药,2012,23（3）：718-719.

［6］陈静婷,樊省安,董玲.李妍怡治疗围绝经期妇女失眠经验总结［J］.西部中医药,2018,31（9）：68-70.

八、多囊卵巢综合征

1. 现代医学认识

多囊卵巢综合征（polycystic ovary syndrome，PCOS）是女性常见的具有生殖、代谢及心理特征的内分泌疾病，约影响了全球8%～18%的育龄妇女[1]。我国一项以社区为基础的大型流行病学研究显示，汉族育龄期女性（19～45岁）PCOS的患病率为5.6%[2]。其是指育龄期妇女出现高雄性激素或高雄性激素临床症状，表现为月经稀发或闭经、稀发排卵或无排卵、脂质代谢障碍、不育、多毛、痤疮频发、卵巢体积增大以及子宫内膜过度增生甚至恶性变化等一系列症状和体征异常的内分泌及代谢症候群[3]，是影响女性生殖的主要原因之一。

2. 中医病因病机

在中医古籍中虽无此病名,但根据其临床证候表现,可将其归纳为"不孕症""闭经""月经后期""肥胖""癥瘕"[4]等病名范畴。脾主运化,有运化水谷精微和运化水湿之功,脾失健运,气血化生不足,不能下注胞宫,从而经血不足,导致月经后期或闭经。脾失健运,运化无力,水湿聚为痰湿。痰湿内阻,则气血运行不畅,瘀血内生,痰湿瘀血阻滞冲任、胞宫,则发为月经后期或闭经。肾为一身之本,内存元阴元阳,肾阳不足,则不能暖脾土,从而导致脾失健运;肾又主水,一切津液为肾所主,肾阳虚衰,失其温煦,则水液停聚,痰湿内阻,瘀血内生,阻滞气血运行,从而发为月经后期或闭经;肾为天癸之源,冲任之本,经水的正常有赖于天癸的产出,肾气盛,则天癸泌至,冲任通盛,方有月事按时来潮。另外,肝主疏泄,调畅气机,调节气血津液运行。叶天士认为"女子以肝为先天",故肝气的条达与否在月事来潮中起着重要作用。傅青山云:"夫经水出诸肾,而肝为肾之子,肝郁则肾亦郁矣,肾郁而气必不宣。"肝气郁结,气血津液运行不畅,聚为痰湿瘀血,同样能导致经行不畅,发为月经后期或闭经。综上,其病机主要以肾、脾虚为基础,夹杂痰湿、血瘀与肝郁,所有的妇科疾病都是由于病因累及冲任导致冲任功能失调而致病,肝、脾、肾三脏功能失调损伤冲任而引 PCOS[5]。

典型病案

患者,女,29 岁,2018 年 4 月 17 日初诊。患者三年前因月经紊乱和脱发明显,于医院就诊,结合超声及检验结果诊断为多囊卵巢综合征。予以炔雌醇环丙孕酮片中药口服治疗,症状可缓解。自行停药后症状反复,遂用药至今。目前自述月经量较少,LMP:2018 年 3 月 26 日,经期 5～6 天,色淡,偶尔痛经,体重难减,毛孔粗大暗淡,饮食尚可,睡眠一般,二便调。舌红,苔薄白微腻,脉弦数。

西医诊断:多囊卵巢综合征。

西医处方:二甲双胍 0.5 g,每日 2 次。

中医诊断:多囊卵巢综合征(痰湿内滞证)。

中医治法:化痰除湿,通络调经,疏肝解郁。

中医处方:

当归 15 g	桂枝 10 g	百合 15 g	女贞子 12 g
金樱子 12 g	浮小麦 20 g	栀子 12 g	墨旱莲 12 g
桃仁 10 g	红花 10 g	白芍 15 g	赤芍 15 g
姜黄 12 g	石决明(先煎)20 g	远志 12 g	炙甘草 8 g

7 剂,每日 1 剂,水煎服,分两次餐后服用。

患者,女,30岁,2019年11月26日初诊。患者主诉多囊卵巢综合征,末次月经2019年10月7日,时间1周左右,量正常,面部痤疮严重,大便不调,小便正常微黄,手脚冷,服药后有所改善,但停药后复发。舌淡苔白,脉细数。

西医诊断:多囊卵巢综合征。

中医诊断:多囊卵巢综合征。

中医治法:清热解毒,活血化瘀。

中医处方:

蒲公英 30 g	地肤子 10 g	肉苁蓉 10 g	当归 15 g
白芍 15 g	赤芍 15 g	川牛膝 10 g	泽泻 15 g
桃仁 10 g	红花 10 g	金银花 10 g	党参 15 g
合欢花 12 g	连翘 10 g	栀子 12 g	远志 12 g
炙甘草 8 g			

28剂,每日1剂,水煎服,分两次餐后服用。辅以复方黄柏液15 ml,每日3次,压缩面膜浸润后外敷10分钟。

按语:方教授认为,阴阳作为自然界万事万物存在的对立属性,在指导临床治疗疾病方面,其功能属性的范畴应用范围更广,这里的阳和阴是指物质的动与静、气化与凝聚、分化与合成等的相对运动。方教授赞同气学理论所言:气凝聚为"有形",弥散为"无形","有形""无形"是物质的体态转化形式。我们将此与现代医学结合,"阳化气"主要概括的是新陈代谢中能量代谢的过程,是一种消耗性的放能反应;而"阴成形"则主要概括的是新陈代谢中物质代谢的过程,是精微物质的转变。由精血津液转化为气,要依靠阳的气化作用;由气转化为精血津液,离不开阴的成形作用。气的运动即"气化",其运动方式分为升、降、出、入,若"气化"运动中,升、出运动占据主要矛盾的主要方面,则此时气的运动呈现阳趋势,人体内的阴性物质如津液、精血等代谢正常,可避免痰浊、瘀血等阴浊物质产生,此为"阳化气"的弥散状态;若"气化"运动中,降、入运动占据主要矛盾的主要方面,则此时气的运动呈现阴趋势,人体代谢功能减慢,阴浊之物停滞,聚于身体阳气相对薄弱的部位,如肿大的甲状腺、关节部位尿酸沉积甚至是癌肿,皆是痰浊、气滞、血瘀相合的产物,日久才出现各种变证。

方教授认为经血的产生、发展和变化,离不开阴阳二者的相互作用,本病乃本虚标实之候,其根本症结在于脾肾阳虚致阴寒黏着,窒碍经络,使冲任失于滋养,气血阴阳失于和顺,匡助湿浊、痰浊、瘀浊合为脂膜,聚于胞宫,终致血海溢蓄失常而不能孕育。

无论补肾阴还是补肾阳,结合临床都可以起到补充天癸的作用。在补肾填精、调补冲任时,喜用《伤寒论》附子汤合缩泉丸作为底方,附子汤以四君子加附子以温摄,酌加肉桂、吴茱萸、鹿角胶温肾散寒,填精补髓;女贞子、墨旱莲、山茱萸、山药、枸杞、金樱子、菟丝子益肾填精;再酌加破血逐瘀、补血活血之品,使补而不滞。诸药合用,共奏温补肾阳、填精益血之功。

方教授指出,耳穴与脏腑经络密切相关,是全身信息的一个局限点和把持点,人体某一脏腑和某一部位发生病变时可通过经络反映到耳郭相应的部位上。耳穴用"豆"乃王不留行籽,具有活血通经、消肿止痛的功效,作用于耳穴反应点能够调节患者脏腑功能、疏通经络、调和气血。治疗多囊卵巢综合征患者的生殖和代谢可以选取内分泌、饥点、脾、胃、三焦、大肠、内生殖器等穴位,与口服中药对比,同样达到健脾利湿、调理气血、降低食欲、调节内分泌和卵巢功能的作用。对比口服克罗米芬(枸橼酸氯米芬),针刺配合耳穴治疗多囊卵巢综合征无任何不良影响,且疗效更为显著。

参考文献

［1］Escobar-Morreale H F. Polycystic ovary syndrome:Definition,aetiology,diagnosis and treatment［J］. Nature Reviews Endocrinology,2018,14(5):270-284.

［2］Li R,Zhang Q F,Yang D Z,et al. Prevalence of polycystic ovary syndrome in women in China:A large community-based study［J］. Human Reproduction,2013,28（9）:2562-2569.

［3］方朝晖.中西医结合内分泌代谢疾病诊治学［M］.北京:中国中医药出版社,2013.

［4］褚玉霞.多囊卵巢综合症诊治经验［A］//刘丹卓.第十三次全国中医妇科学术大会论文集［C］.贵阳,2013:14-16.

［5］杨帆,常惠,贾丽妍,等.中医治疗多囊卵巢综合征进展［J］.辽宁中医杂志,2020,47(11):206-209.

九、便秘

1. 现代医学认识

临床上,功能性便秘(Functional Constipation,FC)主要表现为排便困难,排便次数减少或排便不尽感,其诊断需要排除器质性病变、便秘型肠易激综合征,以及其他疾病引起的继发性便秘[1]。长期便秘会产生有害物质如食物残渣等不能及时排出,引起腹胀、食欲下降、口内异味等症状,还会引起痔疮、肛裂、直肠溃疡等,便秘能使结直肠息肉的发病率显著上升,尽管便秘不显著增加结直肠癌的发病率,但却是发生结直肠癌的危险因素,且结直肠息肉是癌前病变[2],便秘已成为影响健康生活的一个不可忽视的问题。功能性便秘发病机制复杂,涉及排便动力学异常、神经递质异常、肠道神经系统病变及肠道微生态失衡等方面。随着微生态学的兴起,肠道微生态逐渐成为功能性便秘的研究热点,多项研究表明肠道微生态失衡参与功能性便秘的发生与发展[3-4]。功能性便秘发病机制复杂,单纯采用西医治疗效果欠佳,因此,有必要探索中医防治功能性便秘的思路和方法。

2. 中医病因病机

中医认为便秘的基本病机是大肠传导失常,与脾、肺、肝、肾、胃等脏腑功能失调相关。肠与胃相连,胃热亢盛,传导大肠,灼伤津液,大肠炽热,燥屎内结。张仲景曰:"阳脉浮而涩,浮则胃气强,涩则小便数,浮涩相搏,大便则难,其脾为约"[5]。李东垣曰:"若饥饱失节,劳役过度,损伤胃气及食辛热味厚之物而助火邪,伏于血中,耗散真阴,津液亏少,故大便结燥"[6],肺热肺燥,下移大肠,则肠燥津枯。唐容川云:"肺移热于大肠则便结,肺津不润则便结,肺气不降则便结"[7]。可见便秘虽为大肠传导失司所致,但诸多因素皆会影响大肠的传输功能,而致便秘。功能性便秘一般病程偏长,反复发作,多数医家赞同"因虚致秘",认为本病多因脏腑气血阴阳亏虚,证属本虚标实。

典型病案

> 患者,女,48岁,2019年12月17日初诊。患者排便困难四年,诉大便2～4日/次,质干难解,伴心烦急躁,睡眠饮食不佳。过敏史:无。体格检查:腹胀满,未见肠型及蠕动波,全腹软,未触及包块,脐周有轻度压痛,无反跳痛。心肺查体未见明显异常。舌脉:舌红,苔黄腻,脉数。证见:腹痛剧烈,大便不通。

辅助检查:白细胞计数 7.35×10^9/L,中性70.5%,腹平片显示下腹部有充气胀大肠管,无明显的气液平面。

西医诊断:功能性便秘。

中医诊断:便秘(阳明腑实证)。

中医治法:通里攻下,润肠通便。

中医处方:
大黄(后下)12 g	桃仁 10 g	红花 10 g	知母 15 g
枳实 15 g	芒硝 6 g	芦荟(后下)4 g	当归 12 g
合欢花 12 g	熟地黄 20 g	泽兰 12 g	火麻仁 12 g
炙甘草 8 g	车前子(包煎)20 g	郁金 12 g	

15剂,每日1剂,水煎服,早晚分服。嘱清淡饮食,服药期间禁辛辣,适当调节情志。

二诊:2020年1月1日患者复诊,诉排便逐渐规律:1次/日,偶有难解现象,饮食睡眠较前明显好转。

处方:原方去郁金、芦荟,熟地黄减为15 g。继服用7剂,煎服法同上。

按语："便秘"一词，最早见于清代沈金鳌《杂病源流犀烛》一书，为后世众多医家所采用，并沿用至今。但便秘之症，首见于《内经》，其称之为"大便难""后不利"。在其他中医文献中亦有其他的名称，《备急千金要方》称之为"大便不通"。《丹溪心法附余·燥门》及《症因脉治·大便秘结论》中又有"大便秘结""大便燥结"的称谓。祖国医学认为便秘的主要病位在大肠，由于多种原因导致肠道传导功能失司所致，与肝、肺、脾、肾关系密切。《素问·五脏别论》云："魄门亦为五脏使。"说明人体正常排便与五脏有密切关系。肝主疏泄，调畅全身气机，与大肠之主降，促进大便的正常排泄，肝气郁结，则大肠气机不畅而致便秘。肺与大肠相表里，肺燥、肺热移于大肠，导致大肠传导失司而成便秘。依据古籍医书对于便秘的相关记载，加之多年的临床工作，方朝晖教授将便秘分为：阳明腑实证；脾肺气虚证；血气亏虚证；脾肾阳虚证。以上病案中，患者为一中年女性，大便质干难解，伴心烦急躁，睡眠饮食不佳；舌红，苔黄腻，脉数，为较明显的阳明腑实之证。阳明腑实证中"阳明"意指足阳明胃经、手阳明大肠经及其所指的胃、大肠两腑。《伤寒论》第180条曰："阳明之为病，胃家实是也。"其将阳明病的本质概括为"胃家实"3字，此言主要是邪热入胃与肠中化燥成实而语。肠中糟粕化燥成实，热势向上蒸腾，但燥屎结阻结于肠内，气机郁滞不通，从而出现一系列的临床症状，突出表现有不大便，腹部胀满疼痛，身潮热，汗出，舌红苔黄燥，脉大等。其中身潮热、汗出以及舌脉为里实热证的特征表现；肠中燥热内结，气机阻滞不畅，大肠气机"降"的功能失常，大便自然干结不下。

自古以来，中医学对于阳明腑实证的治疗以"下法"为主，提倡用苦寒之品泻下通便，以达到治疗效果：凡阳明腑实之燥热内结者，用峻下实热、荡涤燥结之大承气汤加减治疗，多可取得较为理想的疗效。方教授在大承气汤的基础上，去厚朴，防止峻下之功过盛而伤机体之正气，同时患者便秘病程较长，已达4年之久，为防邪气入里，加以熟地黄、当归、火麻仁，既有通便之功，亦有补益之效果。患者服用15剂后症状明显好转，去郁金、芦荟，熟地黄减为15 g，继服用7剂，加以巩固。证此患者辨病辨证及开方皆正确。

典型病案

患者，男，77岁，就诊日期2019年11月7日，大便难解7年余。现病史：大便质不干硬，虽有便意，但排便困难，用力努挣则汗出气短，便后乏力眩晕，面白神疲，肢倦懒言。查体：腹不甚胀，腹软，未见肠型及蠕动波，未触及包块，脐周有轻度压痛，无反跳痛，肠鸣音较弱；心肺查体未见明显异常。舌脉：舌淡苔白，脉弱。

西医诊断：功能性便秘。
中医诊断：便秘（气虚便秘证）。

中医处方：黄芪 12 g　　　　陈皮 20 g　　　　火麻仁 12 g　　　　当归 12 g
　　　　　　　茯苓 12 g　　　　熟地黄 20 g　　　白蜜 50 g

15 剂，每日 1 剂，水煎服，早晚分服。嘱清淡饮食，服药期间禁辛辣。

二诊：2019 年 11 月 14 日，复诊诉便秘症状消失，转为轻微腹泻，嘱剩余 7 付中药去火麻仁，加干姜 8 g，煎服法同前。

三诊：2019 年 11 月 21 日，患者诉便秘症状消失，精神症状好转。嘱二诊方药继服 7 剂，煎服法同前。

按语：以病案中患者为一老年男性，便秘病史已有 7 年余，便后乏力眩晕，汗出，面白，气虚症状明显，辨证为气虚便秘。气虚则大肠传送无力，血虚则津枯肠道失润，阴亏则肠道失荣，阳虚则肠道失于温煦，导致大便艰涩。老年患者以虚证为多。中医认为气虚便秘，气虚推动无力，糟粕无法排出。治疗以补气健脾，润肠通便为主。方用黄芪汤加减。方朝晖教授指出大肠主传化糟粕，接受小肠下传的食物残渣，形成粪便，大肠之气的运动，将粪便传送至大肠末端，经肛门有节制地排出体外。大肠的这一功能有赖于气的推动与调控功能。肺脾气虚者，即使大便并不干结，但是因气虚而推动无力，大便排出困难而发生便秘。肺与大肠相表里，肺主一身之气，肺气的肃降有助于粪便的排泄，故肺气虚不仅有汗出、短气、乏力等症候，亦可便秘。黄芪汤出自孙思邈的《金匮翼》，原方中黄芪、陈皮补气理气健脾；火麻仁、当归、白蜜润肠通便。患者服药一周后，便秘消失，出现腹泻症状，实则皆因脾肾气虚所致，症状不同而病因相同，所以去竣下之功较强之火麻仁，加以干姜止泻温阳。诸药合用，共奏补气健脾，润肠通便之功。黄芪汤治疗不仅可使排便时间间隔缩短、排便费力程度减轻，而且汗出、气短、乏力等伴随症状明显改善。

参考文献

［1］李军祥,陈誩,柯晓.功能性便秘中西医结合诊疗共识意见[J].中国中西医结合消化杂志,2018,26(1)：18-26.

［2］刘宝华.慢性便秘与结直肠肿瘤的相关性[J].中华胃肠外科杂志,2017(3)：255-257.

［3］Khalif I L, Quigley E M, Konovitch E A, et al. Alterations in the colonic flora and intestinal p ermeability and evidence of immune activation in chronic constipation[J]. Dig Liver Dis,2005, 37(11)：838-849.

［4］李姝敏,张勤,吴月,等.老年人大便性状与肠道菌群的相关性分析[J].中华危重症医学杂志（电子版）,2018,11(4)：217-222.

［5］周仲瑛.中医内科学[M].2 版.北京：中国中医药出版社,2007.

［6］(金)李东垣.兰室秘藏[M].文魁,丁国华,整理.北京：人民卫生出版社,2005.

［7］(清)唐容川.血证论[M].2 版.金香兰,校注.北京：中国中医药出版社,2005.

十、不寐

1. 现代医学认识

睡眠障碍是影响中国人身心健康的一大重要问题。在睡眠障碍中,最常见的为失眠。中国睡眠协会曾对中国人的睡眠状况进行调查,发现失眠的患病率高达57%[1]。研究表明失眠与人体内的昼夜节律有关,在昼夜节律的调节下,人体会保持睡眠的相对稳定性,而当人身、心理或行为方面发生变化时,正常的昼夜节律就会遭到破坏,从而导致失眠的发生[2]。许多研究表明[3-4],失眠是冠状动脉硬化性心脏病、心肌梗死、高血压病等疾病的独立危险因子,可能引起如胃溃疡、高血压、月经不规则及其他心身疾病。

2. 中医病因病机

失眠在中医上称"不寐",是因脏腑失去濡养、心神不安导致长期不能得到正常的睡眠的一类病症。中医认为不寐位在心,病因为七情内伤、饮食不节、体弱劳倦,病机是脏腑的阴阳失交、气血失和导致心神不宁,根据内经理论,其根本原因是阴阳的不交与不通[5]。汉代张仲景曾提出"虚烦虚劳,不得眠",明代张介宾认为不寐的病机与邪气有关。实证多见于有邪者,无邪者属于虚症。《难经·四十六难》记载:"老人卧而不寐……血气衰,肌肉不滑,营卫之道涩,故昼日不能精,夜不能寐也。"阐述了年老者以气血虚弱证为主,并且以肝肾阴虚为主。

> **典型病案**
>
> 李某,女,28岁,于2019年12月3日初诊。以失眠1月余为主诉,自诉1月前因考试压力较大,出现入睡困难,睡后易醒,睡眠质量较差,自觉睡眠较浅,无法进入深睡眠,心烦急躁,每晚间断性睡眠4 h左右,纳食尚可,大便2日一次,小便正常。舌质淡,边有齿痕,苔薄白,脉数。

西医诊断:失眠。

中医诊断:不寐(阴虚燥热证)。

中医治法:滋阴安神。

中医处方:

茯苓 20 g	茯神 20 g	合欢花 10 g	煅龙骨(先煎) 30 g
煅牡蛎(先煎) 30 g	柏子仁 12 g	酸枣仁 20 g	远志 12 g
菟丝子 12 g	玉竹 15 g	百合 12 g	夜交藤 12 g
当归 12 g	桂枝 12 g	炙甘草 8 g	全瓜蒌 12 g
生地黄 30 g			

21剂,每日1剂,水煎服。

二诊:服用中药处方2周后,睡眠较前有所缓解,夜间睡眠约为6小时,入睡困难有所好转,睡后仍然易醒,情绪急躁较前好转,舌质淡,苔薄白,脉数。

处方:上方去夜交藤,加香附 12 g、白芍 15 g。7 剂,水煎服,每日 1 剂。

三诊:睡眠基本恢复正常,仍有情绪急躁,饮食稍差,二便调。舌质淡红,苔薄白,脉弦。

处方:上方去煅龙骨、煅牡蛎、全瓜蒌,加柴胡 12 g、川芎 12 g。7 剂,水煎服,每日 1 剂。

按语:不寐多为情志所伤、饮食不节、劳逸失调、久病体虚等因素引起脏腑机能紊乱,气血失和,阴阳失调,阳不入阴而发病。病位主要在心,涉及肝胆脾胃肾,病性有虚有实,且虚多实少。治疗以补虚泻实,调整脏腑阴阳为原则。主要表现为睡眠时间、深度的不足,轻者入睡困难,或寐而不酣,时寐时醒,或醒后不能再寐;重者彻夜不寐,常影响人们的正常工作、生活、学习和健康。本病辨证首分虚实。虚证,多属阴血不足,心失所养,临床特点为体质瘦弱,面色无华,神疲懒言,心悸健忘。实证为邪热扰心,临床特点为心烦易怒,口苦咽干,便秘溲赤。次辨病位,病位主要在心。由于心神的失养或不安,神不守舍而不寐,且与肝胆脾胃肾相关。如急躁易怒而不寐,多为肝火内扰;脘闷苔腻而不寐,多为胃腑宿食,痰热内盛;心烦心悸、头晕健忘而不寐,多为阴虚火旺,心肾不交;面色少华、肢倦神疲而不寐,多属脾虚不运,心神失养;心烦不寐,触事易惊,多属心胆气虚等。

本案首诊中,患者考试压力较大,出现入睡困难,睡后易醒,睡眠质量较差,兼有心烦急躁,其余无明显不适。遂辨证为阴虚燥热证,治疗上予以滋阴养血安神。方中茯苓、茯神配伍使用具有宁心安神之用,共为君药;煅龙骨、煅牡蛎重镇安神,酸枣仁、合欢花、柏子仁、百合养心安神共为臣药;生地黄、玉竹、菟丝子、全当归共奏滋阴养血之功,以养肝体,肝体得养而肝阳不亢,共为佐药;《滇南本草》云:制远志,养心血,镇惊,宁心,散痰涎;夜交藤养心安神,桂枝通阳气,而引阳入阴;全瓜蒌润肠通便;甘草调和诸药。二诊时患者情绪仍有急躁,加用香附、白芍以增强疏肝柔肝之效。三诊时患者诸证基本缓解,主以滋阴养血疏肝为基本治法,以巩固疗效。

典型病案

> 李某,女,58 岁,2019 年 11 月 27 日初诊。以失眠半年余为主诉。自诉半年前无明显诱因下出现夜寐不佳,寐后易醒,夜寐梦多,稍有盗汗,大便质稀,易解,每日 2~3 次,小便正常,纳食可。舌质淡,苔薄白,脉细数。

西医诊断:失眠。

中医诊断:不寐(阴虚火旺证)。

中医治法:滋阴安神,清热除烦。

中医处方: 茯苓 20 g　　茯神 20 g　　远志 15 g　　全瓜蒌 12 g

　　　　　　金樱子 12 g　　煅龙骨^(先煎)30 g　　煅牡蛎^(先煎)30 g　　浮小麦 12 g

　　　　　　五味子 15 g　　陈皮 12 g　　玉米须 9 g　　茜草 12 g

　　　　　　百合 15 g　　玄参 12 g　　麦冬 20 g　　薏苡仁 12 g

　　　　　　炙甘草 8 g　　柏子仁 12 g　　防风 12 g

30 剂,每日 1 剂,水煎服。

二诊: 服用中药处方 2 周后,睡眠较前有所好转,入睡较前容易,夜间寐醒次数减少,盗汗症状减轻,食欲正常,大便每日 1～2 次,小便正常。舌质淡红,苔薄白,脉细。

处方: 上方去浮小麦、玉米须、茜草根、薏苡仁,加酸枣仁 20 g。7 剂,每日 1 剂,水煎服。

三诊: 患者诸证皆好转,睡眠尚可,纳可,大便每天 1 次,小便正常。

嘱其平素饮食清淡,忌熬夜,适当运动,未再拟方。

按语: 随着社会的进步和发展,生活方式随之改变,生活节奏不断加快,工作、生活、学习的压力持续增加,现代人较易出现情志抑郁、思虑过度等,久之劳伤心脾而致心血不足。或大病之后,或久病不愈,或素体虚弱,或年老体弱也易致心血不足。《灵枢·营卫生会》云:"老者之气血衰,其肌肉枯,气道涩,五藏之气相搏,其营气衰少而卫气内伐,故昼不精,夜不瞑。"《景岳全书》云:"凡思虑劳倦,惊恐忧疑,及别无所累而常多不寐者,总属其阴精血之不足,阴阳不交,而神有不安其室耳。"因此内伤情志、久病体虚、心血不足是不寐证的主要病因。

本案首诊中,患者夜寐不佳,寐后易醒,夜寐梦多,主要为阴虚火旺所致,方中茯苓、茯神健脾宁心安神。脾胃居中州,为人体气机升降出入中枢,胃主纳化,脾主运化,脾升、胃降,脾喜燥恶湿,胃喜湿恶燥,正是脾胃间纳运相得,升降相因,燥湿相济,才保证了气机升降与脏腑功能的协调以及气血运行的畅通。影响脾胃升降、纳运,是胃不和的病因,可致卧不安。患者大便质稀,易解,每日 2～3 次,则是脾胃功能升降失职的表现。麦冬滋阴生津,百合滋阴清心安神,玄参滋阴降火,瓜蒌清热,增强滋阴清热之力,辅以陈皮行气燥湿,滋阴但不滋腻,不碍脾胃运化。远志安神益智,煅龙骨、煅牡蛎重镇安神。《伤寒类要》曰:"茜草根,治心瘅、烦心,心中热。"金樱子涩肠止泻,五味子补肾宁心,收敛固涩,既可宁心安神,又可固涩止泻,玉米须利水,使体内水湿从小便而出,而使大便坚实,薏苡仁健脾止泻,共奏止泻之功。浮小麦除虚热,止汗,《本经逢原》云:"浮麦,能敛盗汗,取其散皮腠之热也。"止盗汗效果较佳;防风固护卫表,《长沙药解》曰:"行经络,逐湿淫,通关节,止疼痛,舒筋脉,伸急挛,活肢节,起瘫痪,敛自汗、盗汗,断漏下、崩中。"治疗自汗、盗汗均有较好疗效,本案中患者盗汗,二药合用,自汗之力增强。甘草调和诸药,诸药合用,共奏良效。二诊时大便基本恢复正常,故去浮小麦、玉米须、茜草、薏苡仁,加用酸枣仁增强安神之效。三诊时诸症基本恢复正常,故无需再服用中药,嘱其饮食清淡,适当运动,改善生活方式,以求长效。

参考文献

[1] 中国睡眠研究会.中国失眠症诊断和治疗指南[J].中华医学杂志,2017,97(24):1844-1856.

[2] 魏文静,仝立国,仲启明,等.生物钟基因与睡眠障碍的研究进展[J].实用医药杂志,2018,35(5):455-457.

[3] 唐李媛,邹桂和.高血压与睡眠障碍的相关性及治疗最新研究进展[J].当代医学,2019,25(3):181-183.

[4] 马国玉,蔡乐,杨家甜,等.云南省宁洱县农村老年人睡眠质量现状及与心血管疾病的关系研究[J].中华疾病控制杂志,2019,23(4):431-435.

[5] 吕书奇,何华.中医对失眠的诊治[J].中国中医药现代远程教育,2019,17(6):92-94.

十一、多汗症

1. 现代医学认识

多汗症是一种超过正常体温调节,过度出汗的疾病,负面影响患者的生存质量,造成严重的社会心理负担。多汗症好发生在分泌型汗腺较为密集的部位,如:手、脚、腋窝和头面部。多汗症的发病机制暂不明确,可分为原发性和继发性两种。原发性多汗症较为常见,是与系统疾病无关的过度出汗;继发性多汗症常常是全身型,由于用药或疾病如感染、肿瘤、心脏或内分泌疾病引起。

2. 中医病因病机

汗证是指由于阴阳失调,腠理不固,而致汗液外泄失常的病证。其中,不因外界环境因素的影响,而白昼时时汗出,动辄益甚者,称为自汗;寐中汗出,醒来自止者,称为盗汗,亦称为寝汗。《明医指掌·自汗盗汗心汗证》说:"夫自汗者,朝夕汗自出也。盗汗者,睡而出,觉而收,如寇盗然,故以名之。"早在《内经》即对汗的生理及病理有了一定的认识,明确指出汗液为人体津液的一种,并与血液有密切关系,所谓血汗同源。故血液耗伤的人,不可再发其汗。方朝晖教授认为:汗证属虚者多见,自汗多为气虚不固;盗汗多属阴虚内热,但因肝火、湿热等邪热郁蒸所致者,则属实证。病程久者或迁延加重者会出阴阳虚实错杂的情况。自汗久则可以伤阴,盗汗久则可以伤阳,出现气阴两虚或阴阳两虚之证,故在治疗上要辨清阴阳虚实,同时应结合现代人的体质、生活习惯、环境及饮食等因素,重视湿、热在汗证发病过程中的重要作用;一般不主张过多使用收敛固涩之品。根据汗证的病因病机,主要分为表虚不固、营卫失调、湿热内蕴、阴虚内热等证型。治疗当标本兼顾,调整阴阳,补虚和泻实。

典型病案

王某,男,44 岁,2018 年 3 月 20 日初诊。患者 1 年前因过度劳累后出现头面部多汗,动则汗出,畏风寒,易外感,于劳累后加重,伴有气短、神疲乏力,易疲劳,面色白,二便正常。刻下主证:动则汗出,头面部上身明显,于劳累后加重,畏风寒,易外感,伴有气短、神疲乏力,纳食一般,小便清长,大便软。舌质淡,苔薄,脉沉细。

西医诊断:多汗症。

中医诊断:自汗(肺卫不固证)。

中医治法:益气固表、收敛止汗。

中医处方:黄芪 30 g　　白术 15 g　　白芍 20 g　　麻黄根 15 g
　　　　　　五味子 10 g　煅龙骨^(先煎)30 g 煅牡蛎^(先煎)30 g 浮小麦 20 g
　　　　　　麦冬 15 g　　炙甘草 6 g

5 剂,每日 1 剂,水煎服,分 2 次服。

二诊:5 日后,患者头面部出汗减轻,气短神疲乏力有所改善,仍畏寒,舌淡少苔,脉细。

处方:上方加用防风 15 g、桂枝 15 g、肉桂 6 g。5 剂,煎服法同前。

三诊:再 5 日后,上述症状基本消失,继续服 3 剂巩固疗效。

按语:患者为中年男性,因过度劳累后导致肺气受损,症见:气短、神疲乏力、动则汗出,肺在体合皮,其华在毛,皮毛失养以致腠理不固,营阴外泄,则见:自汗,畏风寒、易外感。上方黄芪、白术为君可以益气扶正,顾护肺卫之气;白芍可柔肝,肝主疏泄,可调畅全身气机,加白芍旨在益气时不忘调气。白芍、五味子、甘草酸甘化阴,敛营止汗。麻黄根、浮小麦敛肺气固表止汗。患者畏寒,加用防风与黄芪、白术共筑屏风,巩固肺卫,桂枝及肉桂兼顾温阳散寒。诸药合用正对患者上述症状,故患者服药后诸证痊愈。

典型病案

关某,女,52 岁,2018 年 9 月 11 日初诊。潮热出汗、手足心发热 5 月余。刻下主证:潮热出汗,部位以全身为主,持续约 2～3 分钟,伴面部烘热,心烦,手足心热,口苦,右胁有气阻感,耳鸣,或头晕,二便调。舌红,边有齿印,苔根薄黄,脉弦滑数。

西医诊断:多汗症。

中医诊断:汗证(阴虚内热,肝郁气滞证)。

中医治法：养阴清热，疏肝理气。

中医处方：知柏地黄丸加减。

知母 15 g	黄柏 15 g	生地黄 15 g	山药 15 g
女贞子 15 g	墨旱莲 15 g	葛根 30 g	代赭石^(先煎)30 g
川牛膝 10 g	怀牛膝 10 g	柴胡 10 g	炒黄芩 10 g
龟板^(先煎)10 g	鳖甲^(先煎)10 g		

7 剂，每日 1 剂，水煎服，早晚分服。

二诊：2018 年 9 月 18 日，服前药 7 剂，潮热出汗十去七八，手足心热等症减轻，仍头昏，时有胸口发热，纳谷增加，胸部按之疼痛，脉细滑数，舌红，有齿印，苔薄黄。守法续治。

处方：上方加水牛角片^(先煎)30 g、川楝子 15 g。14 剂，煎服法同前。

三诊：2018 年 9 月 25 日，服前药 14 剂后，潮热出汗基本痊愈，身热或有凉感，手足心稍热，或耳鸣，口微苦，右胁腹有气阻感。脉沉细滑，舌暗红，有齿印，苔薄白腻。

处方：方证相符，前方加荔枝核 15 g。再服 14 剂，煎服法同前。1 个月后随访，潮热出汗、口苦、烦躁诸证均显著好转，未有反复。

按语：患者为围绝经期女性，天癸渐竭，肝肾阴虚，肝阴不足，阴虚火旺，潮热郁蒸，加之肝气不畅郁而化火，虚火煎灼津液，故症见出汗、烘热、手足心热，肝胆虚火上逆则口苦，胸胁气阻，上扰清窍则耳鸣头晕。方中知柏二味功擅清虚热养肝阴，滋阴补肾，适于肝肾阴虚之潮热盗汗、耳鸣口苦等。女贞子、墨旱莲亦为补肾养阴之药对。龟板鳖甲重镇清热安神，赭石及川楝子引肝火下行，缓解烘热头晕胁胀。荔枝核行气止痛之功强，助疏肝理气之效。

典型病案

任某某，女，40 岁，于 2019 年 10 月 24 日初诊。患者以盗汗伴心慌不适 2 年为主诉。患者 2 年前无明显诱因下出现盗汗，伴头晕心慌明显，时有烘热，性情急躁。刻下症：盗汗，烘热，心慌头晕，纳尚可，寐欠佳，小便正常，大便正常 2～3 天一次。舌淡苔薄白，脉细数。上次月经时间 2019 年 11 月 23 日，量正常，月经周期 28～30 天，每次 3～5 天左右，色黯红，无血块，无痛经。

辅助检查：颈软，气管居中，甲状腺未触及肿大。心率 70 次/分，律齐，未闻及杂音。双肺正常，肝脾不大，双下肢无水肿。

西医诊断：围绝经期综合征。

中医诊断：盗汗（阴虚火旺证）。

中医治法：滋阴养心安神。

中医处方：

茯苓 20 g	茯神 20 g	当归 15 g	牡丹皮 15
麦冬 20 g	郁金 12 g	夏枯草 10 g	绵茵陈 12 g
煅龙骨（先煎）30 g	煅牡蛎（先煎）30 g	生地黄 20 g	五味子 10 g
金樱子 10 g	瓜蒌 15 g	竹茹 12 g	厚朴 12 g
炙甘草 8 g			

21 剂，每日 1 剂，水煎服，早晚分服。

二诊：遵嘱按上方服用 21 天后，患者盗汗较前有所好转，头晕心慌明显减轻，睡眠较前有所改善，患者诉近来纳差腹胀，舌淡苔薄白，脉细数。

处方：上方去煅龙骨、煅牡蛎，加麦芽、谷芽各 12 g。7 剂。每日 1 剂，水煎服，早晚分服。

三诊：患者 2019 年 11 月 22 日于我科门诊复诊，诉上述症状明显缓解。

处方：效不更方，嘱患者上方再服用 14 天，上述症状基本缓解。

按语：盗汗是临床杂病中较为常见的一个病证，中医对其有比较系统、完整的认识，若辨证用药恰当，一般均有良好的疗效。《医学正传·汗证》："若夫自汗与盗汗者，病似而实不同也。其自汗者，无时而濈濈然出，动则为甚，属阳虚，胃气之所司也；盗汗者，寝中而通身如浴，觉来方知，属阴虚，营血之所主也。大抵自汗宜补阳调卫，盗汗宜补阴降火。"

治疗原则上，应着重辨明阴阳虚实。一般来说，汗证以属虚者多。自汗多属气虚不固；盗汗多属阴虚内热。但因肝火、湿热等邪热郁蒸所致者，则属实证。病程久者或病变重者会出阴阳虚实错杂的情况。自汗久则可以伤阴，盗汗久则可以伤阳，出现气阴两虚或阴阳两虚之证。虚证当根据证候的不同而治以益气、养阴、补血、调和营卫；实证当清肝泄热，化湿和营；虚实夹杂者，则根据虚实的主次而适当兼顾。此外，由于自汗、盗汗均以腠理不固、津液外泄为共同病变，故可酌加麻黄根、浮小麦、糯稻根、五味子、瘪桃干、牡蛎等固涩敛汗之品，以增强止汗的功能。阴虚火旺烦劳过度，亡血失精，或邪热耗阴，以致阴精亏虚，虚火内生，阴津被扰，不能自藏而外泄，导致盗汗或自汗。患者辨证为阴虚火旺，兼有心血不足。故治疗上讲究标本兼治。

典型病案

唐某某，女，50 岁，于 2019 年 11 月 10 日初诊。患者以多汗 3 年余为主诉。患者 3 年前无明显诱因下出现汗出淋漓，至当地医院口服中药效果一般。现患者白天及夜间汗出明显，不受活动影响，时有潮热心慌，无性情急躁易怒，无明显口干口渴。刻下症：多汗，时有潮热心慌，纳可，夜寐差，大便不成形，排便费力。神疲气短，面色不华，舌质淡，脉细。既往有子宫切除病史 10 年。

辅助检查：颈软，气管居中，甲状腺未触及肿大。心率 68 次/分，律齐，未闻及杂音。双肺正常，肝脾不大，双下肢无水肿。

西医诊断：植物神经功能紊乱。

中医诊断：汗证（心血不足证）。

中医治法：补心养血。

中医处方：

白术 10 g	厚朴 10 g	谷芽 15 g	陈皮 9 g
枳壳 10 g	瓦楞子^(先煎)15 g	海螵蛸 9 g	浙贝母 9 g
蒲公英 15 g	白花蛇舌草 9 g	柴胡 9 g	郁金 9 g
白芍 9 g			

14 剂，每日 1 剂，水煎服，早晚分服。

二诊：患者遵嘱按上方服用 14 天后，多汗较前有所好转，潮热心慌基本改善，患者诉近来口干口渴加重，仍有寐差，舌淡苔薄白少津，脉细。

处方：上方加生地黄 30 g，女贞子 12 g，墨旱莲 12 g，煅龙骨 30 g。

7 剂，每日 1 剂，水煎服，早晚分服。

三诊：患者 2020 年 1 月 1 日于我科门诊复诊，诉多汗、口干口渴等症状基本好转，夜寐尚可。

处方：原方不再调整，嘱患者再服用 14 天巩固疗效。

按语：早在《内经》即对汗的生理及病理有了一定的认识，明确指出汗液为人体津液的一种，并与血液有密切关系，所谓血汗同源，故血液耗伤的人，不可再发其汗；并明确指出生理性地出汗与气温高低及衣着厚薄有密切关系。如《灵枢·五癃津液别》说："天暑衣厚则腠理开，故汗出，……天寒则腠理闭，气湿不行，水下留于膀胱，则为溺与气。"在出汗异常的病证方面，谈到了多汗、寝汗、灌汗、绝汗等。《金匮要略·水气病脉证并治》首先记载了盗汗的名称，并认为由虚劳所致者较多。

出汗为人体的生理现象。在天气炎热、穿衣过厚、饮用热汤、情绪激动、劳动奔走等情况下，出汗量增加，此属正常现象。在感受表邪时，出汗又是驱邪的一个途径，外感病邪在表，需要发汗以解表。汗为心之液，由精气所化，不可过泄。除了伴见于其他疾病过程中的出汗过多外，引起自汗、盗汗的病因病机主要是心血不足。思虑太过、损伤心脾，或血证之后、血虚失养，均可导致心血不足。因汗为心之液，血不养心，汗液外泄太过，引起自汗或盗汗。汗出多者，加五味子、牡蛎、浮小麦收涩敛汗。血虚甚者，加首乌、枸杞、熟地黄补益精血。

十二、色斑病

1. 现代医学认识

黄褐斑（melasma）是一种常见的、获得性色素增加性皮肤病，通常对称分布于面部的日光暴露区,也可发生于上肢。本病好发于育龄期女性及深肤色人种。黄褐斑属于难治性色素性疾病,号称"斑中之王",目前虽然有各种各样的治疗药物及设备,但均无法治愈本病,复发率高。《中国黄褐斑治疗专家共识(2015)》指出:遗传易感性、紫外线照射、性激素水平变化是黄褐斑三大重要发病因素,色斑处血管增生、皮肤炎症及屏障功能紊乱也可能参与了黄褐斑的发生[1]。黄褐斑的皮肤病理主要表现为患者黑素细胞密度、数量存在明显上升,且表皮黑素含量存在明显增多[2]。

2. 中医病因病机

中医又将黄褐斑称为"肝斑""面尘"以及"妊娠斑"等,且该病属中医学中"黧黑斑"范畴[3-4]。我国传统医学对黄褐斑的研究较多,而古今医家普遍认为,黄褐斑的发生主要与脏腑虚损、七情内伤、外邪内侵、饮食劳倦等因素相关,不同因素相互作用会导致脉络阻滞、气血失和,继而气血不能上荣,而发于面部,形成黄褐斑。有研究基于《内经》中黄褐斑相关的论述,将黄褐斑发生的病因归为三类,一为内因,二为外因,三为不内外因,其中内因主要是指肝郁气结、气滞血瘀、肾阴或肾阳亏虚、痰饮,外因主要是指劳倦、风邪、燥邪等,不内外因主要是指饮食不节,而黄褐斑的发生多是由不同因素多方面作用导致的。在《灵枢·经脉》中记载有"血不流则毛色不泽,故其面黑如漆柴者",气血运行不畅,则会发生脉络阻滞,继而血不荣于面,而局部面色黧黑。在《普济方》中记载有"面上奸黯,此由凝血在脏",脏腑失调,会导致气血津液失和及经络运行不畅,弊阻脉络而诱发黄褐斑[5]。色斑的发生以女性多见,方教授认为,究其根本原因,与女性的经、带、胎、产及情志变化等关系密切。现代中医认为色斑多与肝、脾、肾三脏关系密切,病因病机多见脏腑功能失调,气血不能上荣于面为主要病机。从脏腑的角度分析,主要体现在:①肝藏血,主疏泄,肝气失于条达,肝气郁结,郁而化火,灼伤阴血,或者气滞血瘀,气血不容于面;②脾主运化,胃主受纳,脾胃虚弱,运化失职,不能化生营血,气血不足,致颜面气血不充,晦暗不荣;③肾气不足,肾水不能上承;④风邪侵袭,损伤颜面肌肤等而发病。

典型病案

刘某,女,37岁,2019年2月26日初诊。面部蝴蝶斑1年余。刻下主证:面部两颊散在米粒大小黄褐色斑点,不高出皮肤,面色偏暗,月经量少色淡,舌质淡红,苔薄白,脉弦细。曾服用百消丹、当归丸及面部美容,疗效不显,长期工作繁忙,情绪易急躁波动,纳食一般,睡眠欠佳,二便尚调。舌质淡暗,苔少干,脉弦。

西医诊断:黄褐斑。

中医诊断：黧黑斑（肝肾阴虚，气郁血虚证）。

中医治法：疏肝解郁，养血活血，滋补肝肾。

中医处方：逍遥散加味。

当归 15 g	赤芍 15 g	柴胡 12 g	川芎 12 g
茯苓 12 g	白术 12 g	熟地黄 12 g	白芷 10 g
僵蚕 12 g	川楝子 15 g	桑叶 12 g	薄荷（后下）12 g
生姜 10 g	炙甘草 8 g		

14 剂，每日 1 剂，水煎服，分 2 次口服。

二诊：3 月 12 日复诊无明显不适，脉证同前，治法不变。继服 21 剂，面部色斑明显变淡，守方 1 个月，痊愈。

按语：该患者长期劳累，劳心耗血肝血不足，肝郁气结，郁而化热，瘀血内结，留滞面部，发为色斑。抓住经少色暗为主证，从调理肝血、疏肝化瘀着手，用逍遥散补血行滞，收到良效。

典型病案

纪某，女，46 岁，2019 年 5 月 14 日初诊。面部色斑伴月经量少，腰酸怕冷 3 年余。刻下主证：面部色斑 3 年余，月经量少，色淡，有血块、腰痛、腰酸，怕冷，乏力。纳食一般，睡眠欠佳，二便尚调。舌质淡暗，舌苔薄，脉弦细。

西医诊断：黄褐斑。

中医诊断：黧黑斑（肾阳亏虚，血虚夹瘀证）。

中医治法：温肾助阳，补血化瘀。

中医处方：当归补血汤加减。

黄芪 30 g	当归 30 g	丹参 20 g	羌活 20 g
独活 20 g	白芷 20 g	肉桂 20 g	炮姜 20 g
香附 20 g	枸杞 20 g	菟丝子 20 g	桑寄生 20 g
白术 20 g	茯苓 20 g	蜂房 15 g	鸡血藤 20 g
红花 15 g	鳖甲（先煎）9 g	柴胡 9 g	

14 剂，每日 1 剂，水煎 300 mL，分早晚两次餐后温服。

二诊：2019 年 5 月 28 日复诊，服上方效可，诸症减轻，但仍腰酸、腰痛、怕冷、乏力，伴大便秘结，舌苔黄腻，脉弦。

处方：

生黄芪 30 g	当归 20 g	珍珠母（先煎）20 g	鳖甲（先煎）9 g
赤芍 20 g	槐米 30 g	砂仁（后下）5 g	白术 30 g

茯苓 30 g	炙甘草 10 g	乌药 40 g	艾叶 15 g
香附 30 g	淫羊藿 20 g	枸杞子 20 g	菟丝子 20 g
羌活 30 g	独活 30 g	干姜 30 g	炒杏仁^(后下)6 g

14 剂,每日 1 剂,水煎服,分 2 次分服。

三诊:服药两周诸症减轻,色斑开始变淡,仍稍有怕冷、乏力、月经量少、有血块。

处方:在上方基础上加炙黄芪 30 g、丹参 12 g、郁金 12 g、附子^(先煎)10 g。28 剂,煎服法同前,诸症减轻,色斑开始逐渐消退。

按语:患者年近五旬,天癸渐竭,肝肾已虚,肾阳不足,无以温养血脉,气血化生不足故怕冷、腰酸痛;阳气虚衰无以推动血行,瘀而成斑。着力温肾阳、生气血,兼以健脾理气,养阴通络,则阳气化生,气血运行畅通,瘀血去而斑消矣。

典型病案

患者朱某,女,50 岁,2019 年 8 月 21 日初诊。面部色斑 6 年余。现病史:患者 6 年前无明显诱因下两颊出现散在色斑,夏季加重,冬季变淡,偶有便秘,情绪易怒,烦躁多梦,月经量少,色淡,周期不规律。饮食正常,嗜食油荤,寐一般,小便正常。余无明显不适。查体:心率 76 次/分,四肢体毛明显,唇毛明显,舌淡,苔薄白,脉细数。

辅检:2019 年 8 月 21 日,我院性激素六项示:PROG 0.7 nmol/L,FSH 6.31 IU/L,LH 4.32 IU/L;PRL 349.7 μIU/mL;雌二醇 235.44 pmol/L;睾酮 0.74 nmol/L。

西医诊断:黄褐斑。

中医诊断:黧黑斑(肝肾阴虚证)。

中医治法:滋补肝肾。

中医处方:
当归 20 g	夏枯草 10 g	桃仁 10 g	红花 10 g
栀子 10 g	茵陈 10 g	淡豆豉 10 g	百合 10 g
柏子仁 20 g	太子参 20 g	女贞子 15 g	炙甘草 8 g

15 剂,水煎服,每日 1 剂。嘱患者注意防晒,心情舒畅,保证睡眠时长。

二诊:2019 年 9 月 10 日复诊,患者上述方药服用 2 周后,色斑明显变浅,仍有烦躁易怒、月经量少等症状,纳寐可,二便调。舌红少苔,脉细数。

中医处方:上方加山萸肉 15 g。21 剂,每日 1 剂,水煎服。

1 个月后随访色斑变浅,无烦躁易怒,月经量少症状明显缓解。

按语:色斑是发生于面部的一种色素沉着性皮肤病,成因复杂多样,大体可归纳为两类：一类是内源性因素，由于新陈代谢速度减慢，细胞增殖与分化水平下降，导致黑色素代谢异常形成色斑，主要包括老年斑、黄褐斑等。另一类是外源性因素，由于日晒、创伤等外界因素刺激，导致黑色素沉积或分泌增多，形成色斑。中医认为色斑病位在皮，病因在内，应采取"外病内治"法。肝主疏泄，可使气的运行通而不滞，使气散而不郁，若气机不畅，则致气滞血瘀，不能濡养肤表，而发为黄褐斑；另外，女子的月经也依赖于肝的疏泄功能，妇人以血为本，冲任隶属于肝，若肝的疏泄异常，则可致妇女月经周期紊乱，月经稀发，甚则闭经，这就可以解释临床上色斑的女性患者常伴随月经异常的现象[6]。

肝的疏泄功能还表现在对脾胃的运化上。生理情况下，肝的疏泄能够协助脾气的升清和运化，脾气通畅，也有助于肝气条达。若情志不遂，肝失疏泄，气机不畅，则肝气乘克脾土，致脾失健运，气血不能上行于头面部，发为面尘，同时伴有肝脾不和证的表现，患者常见胸胁胀满疼痛，喜叹息，情志抑郁或心烦易怒，纳减腹胀，便溏不爽，腹痛泄泻，苔白或腻，脉弦等症。方教授认为，黄褐斑其病本在肝肾两脏，主要病机责之于肝郁肾虚，肝肾的异常常会累及脾脏，伴有脾虚诸证。色斑多发于女性，而"肝为女子先天""五脏之病，肝气居多，而妇人尤甚"，可见女性最易受情志影响致使体内气机失调，肝失疏泄。故方朝晖教授治疗色斑以疏肝为先，气机一开，则一身之气血周流，邪气无从积聚，从而阴阳调和则病愈，因此在用药上重用疏肝解郁药。肝藏血，肾藏精，即"精血同源"，故治疗采用养肝与滋肾兼顾，益肾填精，以治病求本，辅以健脾之品，使气血生化有源，亦寓"见肝之病，知当传脾，当先实脾"之义，另酌加活血化瘀调经药，以行气活血，育阴消斑，血脉通畅。睡眠不宁，多梦，脉细数，皆属肾阴虚的表现，而长期抑郁，情志化火，虚热内扰，耗伤阴血，故月经稀少，为肝阴虚的表现，故治疗以疏肝理气为主，酌加以益肾养阴，清热除烦，同时佐以滋养阴血之品，可使精血充盈，血脉畅行，故颜面肌肤得养，色斑渐褪。

典型病案

　　患者邓某，女，36岁，2019年6月15日初诊。面部双颧出现散在片状色斑1年余。现病史：患者1年前无明显诱因下面部出现散在片状色斑，局部无自觉症状。患者平素劳累，常感倦怠乏力，腰膝酸痛，睡眠不足，入睡困难，服用"佐匹克隆片、氯硝西泮"未见好转。大便2～3日一行，质地干，月经量少，色暗，有异味，周期正常。纳食可，小便正常。舌红苔白，脉弦细。

西医诊断：黄褐斑。
中医诊断：黧黑斑（肝肾亏虚，气血不足证）。
中医治法：疏肝理气，益肾填精，健脾养血。

中医处方： 当归 10 g　　　柴胡 10 g　　　赤芍 15 g　　　丹参 15 g

桃仁 10 g　　　红花 6 g　　　白术 10 g　　　防风 6 g

山茱萸 15 g　　黄精 15 g　　　沙苑子 15 g　　佛手 10 g

香附 10 g　　　前胡 10 g　　　白薇 10 g　　　白僵蚕 10 g

郁金 10 g　　　珍珠母^(先煎)20 g　炙甘草 10 g

14 剂，每日 1 剂，水煎服。嘱患者注意防晒，心情舒畅，保证睡眠时长。

二诊： 2019 年 7 月 5 日，患者诉自觉精神状态有所改善，疲劳感缓解，大便两日一行，无排便困难感。舌淡红，苔白，脉弦细。

处方： 原方加益母草 10 g。14 剂，每日 1 剂，水煎服。

三诊： 2019 年 7 月 28 日，患者两颧色斑渐淡，面积减小。神清，精神好，大便日行 1 次，月经色红，量正常。舌质红，苔薄白，脉弦滑。

处方： 继服上方。14 剂，每日 1 剂，水煎服。

半年后随访，患者诉色斑已基本消退。

按语： 方朝晖教授认为，肝气郁结，郁久化火，灼伤阴血，瘀血阻络导致颜面气血失和；脾气虚弱，运化失健，不能化生精微，则气血不能润泽于颜面；肾阳不足、肾精亏虚等病理变化均可导致色斑。该患者平素劳累，出现面部色斑、腰膝酸痛、月经色淡量少等症，此为肝肾亏虚，气血不足，颜面不得荣养致肌肤发斑，故治疗采用疏肝理气，益肾填精，健脾养血之法。患者月经色淡量少，酌加益母草可行瘀血而新血不伤，养新血而瘀血不滞。本病案患者年龄尚轻，日常体健，肾气尚充实，正气强盛，内脏功能正常，故方药对证，通过两个月治疗，患者肝肾得以滋补，气血充盛，运行畅达，遂月经正常，颜面气血调和，肤色润泽，色斑消退。方朝晖教授精通各种中药的古今作用，合理配伍，经方经药，灵活施方，精准剂量，达到了使患者气血恢复、色斑淡化乃至消退的效果。

参考文献

［1］中国黄褐斑治疗专家共识(2015)[J].中华皮肤科杂志,2016,49(8)：529-532.

［2］赵思佳,王光平,贾虹.黄褐斑的治疗进展[J].国际皮肤性病学杂志,2017,43(1)：17-20.

［3］张秀君,刘栋,聂振华.黄褐斑的中医治疗研究进展[J].中国中西医结合皮肤性病学杂志, 2018,17(3)：285-288.

［4］代维维,张丽飞,罗祥,等.中医外治黄褐斑的研究进展[J].湖南中医杂志,2017,33(2)： 169-171.

［5］齐东帅.中医治疗黄褐斑的理论研究与作用评价[J].临床医药文献电子杂志,2020,7(24)： 81,90.

［6］赵媛媛,方朝晖.方朝晖教授论治黄褐斑经验撷菁[J].陕西中医药大学学报,2018,41(6)： 27-28.

十三、痛风

1. 现代医学认识

痛风是一种单钠尿酸盐（MSU）沉积所致的晶体相关性关节病，由于人体内嘌呤代谢发生障碍，尿酸产生过多或排泄不良而致血中尿酸浓度升高，尿酸盐可沉积在关节、软骨及肾脏中引起组织炎性反应，属于代谢性风湿病范畴[1]。典型表现为受累关节剧痛，并伴有红肿、发热，首发受累关节常为第一跖趾关节，其他关节也可累及。严重者可导致肾功能不全及关节畸形致残等，常伴发高脂血症、高血压病、糖尿病、动脉硬化及冠心病等[2]。

2. 中医病因病机

痛风属中医"痹证"范畴，病位在四肢关节，与肝、脾、肾密切相关，历代医家有"历节""白虎历节""脚气病"之称[3]。痹症的发生，与体质因素、气候条件、生活环境等均有密切关系。正虚卫外不固是痹症发生的内在基础，感受外邪是痹症发生的外在条件。风寒湿热之邪，乘虚袭人人体，引起气血运行不畅，经络阻滞，或痰浊淤血，阻于经络，深入关节筋骨，甚至影响脏腑。《内经》指出痹症的病机为"风寒湿三气杂至，合而为痹也"。朱丹溪《格致余论·痛风论》云："内伤于七情，外伤于六气，则血气之运或迟或速而病作矣。彼痛风者，大率因血受热已自沸腾，其后或涉冷水，或立湿地，或扇取凉，或卧当风。寒凉外抟，热血得寒，污浊凝涩，所以作痛。夜则痛甚，行于阴也。"指出痛风乃"污浊凝涩"，导致血行不畅，不通则痛，"污浊"可能就是当时医疗水平下对于尿酸盐结晶的认识[4]。张景岳《景岳全书·脚气》曰："今湿邪袭人皮肉筋脉；内由平素肥甘过度，湿壅下焦；寒与湿邪相结郁而化热，停留肌肤……病变部位红肿潮热，久则骨蚀。"平素过食膏粱厚味，致脾失健运，水湿不化，湿浊热毒内生，流注于筋骨关节，导致脉道受阻，不通则痛，病久筋骨失养，则可见关节僵肿畸形[5]。

典型病案

李某，男，52岁，2019年4月7日初诊。左踝反复肿胀热痛5年，加重一周，患者平素喜饮酒，5年前因饮酒进食海鲜后突发左踝内侧红肿疼痛，时断时续，痛时难忍，行走不利，自行服用止痛药后好转。后多次出现左踝肿痛，关节处出现硬币大小硬节，经当地医院诊断为痛风。予秋水仙碱、苯溴马隆等药物治疗后疼痛有所好转，但几天后再次复发，遂求治于中医。诊见：左踝内侧肿大，疼痛，触之局部有灼热感，行走不利。无恶寒发热，无皮疹，精神一般，纳食可，夜寐差，大便干结，小便黄，舌红，苔黄腻，脉滑数。

辅助检查：尿酸 496 μmol/L，尿常规 pH 5.0。

西医诊断：痛风。

西医处方：非布司他 40 mg 每日 1 次。

中医诊断：痹证（湿热蕴结证）。

中医治法：清热通络，祛风除湿。

中医处方：

茯苓 15 g	茯神 15 g	车前草 15 g	百合 10 g
苍术 10 g	泽泻 12 g	黄柏 12 g	墨旱莲 12 g
蒲公英 15 g	薏苡仁 15 g	牛膝 10 g	土茯苓 10 g
威灵仙 15 g	炙甘草 8 g		

7 剂，每日 1 剂，水煎服，分早晚服。

二诊：2019 年 4 月 13 日二诊，患者诉左踝疼痛减轻，活动时仍有疼痛感，灼热感稍减轻。夜间睡眠改善，二便调，舌红，苔薄黄，脉滑数。查血尿酸 464 μmmol/L。

处方：原方加山慈菇 12 g、牡丹皮 10 g。7 剂，每日 1 剂，水煎服，分早晚服。

三诊：2019 年 4 月 20 日，患者诉左踝疼痛明显好转，活动自如，灼热感基本消失，复查血尿酸 396 μmol/L。

继续服用 7 剂后，查血常规、血尿酸均降至正常水平。嘱患者低嘌呤饮食，多饮水，定期复查血尿酸，随访 3 个月未复发。

按语：患者男性，52 岁，《脾胃论》曰："夫酒者，大热有毒，气味俱阳，乃无形之物也。"患者平素喜饮酒，酒大热有毒，易迫血妄行。进食生冷海鲜导致脾胃失于运化，脾胃功能受损，水湿不化，湿浊内生，血热湿浊互结，流注于筋骨关节，导致脉道受阻，不通则痛，故见左踝关节肿痛，病久筋骨失养，则可见关节处出现硬币大小硬结。湿热为患，则触之有灼热感，大便干结，小便黄，舌红，苔黄腻，脉滑数。一诊以四妙散为主方加减，四妙散为清热燥湿的代表方剂，出自清代医家张秉承所著的《成方便读》一书，由苍术、黄柏、牛膝、薏苡仁四味药组成，原方主治湿热下注之痿证。苍术具有燥湿健脾、祛风散寒之功效，取其苦温燥湿之功除湿邪之来源；黄柏具有清热燥湿、泻火解毒之功效，可直入下焦除肝肾之湿热；薏苡仁具有健脾渗湿、排脓除痹之功效，取其入阳明经祛湿热而利筋络；牛膝具有活血通经、补肝肾、强筋骨、利尿通淋的功效，可兼领诸药之力直入下焦，有利于关节功能恢复。四药合用，湿热去，痹症除。加用蒲公英、墨旱莲、土茯苓清热解毒，祛风除湿，通络止痛；茯苓、车前草、泽泻利水消肿，健脾渗湿；茯神、百合宁心安神；炙甘草缓急止痛，调和诸药。二诊患者症状减轻，但仍有疼痛灼热，尿酸高于正常水平，加用山慈菇、牡丹皮清热凉血，化瘀散结。三诊症状均有明显好转，原方继服，加以饮食配合。

曾某某,男,58 岁,2019 年 10 月 30 日初诊。以反复右足第一跖关节疼痛 7 年,再发加重 5 天为主诉。患者既往多次无明显诱因出现右足第一跖关节红肿热痛,查血尿酸升高(具体不详),诊断为痛风性关节炎,予以抗炎止痛治疗后症状好转。患者平素饮食控制,未服药控制尿酸水平,5 天前患者出现右足第一跖关节疼痛,肿胀,皮温高。服用非布司他、碳酸氢钠,外用双氯芬酸(扶他林)乳膏症状未见明显改善,遂求治于中医。诊见:神清,精神可,形体偏胖,右足第一跖关节疼痛,肿胀,皮温高,按之有压痛。无腹痛、腹泻,无恶寒发热,无皮疹,纳呆,眠尚可,大便正常,小便黄,舌红,苔黄腻,脉滑数。

辅助检查: 2019 年 10 月 27 日,尿酸 624 μmol/L。

西医诊断: 痛风。

西医处方: 非布司他 40 mg,每日 1 次。

中医诊断: 痹证(湿热蕴结证)。

中医治法: 清热通络,祛风除湿。

中医处方:

白术 20 g	黄柏 12 g	延胡索 15 g	苍术 10 g
墨旱莲 12 g	车前子^(包煎)15 g	百合 12 g	泽泻 15 g
佩兰 15 g	木瓜 20 g	醋郁金 12 g	薏苡仁 15 g
山茱萸 12 g	当归 12 g	炙甘草 8 g	

21 剂,每日 1 剂,水煎服,分早晚服。

二诊: 2019 年 11 月 26 日,患者诉右足第一跖关节疼痛、肿胀较前好转,压痛不明显,大小便正常。舌红,苔薄黄,脉滑数。2019 年 11 日 21 查血尿酸 576 μmol/L。

处方:

白术 20 g	延胡索 15 g	墨旱莲 12 g	车前子^(包煎)15 g
野百合 12 g	生地黄 20 g	泽泻 15 g	佩兰 15 g
木瓜 20 g	玉米须 20 g	醋郁金 12 g	山茱萸 12 g
当归 12 g	炙甘草 8 g		

21 剂,每日 1 剂,水煎服,分早晚服。

三诊: 2019 年 12 月 18 日,患者诉右足第一跖关节疼痛、肿胀完全消失,大小便正常,饮食睡眠正常。舌淡红,苔薄黄,脉滑数。查血尿酸 440 μmol/L。

处方: 上方加山慈菇 12 g。21 剂,每日 1 剂,水煎服,分早晚服。

嘱患者低嘌呤饮食,多饮水,定期复查血尿酸,随访一月未复发。

按语: 患者有关节疼痛病史 7 年余,体形偏胖,肥人多痰湿,痰湿郁久容易化热,湿热之邪流注于筋骨关节,导致关节疼痛,皮温高,湿热困阻,脾胃功能失司,故见纳呆,湿热之邪偏盛,故小便黄,舌红,苔黄腻,脉滑数。一诊以四妙散为主方加减,苍术燥湿健脾、祛风散寒;黄柏清热燥湿、泻火解毒;薏苡仁健脾渗湿、排脓除痹。加以墨旱莲、车前子、野百合、泽泻清热利湿解毒,凉血祛瘀,醋郁金、山茱萸、全当归、延胡索活血散瘀,理气止痛;患者饮食不佳,酌情加入佩兰、木瓜、白术健脾和胃化湿;炙甘草缓急止痛,调和诸药。二诊上述症状均有明显缓解,原方调整后继服。三诊尿酸水平稍高于正常,原方加以山慈菇清热解毒,化浊散结。继服三周随访一月未复发。痛风无论原发性还是继发性,除少数患者可痊愈外,多数难以根治。

　　方朝晖教授根据多年临床经验,认为湿、热、痰、浊内生是痛风发病的重要条件,将其分为湿热蕴结证、瘀热阻滞证、痰浊阻滞证、肝肾阴虚证四型最为合理,其中湿热蕴结证临床最为常见,在治疗上取四妙散作为主方,临证加减,取得了很好的疗效。湿热蕴结证主要表现为双下肢病变,局部关节出现红肿灼痛,疼痛拒按,发病较急,以多累及一个或多个关节,以第一跖趾关节为甚,伴发热、恶风、口渴,或出现头痛、汗出,大便干,小便短黄,舌质红,苔薄黄或黄腻,脉弦或滑数[6]。四妙散为清热燥湿的代表方剂,出自清代医家张秉承所著的《成方便读》一书,由苍术、黄柏、牛膝、薏苡仁四味药组成,与《丹溪心法》之二妙丸、《医学正传》之三妙丸乃一脉相承之剂。原方主治湿热下注之痿证,苍术辛、苦、温,归脾、胃、肝经,具有燥湿健脾、祛风散寒之功效,取其苦温燥湿之功除湿邪之来源;黄柏苦、寒,归膀胱经、肾经,具有清热燥湿、泻火解毒之功效,可直入下焦除肝肾之湿热;薏苡仁甘、淡、微寒,归脾、胃、肺经,具有健脾渗湿、排脓除痹之功效,取其入阳明经祛湿热而利筋络;牛膝苦、甘、酸、平,归肝、肾经,具有活血通经、补肝肾、强筋骨、利尿通淋的功效,可兼领诸药之力直入下焦,有利于关节功能恢复。四药合用,湿热去,痹症除,可用于治疗由于湿热下注导致的两足麻木、痿软、肿痛诸证。

参考文献

[1] 葛均波,徐永健.内科学[M].8版.北京:人民卫生出版社,2013.

[2] 黄晶,杨婷,王雨,等.痛风病的国内外认识及治疗进展与思考[J].世界中医药,2021,16(01):1-7.

[3] 于广莹,高颖,鲍凤和,等.近30年中药外用治疗痛风性关节炎用药规律研究[J].中国中医急症,2021,30(03):396-401.

[4] 张帆,周胜利.浅论朱丹溪《格致余论》从血论治痛风特色[J].中医药学报,2018,46(6):106-108.

[5] 阮诺冰,方朝晖.方朝晖治疗痛风湿热蕴结证临床经验[J].中医药临床杂志,2019,31(11):2048-2050.

[6] 吴生元,彭江云.中医痹病学[M].昆明:云南科技出版社,2013.

十四、单纯型肥胖

1. 现代医学认识

2015年美国内分泌学会发布的关于肥胖的现状和调查数据显示:肥胖已在全球

大规模流行并成为危害公众健康的重要因素之一[1-2]。据 2015 年《中国居民营养与慢性病状况报告》，中国成人超重率达 30.1%，肥胖率达 11.9%；6 至 17 岁儿童青少年超重率达 9.6%，肥胖率达 6.4%[3]。肥胖不仅对人们身心健康产生负面影响，更是诱发糖尿病、脂质异常血症、癌症等疾病的高危因素[4]。肥胖症是机体摄入的能量超过消耗的能量，以致多余的能量以脂肪的形式在体内蓄积的结果，是由遗传和环境等因素共同作用的慢性代谢性疾病，其中无内分泌疾病或找不出可能引起肥胖的特殊病因的肥胖症称为单纯性肥胖，而单纯性肥胖者占肥胖总人数的 95% 以上。

2. 中医病因病机

肥胖主要由饮食不节、过食肥甘厚味所致，亦与遗传、年龄、性别、地域等因素有关。李东垣[5]《脾胃论》指出："脾胃俱旺，则能食而肥；脾胃俱虚，则不能食而瘦。或少食而肥，虽肥而四肢不举，盖脾实而邪气盛也。"可见肥胖患者初期通常食欲旺盛，机体气化功能正常或增强。随着病程发展，一方面，肥胖患者体内膏脂积聚，多余的膏脂化生痰浊，痰浊困阻气机，影响脾胃功能；另一方面，长期饮食不节，导致饮食积滞，损伤脾胃，机体气化功能减弱，而且，脾胃损伤，机体气化功能减弱，进一步促进痰浊内生，形成恶性循环。所以，肥胖患者后期可见"少食而肥""肥而四肢不举"。"五脏之伤，穷必及肾"，所以肥胖进一步发展，可出现肾虚表现，而且气化功能减弱，气损及阳，水湿、瘀血等病理产物相继出现。此外，肝主调达气机，与肥胖的发生发展密切相关[6]。

典型病案

叶某，女，34 岁，办公室文员。2018 年 7 月 10 日初诊。肥胖 7 年余，乏力 3 年伴下肢肿胀半个月。患者近半月来无明显诱因下乏力明显，双下肢肿胀感，自诉平日运动较少，少气懒言，神疲乏力，喜卧懒动，口中黏腻感，未曾系统治疗，曾运动减肥，但效果不显且很难坚持。无高血压、糖尿病病史，身体质量指数（BMI）25.8。刻下主证：乏力，少气懒言，腹大胀满，双下肢轻度凹陷性水肿，月经周期正常，量少，色可，有少量血块，舌淡暗苔白厚腻，有红点刺，脉细涩。纳食不多，寐一般，小便量略多，大便溏软。血生化检查、血常规、尿常规检查未见明显异常。证属脾气不足，气虚水停，痰瘀阻滞。

西医诊断：单纯性肥胖。

中医诊断：肥胖（气虚痰瘀证）。

中医治法：健脾益气，化痰祛瘀。

中医处方：四君子汤合生脉散加减。

黄芪 30 g	党参 20 g	薏苡仁 30 g	白术 15 g

茯苓 20 g	陈皮 15 g	泽泻 20 g	泽兰 20 g
荷叶 15 g	玉米须 15 g	益母草 15 g	牡丹皮 15 g
麦冬 12 g	五味子 9 g		

7 剂,每日 1 剂,水煎取汁 200 mL 分早、晚 2 次服用。嘱患者注意饮食控制及适量运动调节精神,于 1 周后复诊。

二诊:2018 年 7 月 17 日,患者感乏力较前明显减轻,双下肢未再有肿胀,仅感手足心热。

处方:原方去五味子,加用生地、熟地黄各 15 g。嘱患者服药 1 个月后复诊。

三诊:2018 年 8 月 14 日,患者诉已无明显乏力,口中黏腻感明显减轻,体质量减轻约 3 kg,大便成形。未诉其他明显不适。嘱患者注意饮食,坚持适当运动,保持精神愉悦。

按语:脾主运化水谷精微,该患者素体脾虚则症见身体乏力、气短懒言;痰湿阻络则肢体重着;痰湿内停下利肠道则便溏;湿困脾土而致脾阳不振,运化不利,痰湿水浊积滞更甚,变生膏脂发为肥胖。以四君子汤补脾益气、培补后天之本,合以生脉散益气养阴,使饮食物得以运化转输散精于各脏。患者月经量少,内有血块瘀血阻滞使水湿不得以化发为水肿,故以玉米须、益母草、牡丹皮、泽兰配伍应用使瘀血得开、水湿得化,伍以荷叶消脂化滞。

> **典型病案**
>
> 戴某,女,47 岁,2018 年 4 月 23 日初诊。体质量显著增加 4 年余。患者近 4 年来体质量增长约 15 kg,平素工作压力较大,急躁易怒时有头胀痛多汗,运动较少,脘腹胀闷,已闭经 3 个月。查血脂示甘油三酯 3.6 mmol/L,性激素六项等生化检查未见明显异常。身体质量指数(BMI)25.8。刻下主证:体重增加明显,头晕头胀,时有腰膝酸软,舌淡红,苔薄黄,脉弦细。纳食一般,寐欠佳,小便时有涩痛,大便溏与便干交替。

西医诊断:单纯性肥胖。

中医诊断:肥胖(肝郁脾虚证)。

中医治法:疏肝解郁,醒脾助运。

中医处方:柴胡舒肝散合丹栀逍遥散加减。

柴胡 15 g	白芍 15 g	黄芪 20 g	川牛膝 15 g
牡丹皮 15 g	栀子 15 g	茯苓 15 g	白术 20 g
泽泻 20 g	陈皮 12 g	川芎 12 g	香附 9 g
炙甘草 6 g			

14 剂,每日 1 剂,水煎取汁 200 mL 分早、晚 2 次服。嘱患者放松心情,多参加体育锻炼,发展业余兴趣,忌辛辣油腻之品。

二诊:2018 年 5 月 15 日,患者诉体重减轻 1 kg,心情波动较前明显减少,仍有腰膝酸软。

中医处方:原方加用杜仲 12 g、桑寄生 15 g。嘱患者注意保暖,适量运动,服药 1 个月后复诊。

三诊:2018 年 6 月 12 日,患者体重已减轻 3 kg,且诸症均明显缓解。嘱患者继续注意饮食控制,并适当进行体育锻炼,平素以荷叶、山楂代茶饮。

初诊 3 个月后电话随访,患者体重已较前减轻 5 kg,复查甘油三酯已正常,且自觉心情愉悦,睡眠亦改善。

按语:本案患者由于平素工作压力较大,急躁易怒而致肝郁气滞,影响脾之健运,中焦运化失职而发为脘腹胀闷、身体肥胖。故以柴胡舒肝散合丹栀逍遥散加减疏肝健脾使气顺则通脾胃安和。生黄芪补脾益气,患者年过半百,脾肾阳虚,时有腰膝酸软,下肢畏冷,故加以川牛膝、杜仲、桑寄生以补肾壮骨。另以陈皮、茯苓、白术健脾利湿化痰。诸药共用同奏疏肝健脾、温肾去湿之功。

方朝晖教授以为脾虚为肥胖发生的本源,痰湿瘀积为肥胖发生之标。脾气虚衰而运化不力,水湿淤阻化为痰瘀,水谷精微吸收利用障碍发为肥胖。故而在治疗时将健脾益气作为首要原则,在健脾基础上善用化痰瘀祛湿浊之品如半夏、苍术、泽泻、丹参、山楂等以期标本同治方得显效。不同年龄肥胖又证治不同,对于儿童肥胖多以补益脾肾之法,重视先天、培补后天;对于中青年肥胖患者在健脾的同时亦注重疏肝,调畅气机以解肝郁,"治其所不胜"以避免"木郁克土",使木条达而土健运,标本同治,内生和谐;治疗老年肥胖则多佐以培补气血、滋养肝肾之品以得标本兼治、而不伤正之功。

参考文献

[1] 薛畅,李强.肠道菌群与肥胖关系研究进展[J].中国实用内科杂志,2017,37(1):76-79.

[2] 黄蕙莉.浅析中医对肥胖症的辨证治疗[J].中医临床研究,2018,10(31):109-111.

[3] 中华人民共和国国家卫生和计划生育委员会.图解:中国居民营养与慢性病状况报告(2015年)[DB/OL].[2016-02-16].http://0x9.me/Xs57R.

[4] Qin X, Pan J. The medical cost attributable to obesity and overweight in China: Estimation based on longitudinal surveys [J]. Health Economics, 2016, 25 (10): 1291-1311.

[5] (金)李东垣.脾胃论(大字版)[M].北京:中国医药科技出版社,2018.

[6] 方思佳,周时高,何颂华,等.单纯性肥胖中医药治疗进展[J].辽宁中医药大学学报,2016,18(5):105-108.

牛云飞

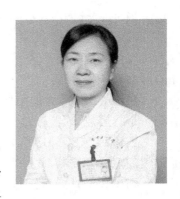

医家小传

　　牛云飞，女，1964 年 8 月出生于安徽省肥东县。中国共产党党员，安徽中医药大学第一附属医院内分泌科主任医师，第四批全国老中医药专家学术经验继承人，第三批全国优秀中医临床人才，安徽省中医药学会内分泌（糖尿病）专业委员会常委，中国医师协会中西医结合医师分会第二届内分泌与代谢病学专业委员会常委，安徽省全科医师协会第一届理事会理事，安徽省预防医学会糖尿病预防与控制专业委员会常委，安徽省内分泌学会糖尿病分会常委。

　　牛云飞 1988 年 7 月毕业于安徽中医学院中医系，同年供职于安徽中医药大学第一附属医院至今。从医 32 年来，在内分泌代谢性疾病，如糖尿病及其急慢性并发症、甲状腺疾病（甲亢、甲减、桥本氏病、甲状腺结节等）、痛风、脂代谢紊乱、骨质疏松症、腺垂体疾病、围绝经期综合征、色素斑、慢性疲劳综合征、亚健康等疾病的诊治中积累了丰富的临床经验。发表学术论文 20 余篇，参编著作 6 部。获 2019 年安徽省科学技术二等奖，参与国家级、省级课题 8 项。

临证经验

一、多囊卵巢综合征

典型病案

　　汪某某，女，26 岁，2018 年 6 月 22 日初诊。月经停闭伴面部痤疮 4 月余。平素月经周期基本延期，2～3 月一行，经期 5～7 天，量少，色暗红，有血块，经期前 2 天有痛经，每次自行口服布洛芬片 1 片疼痛基本缓解（具体剂量不详）。刻下：停经已 4 月余，形体偏胖，纳食尚可，精神软，面色暗淡，面部多发痤疮，唇面部、腋下及全身体毛偏多，伴有腰膝酸痛，畏寒怕冷，头晕乏力。舌淡胖，苔薄白，脉沉细。身高 1.62 m，体重 81 kg，BMI 30.86 kg/m²，腰围 85 cm，臀围 94 cm。

辅助检查：性激素六项中，睾酮 4.5 nmol/L（正常参考值 0.5～2.6 nmol/L），余未见异常。血糖、血脂、空腹胰岛素均未见异常。妇科彩超：双侧卵巢多囊样改变。

西医诊断：多囊卵巢综合征。

中医诊断：月经延期（肾虚痰瘀阻络证）。

中医治法：温肾活血，化痰祛瘀通络。

中医处方：加味补肾活血汤。

淫羊藿 30 g	炙黄芪 25 g	熟地黄 15 g	香附 15 g
茯苓 15 g	川芎 15 g	当归 15 g	益母草 15 g
莪术 10 g	桂枝 6 g	川牛膝 15 g	苍术 12 g
全瓜蒌 12 g			

14 剂，每日 1 剂，水煎服，取汁 400 mL，早晚餐后各 1 次，每次服用 200 mL。嘱患者调摄情志，饮食有节，调整好作息，每周不少于 150 分钟有氧体育锻炼，以减轻体重。

二诊：2018 年 7 月 5 日。患者于服方后第 10 天月经来潮，未予停药。本次月经量少，经血暗，有血块，痛经稍好转，未服止痛药，纳差，面部痤疮，大便不成形，2～3 次/日，头昏重，仍有腰膝酸痛、畏寒怕冷，患者体重减轻 1 kg，舌脉同前。肾阳虚，温煦乏力，累及脾阳，致脾运化水湿功能失调，津液停滞致痰浊壅盛，膏脂充溢，故见形体肥胖，痰浊中阻，纳差，大便不成形次数多，头昏重；痰湿郁久化热则发为痤疮。

处方：原方去香附、莪术，加白芥子 12 g、泽泻 15 g，以增强燥湿化痰之功。腰膝酸痛、畏寒怕冷未见明显好转，加巴戟天 15 g、菟丝子 20 g，增强温补肾阳之力，循序渐进，补而不过。

14 剂，每日 1 剂，水煎服，取汁 400 mL，早晚餐后各 1 次，每次服用 200 mL。嘱患者继续调摄情志，饮食有节，加强运动。

三诊：2018 年 7 月 19 日。患者面部痤疮消退，留有少许褐色印记，未再新长，体重再次下降 1.5 kg，表明加味补肾活血汤对治疗本病有效。

处方：前方去泽泻，淫羊藿减量至 15 g，继续服用 20 剂巩固疗效，配合调摄情志，饮食有节，适当运动。

服药 45 天后，第二次月经来潮，经量较前明显增多，经色暗红，无痛经，腰膝酸痛消失。继续服用上方，隔日 1 剂，再服 1 个月。随访半年，患者诸证均基本消失，月经正常按期每月一来潮，面部痤疮亦未再复发，体重再减轻 3 kg。

按语：月经来潮与肾精肾气充盛与否有关，赖于肾阳的温煦。患者肾阳气虚，故见腰膝酸痛、畏寒怕冷、头晕乏力等表现；肾虚及脾，致脾失运化，脾阳不振，使水湿痰浊停聚，故形体肥胖、面部痤疮；脾肾阳虚致血行瘀滞不畅，故见月经延期，量少,色暗,有血块及痛经之象。此外痰湿阻滞、气行不畅,胞宫冲任受阻,经血瘀滞不下,亦可使月经延期。故自拟补肾活血汤治疗本证。方中淫羊藿辛温,补肾阳,祛虚寒;炙黄芪补中益气,升阳举陷;当归养血活血,可使气足血旺;熟地黄甘温,可滋阴益肾,填精补髓,取"阴中求阳"之意;香附疏肝解郁,行气散结,此谓"气行则血行";茯苓、泽泻均可利水渗湿,以消散水湿,二者合用使方中补中有泻,以防补腻而碍胃;白芥子辛温,可温化寒痰,散结通络;苍术燥湿健脾;少量桂枝辛甘温入血分,温通血脉,可助香附、川芎、益母草活血化瘀;莪术破血行气,攻逐血瘀,有利新血生;川芎活血行气补血,祛瘀通络,瘀血祛除新血才得以生;益母草活血调经利水;川牛膝引血下行;菟丝子既补肾阳、又益肾精。全方温肾活血,使肾阴得养,肾阳得化,新血生而瘀血祛,冲任气血通畅。全方诸药相合,一补一泻,亦攻亦补,胞宫得温煦,肝肾精血得补,瘀血得化,则冲任二脉通,故月事自按时下。

典型病案

王某某,女,23岁,2019年1月13日初诊。月经停闭5月余。平素月经周期2～4个月不等,经期3～5天,量中,色淡红,无痛经。本次月经已停闭5月余,患者平时嗜食肥甘厚味,饮食及作息不规律,形体肥胖,常昏昏欲睡,神疲乏力,身体困重懒动,伴口中粘腻感、胸闷泛恶,脘腹胀满,大便黏滞不成形,每日2～3次,带下色白粘,量多。刻下:神清,精神软,面色黄而少泽,舌淡胖,边有齿痕,苔白腻,脉细濡。身高1.57 m,体重79.5 kg,BMI 32.25 kg/m²,腰围89 cm,臀围97 cm。

辅助检查:空腹血糖:葡萄糖7.09 mmol/L(正常参考值3.9～6.1 mmo/L)。空腹血清胰岛素42.52 μIU/mL(正常参考值1.5～20 μIU/mL)。性激素六项:睾酮3.2 nmol/L(正常参考值0.5～2.6 nmol/L),余未见异常。血脂未见异常。妇科彩超:子宫体积偏小;双侧卵巢多囊样改变。

西医诊断:多囊卵巢综合征。多次服用达英药物治疗,停服后,月经即停闭不至。

中医诊断:月经延期(脾虚痰湿证)。

中医治法:健脾益气,燥湿化痰。

中医处方:温胆汤加减。

法半夏12 g	竹茹15 g	炒枳实10 g	陈皮10 g
茯苓15 g	当归15 g	生姜6 g	大枣10 g
炙甘草5 g			

14剂,制成复方颗粒剂,每天1剂,适量开水冲服,分早晚餐后服。同时服用

二甲双胍肠溶胶囊 500 mg,每日 2 次。嘱患者均衡膳食,调整好作息,每周不少于 150 分钟有氧体育锻炼,以减轻体重。

二诊:2019 年 1 月 28 日。患者昏昏欲睡、神疲乏力、身体困重懒动、口中粘腻感、胸闷泛恶、脘腹胀满症状较前好转,大便稍成形,每日 2 次,带下量减少,患者体重减轻 1.5 kg,但月经仍尚未来潮,舌脉大致同前。"女子以肝为先天",脾虚运化失职,气血化生不足,血虚肝失所养,常多肝气郁结,气滞血瘀。

处方:原方基础上加用柴胡 10 g、香附 15 g、乌药 12 g,以增强疏肝解郁兼活血调经之力。如《丹溪心法》中有云:"善治痰者,不治痰而治气。气顺,则一身之津液亦随气而顺矣。"此外,湿为有形之阴邪亦阻碍气机,导致气滞血瘀,加之患者体肥多痰湿,痰湿阻碍气机,更使痰湿瘀血蕴结于胞宫,使月经延期未至,故加淫羊藿 15 g,温养胞宫。

14 剂,服法同前。二甲双胍肠溶胶囊继服。嘱患者继续调摄情志,饮食有节,加强运动。

三诊:2019 年 2 月 13 日。上述诸症基本无,体重下降 2.5 kg,月经已来潮 3 天,经量如前,无明显增多。

处方:上方继续服用 14 剂,服法同前。二甲双胍肠溶胶囊继服。

嘱注意调摄情志,饮食有节,适当运动。随访半年,患者诸证均基本消失,月经周期在 30～35 天,未再复发。

按语:本案中加味温胆汤出自《三因极一病证方论》,以原方为基础,临证化裁。子宫内膜如土壤,当痰湿内遏,阻碍气血运行,则阻碍如种子的卵泡生长发育,故方中法半夏、竹茹、陈皮、茯苓健脾燥湿、化痰理气;而根据"血随气行,气行则血行,气止则血止"理论,配入陈皮、香附、柴胡、枳实可增强疏肝行气之功,疏泄正常,肝气冲和条达,促进脾胃运化机能,脾气健运,则痰湿得以转输布散,冲任二脉通畅,则经血随气畅通运行无阻;大枣、生姜和中培土,使水湿痰饮无以留聚,共奏化痰湿水浊之功;当归活血通络,又可养血补虚,推动气血运行,调节月经;淫羊藿温肾助阳,一则可温化胞宫阻滞痰湿浊液,二则可温煦胞宫。综合全方共奏健脾燥湿化痰、理气活血调经之功。

多囊卵巢综合征是内分泌科常见可累及多系统的疾病,随着肥胖人口的增加,发病率也逐年增长。以月经稀发,或闭经、不孕为主,伴有多毛和痤疮等症状。属于"月经延期、闭经、不孕、肥胖"等范畴。

肾藏精,为生殖之本;脾为后天之本,气血生化之源;肝藏血,主疏泄,调节月经量;所以肝、脾、肾脏腑功能失调,均与女性生殖生育有密切联系。因此,多囊卵巢综合征的病机以肾气虚弱为本,痰湿、瘀血、气滞为其标。肾阳不足,不能温煦中阳,津液不能正常运化,聚湿成痰,痰湿日久,痰湿瘀血互结,脉络受阻;痰湿瘀血日久化热,致痰热阻络,而致经水闭止不行。故治疗上用淫羊藿、巴戟天、枸杞补肾温阳;桂枝、巴戟天温煦阳气,推动气血津液运行,使瘀血化、痰湿消,而月经来潮;用当归、熟地、赤芍、白芍养血活血;桃仁、红花、三棱、莪术、赤芍活血化瘀;半夏、白芥子化痰除湿,消皮里膜外之痰;痰湿瘀血为有形之邪,易阻碍气机,更加重痰湿瘀血,用川芎行血中之气,郁金、香附理气中之血;平素治疗标本兼顾、化痰调冲为基础,从而肾气足、痰湿化、冲任调、气血畅、经脉通,故而月经正常。

临床上,本病患者多为"肥人",在药物治疗的同时,要节食、加强运动,降低体重,可明显提高整体疗效。相较于单纯使用西药的易复发及副作用,配合辨证论治的中医药临床疗效更佳,也更能为患者所接纳。

二、更年期综合征

典型病案

张某某,女,51岁,2017年9月10日初诊。烦躁烘热、多汗半年余,加重2月。近半年来无明显诱因下出现情绪烦躁不宁,烘热阵作,夜间入睡时汗出明显,影响睡眠,但尚可入睡,未重视及治疗。2个月前上述诸症加重,性情烦闷,善悲喜泣,烘热难耐,夜间盗汗致汗湿衣襟,难以入眠,甚则彻夜无眠,就诊外院,诊断为"围绝经期综合征",经"西药"(具体不详)治疗一段时间后,自觉效果不明显,遂来求中医进一步治疗。饮食可,大便干结,小便正常。舌质红,苔少,脉细弦。

辅助检查: 外院查性激素6项:雌二醇42 pg/mL,促卵泡素97 IU/L。查妇科彩超未见异常。既往月经周期基本规律,6 d/25~28 d,量中等,色质基本正常,无血块,无痛经,绝经1年余。

西医诊断: 围绝经期综合征。

中医诊断: 绝经期前后诸证(肾精亏虚,血虚肝郁证)。

中医治法: 滋补肝肾,养血疏肝。

中医处方:

女贞子12 g	墨旱莲15 g	熟地黄15 g	麦冬12 g
当归12 g	枸杞15 g	牡丹皮12 g	柴胡10 g
酸枣仁15 g	白芍15 g	桑葚15 g	淫羊藿15 g
麻黄根20 g			

14剂,制成复方颗粒制剂,每日1剂,分2次(早晚餐后)温水冲服。嘱患者注意调摄情志,饮食有节,适当体育锻炼。

二诊: 2017年9月24日。烘热,多汗症状较前明显减轻,情绪仍烦闷难解,夜间睡眠略有改善,但寐而多梦,舌脉大致同前。患者情绪烦闷难解及寐而多梦,考虑是为肝郁较重,暗耗心血。

处方:在原方基础上加用郁金10 g、刺五加15 g,以增强疏肝解郁安神之力。14剂,服法同前。

嘱患者注意调摄情志,饮食有节,适当运动。

三诊:2017年10月9日。患者烘热多汗基本无,但仍感心烦,夜寐少而多梦,晨起精神欠佳,舌脉大致同前。

处方:上方减去麻黄根、麦冬,加用青龙齿20 g、炙远志15 g,加强安神之功。14剂,服法同前。

嘱患者调摄情志,饮食有节,适当运动。随访6个月,患者诸证均基本消失,未再复发。

按语:本案患者处于七七之年,肾精亏虚,天癸渐竭,月经已停止1年。据"肝肾同源",由于肾精亏虚,故可致肝木亦无所滋养;此外,肝脏为阴中之阳脏,易动风化火而可引起心烦、烘热汗出等不适临床表现。四诊合参,其证属肾精亏虚,血虚肝郁,治宜滋补肝肾,养血疏肝。故结合临床经验,以二至丸合一贯煎为基础方化裁,方中以女贞子、墨旱莲、熟地黄、桑葚滋补肝肾为本,以麦冬、当归、枸杞、白芍、丹皮、柴胡、酸枣仁养血滋阴、疏肝安神为辅。二诊随病情归转化裁,配入郁金增强疏肝行气解郁功效;刺五加有益气安神之效,还可增强补肾之功。三诊加青龙齿镇惊安神,除烦清热;炙远志安神益智以交通心肾。注意在服用中药干预治疗的同时,心理的疏导、合理饮食运动亦是治疗的必不可缺之步。

典型病案

陈某某,女,55岁,2019年1月13日初诊。主诉:烦躁,心悸,少寐多梦1年余,加重伴潮热盗汗2周。患者月经停闭1年余,初始仅觉入寐较前困难,未重视;1年前开始出现晚间心悸,多梦且易醒,自行口服"褪黑素",睡眠尚可;2周前出现心悸多梦不能缓解,伴有潮热盗汗,甚至烦热彻夜不能寐,伴有头晕耳鸣,腰膝酸软,咽干,舌红,苔少,脉弦数。

西医诊断:围绝经期综合征。

中医诊断:脏躁(肾阴亏虚,心肾不交证)。

中医治法:滋阴安神,交通心肾。

中医处方:六味地黄丸合交泰丸、甘麦大枣汤加减

熟地黄20 g	山萸肉12 g	山药12 g	泽泻9 g
牡丹皮9 g	酸枣仁20 g	茯苓9 g	远志15 g

　　五味子 10 g　　　龙骨 15 g　　　浮小麦 30 g　　　黄连 10 g
　　肉桂 3 g　　　炙甘草 10 g　　　大枣 10 g

14 剂,制复方颗粒冲剂,每日 1 剂,适量开水冲服,早晚餐后分服。

二诊:2019 年 1 月 27 日。诸多症状均得到改善,尤以睡眠有所改善为甚,但仍时有烦躁盗汗,纳食可,二便调,舌质淡,苔少,脉弦细。

处方:上方去龙骨,酸枣仁减量至 15 g,加麻黄根 20 g、百合 15 g 以加强敛汗、清热除烦之效。

14 剂,服法同前,以巩固疗效。

三诊:诸症明显好转,上方继服 10 剂,服法同前。嘱其常服知柏地黄丸以善其后。3 个月后随访无复发。

按语:脏躁多见于围绝经期,常见悲伤欲哭,神志恍惚,不能自主,心中烦乱,睡眠不安为主症。围绝经期,肾气已亏,天癸近竭,故肾水不足无法上济心火,使心火偏亢,心火亦不能下降温煦肾水,使肾水寒,此为"心肾不交",可出现心悸、多梦、腰膝酸软、潮热盗汗等症;肾水不能上滋心阴,心阴亏虚,神不内守,"汗为心之液",而见心悸少寐、烦躁、盗汗。据于此,方选六味地黄丸合交泰丸、甘麦大枣汤加减。六味地黄丸中,熟地黄可益精填髓滋阴;山萸肉补养肝肾涩精;山药补脾肾固精;泽泻利水渗湿,以防熟地滋腻太过;牡丹皮清相火,防山萸肉温涩太过;而茯苓、远志既能交通心肾,又与酸枣仁共同发挥养心安神之力;五味子以其酸收敛心阴以养神,佐以龙骨重镇安神加强安神之效。交泰丸方中黄连大苦大寒、可入心经,使心阳下降交于肾阴,进而起到心火不亢肾水不寒的作用;肉桂辛热燥烈之品,入肾经,可肾水上升济于心火,最终达水火相济、心肾相交的协调平衡状态。《素问·脏气法时论》"肝苦急,急食甘以缓之",《灵枢·五味》"心病者,宜食麦"。甘麦大枣汤中,浮小麦益气清心除烦、固表止汗,合甘草、大枣,三者均为性甘之品,重用以缓其急,宁其心。故全方药证相契,共奏滋阴清热、交通心肾、宁心安神之功,随证加减,以达到诸症缓解,可收全效。

　　围绝经期综合征,是指妇女围绝经期前后所出现的一系列以植物神经功能紊乱为主的症候群,是女性从壮年走向衰老的标志。属于中医"脏躁""郁证""不寐""绝经期前后诸证"范围。《素问·上古天真论》曰:"(女子)七七任脉虚,太冲脉衰少,天癸竭,地道不通,故形坏而无子也。"围绝经期前后,肾阴由盛渐衰,天癸由少渐竭。肾阴不足,水不涵木,则致肝肾阴虚,肝气易郁;肾水不足,不能上济于心,以致心肾不交则心悸失眠;肾又为冲任之本,冲为血海,血海不足,冲气失和,上逆为病,则阵发烘热、汗出、胸中烦热等诸症生焉。故肾阴不足,肝郁气滞,心肾不交是本病病机关键所在。故据此病机确立治则,灵活应用中药方剂,能很好地调节围绝经期综合征的症状。临证中最常选一贯煎加减。本方出自清代医家魏玉璜的《续名医类案·心胃痛门》。魏氏认为，在脏腑病机的各种复杂关系中，以肝肾肺三脏最具影响。不论外感内伤，往往都由于肝肾阴虚，水不涵木，木失所养，木燥生火，火逆而侮金乘土，因而衍生种种变症。本方为肝肾阴虚、津枯血燥气滞，变生诸证而设。方中重用生地为君，配枸杞滋阴养血以补肝肾，滋水涵木；以沙参、麦冬滋补肺胃阴液，滋水之上源，有清金制木之义；当归养血活血以调肝，借其辛散之性，使诸药补而不滞。川楝子，性寒不燥，疏肝理气，顺其条达之性，平其横逆，且制诸药滋腻碍胃之弊，又能引诸药直达肝经，为佐使药。全方具有滋水养阴，以涵肝木；培土生金，以制肝木；寓疏于补，条达肝木的特点。全方补、清、疏并用，寓疏于补清之中，使补而不腻，疏而不散，诚为肝肾阴虚、血燥气滞之良方。

现代药理研究表明，一贯煎中枸杞、当归、麦冬、沙参均含有多糖，其复方煎液中多糖含量较高，并含有 8 种人体必需氨基酸；还含有多种微量元素，尤以 Zn、Fe 含量较高，Mn、Cu、Sr 次之；此外，煎液中还含有皂苷、植物甾醇三萜类、内酯、香豆素及黄酮类化合物等。以一贯煎给小鼠灌胃，能提高机体组织中超氧化物歧化酶（SOD）活力，降低过氧化脂质（LPO）含量，拮抗 CCl_4 诱发的阴虚肝损伤，改善阴虚症状，这与一贯煎含有的多糖能清除自由基，防止细胞生物膜过氧化，有益于组织、细胞抗损伤的功能有关。一贯煎能增强巨噬细胞吞噬功能、补充和调节微量元素、抗疲劳、耐缺氧、镇静、镇痛、抗菌、抗炎等等。

此外，围绝经期综合征严重程度可因人而异，临床表现多样，轻重不一，常被病人及家属忽视，致症状明显难以自行过渡才会求医，这使围绝经期女性生活质量深受影响。故当女性到此生理阶段时，社会及家庭都应给予其更多的理解与帮助；同时患者自身亦要积极调畅情志，劳逸结合，使身体能较快而顺利地适应更年期的转变，若无法适应，应积极寻求医学帮助，而中医药有着显著的临床疗效，是治疗此疾病的重要方法。

三、黄褐斑

典型病案

杜某某，女，36 岁，2018 年 10 月 12 日初诊。主诉：双侧颧部及前额出现点状及斑片状黄褐斑，时有胸闷、情绪烦躁、喜叹息，心悸，倦怠，时有头晕，睡眠欠安，月经周期时有延长，经色暗淡，经前乳房胀痛。舌质暗淡，苔薄，脉弦细。曾服用逍遥丸无明显效果，故来求治。

中医诊断：黄褐斑（肝郁气滞，脾虚血虚证）。
中医治法：行气解郁，养血活血。

中医处方: 选用柴胡疏肝散合当归补血汤加减。

柴胡 10 g	白芍 10 g	枳壳 12 g	陈皮 12 g
香附 12 g	川芎 12 g	熟地黄 15 g	炙黄芪 30 g
当归 15 g	炙甘草 5 g	桂枝 6 g	益母草 20 g

14 剂,每日 1 剂,水煎服,分早晚饭后服用。

二诊: 2018 年 10 月 26 日。患者面部黄褐斑无明显好转,但情绪略有好转,胸闷、心悸等症亦减,仍感精力不济,睡眠难安,舌脉同前。

处方: 原方中加用酸枣仁 30 g、远志 15 g。

14 剂,煎服法同前。

三诊: 2018 年 11 月 10 日。患者颧部片状黄褐斑有局部转淡,面部有光泽,表情有喜色,无胸闷、心悸等症,感精力较前好转,睡眠改善,舌淡苔薄白,脉弦有力。

处方: 上方再服 30 剂,煎服法同前。

1 个月后随访,黄褐斑明显转淡,诸症减轻。治疗 3 个疗程后患者面部色斑渐淡,随访半年未复发。

按语: 根据本例患者主证,辨证为肝郁脾虚证。黄褐斑的发生首责于肝,肝主疏泄,主藏血,喜条达而恶抑郁。《普济方》曰:"面尘脱色,是主肝。"由于情志抑郁,肝气郁结,肝失疏泄使气血瘀滞,颜面气血不和而形成黄褐斑。有研究表明,抑郁和焦虑是黄褐斑患者的主要情志障碍,在黄褐斑病变过程中起着重要的作用。脾为后天之本,为气血生化之源,主运化,脾虚则气血生化乏源,加之失于运化则造成机体水津吸收、疏布障碍,造成湿浊壅滞;又情志抑郁,肝气郁结可克脾土,导致脾胃虚弱,气血生化乏源,又运化失司,使气血不能上荣于面部而出现黄褐斑。治法选用柴胡疏肝散和当归养血汤加减,方证相合,故见较好的疗效。方中柴胡、枳壳、陈皮、香附疏肝理气;川芎理气活血,为血中之气药;桂枝、炒白芍活血调营卫;炙黄芪、熟地黄、当归益气养血;益母草、当归、香附调经活血;酸枣仁、远志养心安神;炙甘草调和诸药。机体气血充足调畅,心神安宁,各种肝郁脾虚证候亦解除,则面部色斑自退,气色红润有光泽。

典型病案

丁某某,女,48 岁,2018 年 3 月 9 日初诊。面部黄褐色斑片如尘土 3 年,逐渐加重。刻下:眼周及颧部黄褐色斑片状,色深黧黑,腰膝酸软,头晕耳鸣,疲乏无力,月经 2 个月未至,时有烦躁,睡眠欠安,大便 2~3 日 1 行,唇色暗淡,舌质暗淡胖,脉沉细。曾服用多维元素及维生素 E,外购多种祛斑霜,均无效。

中医诊断: 黄褐斑(肝肾亏虚,瘀血阻络证)。

中医治法：补肝肾，益精血。

中医处方：六味地黄丸合二至丸加味。

熟地黄 15 g	山萸肉 12 g	山药 30 g	牡丹皮 15 g
白茯苓 15 g	泽泻 15 g	墨旱莲 15 g	女贞子 15 g
白芍 15 g	白薇 15 g	葛根 15 g	川芎 12 g
红花 12 g	香附 15 g	川牛膝 15 g	

15 剂，每日 1 剂，水煎服，分早晚 2 次服用。

二诊：2018 年 3 月 24 日。患者黄褐斑无明显好转，腰膝酸软、头晕耳鸣、疲乏无力减轻，大便 2 日 1 次，质干，睡眠仍不佳，舌脉同前。

处方：原方去泽泻，加当归 15 g，酸枣仁 25 g。

15 剂，每日 1 剂，水煎服，早晚饭后服用。

三诊：2018 年 4 月 8 日。患者眼周黄褐斑颜色转淡，总体面色有光泽，大便基本每天 1 次，睡眠好转，诸症减轻。4 月 3 日月经再次来潮，色量较前好转。

处方：上方再服 20 剂，煎服法同前。1 月后随访，颧部及眼周黄褐斑均明显减轻。

按语：患者年近 5 旬，腰膝酸软，头晕耳鸣，疲乏无力，月经 2 个月未至，时有烦躁，睡眠欠安，大便 2～3 日 1 行，唇色暗淡，舌质暗淡胖，脉沉细，一派肝肾亏虚证候，加之面色黄褐斑，面色黧黑暗淡，舌暗淡等，伴有瘀血证候的存在。所以该患者虚实夹杂，肾精亏虚，天癸将竭，肝肾同源，肝血不足，不能上荣于面；瘀血阻络，面部肌肤不得血荣养。治疗补益肝肾治本，活血化瘀治标，使得精血充足，血脉通达，肌肤得以充养，则黄褐斑减退。"六味地黄丸"合"二至丸"补肾益精，葛根、川芎、红花、香附、川牛膝活血通络，当归养血活血，调经通便。

黄褐斑是一种面部色素沉着性皮肤病，属于中医"黧黑斑""面尘""黄褐斑"等范畴，民间又称"蝴蝶斑"，特点为颜面部出现面积大小不等的浅褐色至深褐色的色素斑片，一般呈对称性分布在额部、眼周围、颧颊部、鼻旁和口唇周围，边缘多清楚，表面光滑，无鳞屑，无自觉症状，阳光照射颜色会加深。随着年龄的增长，病情会加重，并且大多数患者伴有不同程度的月经失调、失眠等内分泌及植物神经功能紊乱症状，给患者带来诸多烦恼与痛苦。

现在中医学家多认为本病责之于肝、脾、肾脏腑功能失调。五脏六腑之精气充盈，气血运行通畅，则能上荣于面；五脏六腑功能失调，气血运行不畅，则面部晦暗枯槁，或生黑斑，"有诸内必形诸外"。若肝失疏泄，肝气郁结，气滞血瘀，络脉瘀滞于面部；或脾胃运化失调，气血津液生成不足，则面部肌肤失于濡养；肾精亏虚，肾之本色外显，均可引起面部黧黑斑。本病以女性患者居多，而"女子以肝为先天"，清代《医宗金鉴·外科心法》曾指出："黧黑如尘久始暗，原于忧思抑郁成。"肝气不疏、气滞血瘀，或气郁血虚，肌肤失养，均可引起黄褐斑。故治疗多强调疏肝解郁、调畅情志;除用药物调畅情志外,更应进行心理上的疏导。脾虚则气血生化不足,气血虚弱不能上荣于面;加之脾虚水湿吸收、传输、布散失常,湿浊壅阻于脏腑经络,阻滞气机,使气血不能上荣面部而致色斑沉积。肾为先天之本,如肾阴亏损,精不化血,精不化气,则精血、肾气不足,精血亏虚,头面失荣;或阴不制阳,虚火上炎,熏灼面部,血热滞结亦发生黄褐斑。正如《外科正宗》所载:"黧黑斑者,水亏不能制火,血弱不能华肉,以致火燥结成斑黑,色枯不泽。"

因此,黄褐斑的发病与肝的疏泄、脾的健运、肾的藏精气化功能密切相关,即肝、脾、肾功能失调。情志失调,肝气郁结,由气滞而致血瘀;脾虚气弱,血失推动也可致瘀;脾虚津液失运,痰湿蕴结;肾虚火燥,血热滞结也可成瘀。气滞、血瘀、痰湿有形之邪,盘结交错,使气血更不能上荣面部而致斑。气滞、血瘀、痰湿既是肝、脾、肾功能不调的病理产物,又是致病因素。因此,肝、脾、肾三脏功能失调为本,气滞、血瘀、痰湿为标是导致本病发生的病机关键。临床常见在年轻患者中,以肝郁气滞血瘀证候多见,中老年人中,以肝肾虚弱,夹有肝郁多见。

临床治疗黄褐斑,常用的柴胡、川芎、牡丹皮、女贞子、郁金等具有增强 SOD 活性,清除自由基,抗脂质过氧化,降低血液黏度,扩张血管,改善血流等作用;当归的使用频率较高,其主要成分阿魏酸可以抑制垂体分泌黄体生成素和催乳素,拮抗促性腺激素释放,抑制酪氨酸酶活性,从而防止酪氨酸氧化形成黑色素;山茱萸所含的鞣酸能抑制脂质过氧化,具有较强的抗氧化作用;珍珠含有多种氨基酸,对皮肤有很好的营养、滋润作用。因此,在黄褐斑的治疗过程中,以中医辨证、辨病治疗为基础,心态情绪调整为辅,还需要饮食调摄、防晒。

四、多汗症

典型病案

陈某某,男,28 岁,2019 年 10 月 7 日初诊。全身汗出粘腻,紧张焦虑时汗出如沐浴,形体肥胖,倦怠乏力,皮肤油腻,面部有痤疮,大便溏,日行 3 次,呼吸粗促,口苦口臭,舌胖大,苔黄腻,脉弦滑。患者为一私企老板,饮酒应酬较多。就诊西医院,做过多种化验检查,均无异常,曾自服玉屏风颗粒 2 周,无效。

中医诊断:多汗症(脾虚湿热,肝郁化火证)。
中医治法:健脾化湿,解郁清肝。
中医处方:黄连温胆汤合柴胡疏肝散加减。

黄连 10 g	姜竹茹 15 g	法半夏 12 g	郁金 15 g
茯苓 15 g	陈皮 12 g	蒲公英 20 g	柴胡 12 g

黄芩 12 g　　　麻黄根 30 g　　　桑叶 20 g　　　　煅牡蛎 20 g
炒薏仁 15 g　　　炒白术 15 g

10 剂,制复方颗粒剂,每日 1 剂,温水 200 mL 冲服,早晚各 1 次。

二诊:患者诉汗出减轻,但紧张时汗出仍明显,口苦口臭好转,面部痤疮减轻,大便每日 2 次,便溏黏腻,舌胖大苔黄薄腻,脉滑。

处方:原方加草豆蔻 12 g、夏枯草 12 g、麻黄根减至 20 g、黄连减至 8 g。10 剂,服法同前。

三诊:患者汗出明显减轻,大便 1～2 次/日,渐成型,无口干口臭,倦怠乏力好转,面部无新发痤疮,体重减轻 2 kg。舌胖大,苔薄白,脉弦。

按语:患者长期饮食不节,膏粱厚味,致脾失健运,津液输布障碍,湿邪内阻,郁久化热而成湿热,湿热熏蒸津液,迫津外出为汗。湿热汗出多以汗出黏滞不爽,伴肢体困倦,形体肥胖,倦怠乏力,皮肤油腻,面部有痤疮,大便溏,口苦口臭,舌胖大苔黄腻,脉弦滑。朱丹溪《格致余论》云:"司疏泄者肝也。"肝疏泄功能正常,气机调顺,津液输布正常,则汗泄有度。肝郁气滞,气机失常,津液输布障碍;抑或肝郁化火,燔灼津液,则汗出无度。患者工作压力大,所愿不遂,肝气郁结,郁而化火,火邪迫津液外泄,致汗出增多,口苦咽干,烦躁易怒,胸闷胁胀。脾虚生湿,湿蕴化热;肝郁化火,火热迫津外泄,为该患者的病机。方选用黄连温胆汤合柴胡疏肝散加收敛固涩止汗之品。黄连温胆汤出自唐代名医孙思邈的《备急千金要方》,本方健脾化湿清热,除烦安神;柴胡疏肝散疏肝解郁;加用麻黄根、桑叶、煅牡蛎收敛、固涩、止汗治其标,药证相合,获良效。

典型病案

章某某,女,68 岁,2018 年 11 月 5 日初诊。冠心病 PCI 术后 1 月后,多汗,恶风畏寒,乏力,动则加剧,口干欲饮,心悸时发,无胸痛胸闷,情绪抑郁不舒。小便调,大便稀,日行 2～3 次,睡眠欠安。查体:形体胖,舌质暗淡胖,有齿痕,苔白腻,脉细弦。

中医诊断:多汗症(阳气不固、营卫不调证)。
中医治法:温补阳气、调和营卫、收敛固涩止汗。
中医处方:桂枝加龙骨牡蛎汤加味。

桂枝 6 g　　　生龙骨(先煎)30 g　　生牡蛎(先煎)30 g　　肉桂 6 g
柴胡 9 g　　　白芍 15 g　　　　生晒参 10 g　　　　制附片(先煎)9 g
炙甘草 8 g　　防风 10 g　　　　生姜 5 片　　　　大枣 5 枚

7 剂,每日 1 剂,水煎服,分早晚饭后服用。

二诊：2018 年 11 月 12 日。患者服药后汗出、恶风减轻，心悸偶发，伴胸闷、夜间易醒，腹胀纳差，便溏，每日 2～3 次，舌淡暗胖有齿痕，苔白微腻，脉细弦。

处方：上方去肉桂，改生龙骨、生牡蛎为煅龙骨、煅牡蛎，加碧桃干 15 g、建曲 15 g、肉豆蔻 12 g，加强收敛固涩止汗，和胃涩肠止泻。

14 剂，煎服法同前。

三诊：2018 年 11 月 26 日。患者多汗、恶风好转，心悸偶发，纳眠可，大便成形，日 1～2 次。舌质淡暗，苔薄白。

处方：上方去白芍、柴胡，加川牛膝 15 g、川芎 10 g，加强活血化瘀之力，以助津液阳气的运行。

14 剂，煎服法同前。半月后电话随访，患者恶风、畏寒症状减轻，活动后微汗出，心悸明显好转，纳眠可，二便调，舌质淡暗，苔薄白，脉细。上方可继服 10 剂。

按语：《素问·痹论》云："阳气少，阴气盛……故汗出而濡也。"张志聪亦云："天之阳邪，伤人阳气，阳气外泄，故汗出也。"故汗证的关键病机在于阴阳失调。体表之阳气盛，则腠理固密，若体表阳虚或肺失宣降，腠理开张，则发为阳虚自汗。本患者为冠心病行 PCI 术后，冠心病归属于中医"胸痹"范畴，基本病机为"阳微阴弦"，胸阳不振，瘀血痰饮闭阻心脉。阳虚则营阴不能内守，《景岳全书·汗证》云："汗发于阴而出于阳，此其根本则由阴中之营气，而其启闭则由阳中之卫气。"卫阳不固，腠理不密，营卫失和，"阳虚阴不内守"，汗为心之液，长时间多汗必然会导致心液耗损，津能载气，气随津脱，故见乏力、心悸、胸闷。选用桂枝加龙骨牡蛎汤温补心阳、调和营卫。方中桂枝配白芍，一散一收，以收为主，故重用白芍倍于桂枝，合用调和营卫，桂枝又有温通心阳的作用，"汗为心之液"，心阳得温，阳不虚阴自能内守，有助于汗液的收敛；桂枝、甘草辛甘化阳，振奋心阳；龙骨、牡蛎，涩可固脱，潜阳敛阴，收敛除烦安神；方中芍药、甘草酸甘化阴，寓"补阴求阳"之义；生晒参、肉桂、制附片益气温补肾阳治其本。柴胡配白芍疏肝解郁，缓解其抑郁情绪，白芍敛阴止汗，又能防防风辛散、祛风解表，胜湿止痛，缓解其恶风等症状。全方酸、苦、甘、辛、咸并用，相辅相成，使在内之虚阳得补，在外之营卫调和，则汗液自止。

多汗症是指机体自发性、慢性汗出过度的疾病。《素问·阴阳别论》中云："阳加于阴谓之汗。"阳即阳气，阴指营血津液，说明汗出异常的根本原因是阴阳失调，这是关于汗证机理最早的描述。但临床不可拘泥于阳虚自汗，阴虚盗汗之说。《景岳全书·汗证》云："自汗盗汗亦有阴阳之证，不得谓自汗必属阳虚，盗汗必属阴虚也。"《杂病广要》曰"诸阳主表，在于肌腠之间。若阳气偏虚，则津液发泄，故为汗。"故汗证者，必须通过四诊合参，辨证论治。

现代中医药学者认为，汗出异常为津液代谢障碍，津液运行与肺、脾、肾及肝的异常密切相关。因此，常从以下方面论治。

（1）补肺健脾，清热化湿，固表止汗

肺主气合皮毛，主宣发肃降，宣发卫气以充养肌肉、腠理，通过调节汗孔的开阖，来控制汗液的排泄，汗孔开而不阖，则汗出增多。正如《灵枢·本脏》中言："卫气者，所以温分肉，充皮肤，肥腠理，司开阖者也。"表虚汗出多以汗多、动则尤甚、乏力、易外感六淫之邪等为主证，选用玉屏风散加减健脾补肺，固表止汗。脾主运化水谷精微，脾属土，肺属金，土能生金，肺的宣降气机功能需要脾化生的水谷精微的充养。脾运化正常，肺气充足，腠理致密，阴液固摄，汗出则止。倘若脾运化功能失常，肺失滋养，肺气不足，腠理不固，汗出增多。或是由于脾失健运，湿邪内阻，郁久化热而成湿热，湿热熏蒸津液，炼液而为汗。湿热汗出多以汗出黏滞不爽、肢体困倦、身热不扬、口黏、纳谷不香等为主证，以清热利湿，收敛止汗为治则，选用二陈汤、温胆汤等。

（2）泻火坚阴，温补心阳，固表止汗

《素问》云："阴在内，阳之守也；阳在外，阴之使也。"阴平阳秘则津液内守，若阴虚不能制阳，阳气熏蒸阴液，逼津外泄则汗出。多以汗多且夜间明显、口干欲饮、手足心热、腰酸等为主证，以当归六黄汤为基础方，养阴清热，泻火敛汗；"阳虚阴不内守"，阳虚不能固表，汗为心之液，津能载气，气随津脱，故见心悸、汗出、乏力，常选用桂枝加龙骨牡蛎汤温补心阳、调和营卫。

（3）解郁清肝，泻火敛汗

朱丹溪《格致余论》云："司疏泄者肝也。"肝疏泄功能正常，气机调顺，津液输布正常，则汗泄有度。肝郁气滞，气机失常，津液输布障碍；抑或肝郁化火，燔灼津液，则汗出无度。多以口苦咽干、心烦喜呕、急躁易怒、胸闷胁胀等为主证，选用丹栀逍遥散加减疏肝解郁，泻火敛阴。

（4）活血化瘀，通络止汗

汗证久治不愈，可从血瘀入手。瘀血内阻，经脉瘀滞，血行不畅，津液妄行，外泄肌腠则汗出，多伴肌肤甲错、舌暗有瘀斑、脉涩滞等为主证，以血府逐瘀汤加减活血化瘀，通络止汗。顽固性汗证多因血瘀气滞，津液输布障碍，汗孔开阖失司，临证多以活血化瘀法论治，用血府逐瘀汤随症加减。

综上所述，中医治疗多汗症多审证求因，辨证论治，表虚者当固表，阴虚者当养阴，阳虚者当补阳，湿热者当清热利湿，郁火者当清肝泻火，血瘀者当活血化瘀，标本同治。

五、口干症

钱某某，男，76岁，2017年12月3日初诊。口干咽燥2年余，加重3月。现频频饮水难以缓解，夜间常常口渴难耐，严重时有咽痛而易醒，双目干涩、视物模糊,乏力,五心烦热,盗汗,饮食尚可,大便不成形,日行三四次,小便灼热感。舌干红、无苔,脉弦细。曾在多家医院做过多种检查,排除干燥综合征。有牙龈炎,牙龈时有出血,其他均无异常。

中医诊断:口干症(肝肾阴虚,津液亏虚证)。

中医治法:滋养肝肾、养阴清热。

中医处方:

熟地黄15 g	山茱萸12 g	白芍20 g	北沙参20 g
麦冬15 g	女贞子15 g	石斛15 g	仙鹤草25 g
酸枣仁25 g	肉桂5 g	黄连3 g	玄参15 g
黄柏12 g	竹茹10 g	炙甘草5 g	

10剂,每日1剂,水煎服,早晚餐后各服1次。

二诊:2017年12月13日。药后口干咽燥减轻。睡眠好转,但多梦、头晕、盗汗。舌红少津、苔薄白,脉弦细。

处方:前方去酸枣仁、竹茹,加乌梅10 g、山茱萸12 g。

14剂,煎服法同前。

三诊:2017年12月28日。口干明显减轻,仍有双目干涩,视物模糊。夜寐改善,二便尚调。舌质红、苔少,脉细弦数。

处方:上方加枸杞子15 g、谷精草15 g。

14剂,煎服法同前。

四诊:2018年1月11日。服上药后口干、眼干明显缓解,纳寐可,二便调。患者继用上方30剂治疗,病情渐稳定。2018年2月15日复诊,查其舌脉如常人,停药观察半年未复发。

按语:本例患者为七旬老人,年老体虚,体质处于肝肾亏虚,阴精渐衰之中。肾主藏精,为水火之脏,与肝有水木相生、互化的同源关系;若肾精不足,水不涵木,肝火过旺,耗伤津液,无以输布,口目失去濡养,出现肝肾精血两亏之证,可逐渐累及它脏。肾阴不足,不能上济于心,神无所寄,心火内动,扰动心神,则心烦躁扰不宁,惊惕多梦;舌为心之苗,津液不足,无以上承,则唇舌干燥。因此,肝肾阴虚,精血津液匮乏,口眼孔窍、脏腑、肌肤失去濡养,津液不能上乘而成口干、眼干、肌肤干燥等症。药用熟地、山茱萸、白芍、女贞子滋补肝肾,滋养化源为主,兼顾养阴清热;北沙参、麦冬、石斛、乌梅、玄参、黄柏养阴生津清热,酸甘敛阴;酸枣仁养心安神。至三诊,患者口干明显改善,仍有双目干涩,视物模糊,故加谷精草、枸杞子,性味甘平,归肝、肾经,具有滋补肝肾、益精明目之功;谷精草性味辛甘平,有祛风散热、明目之功,两者相配,养阴清肝明目,对改善眼干甚有疗效。黄连、肉桂,交通心肾,改善睡眠;肉桂在众多的养阴药中,起到阳中求阴的作用。

总之,该患者是以肝肾阴虚,气血津液亏虚,不能濡养孔窍、肌肤、脏腑、筋脉为病机。患者饮食宜甘凉滋润,多进食滋阴清热生津之品;情绪宜保持稳定,动怒引发肝火则更伤津液。

典型病案

季某某,男,63岁,2018年4月15日初诊。口干口苦咽燥1年余,近3月加重。口腔黏膜干糙如有砂砾感,夜间明显,频繁漱水但少咽,且喜凉饮,胸闷气短,神疲乏力懒言,纳差,大便干结2~3日1行,唇淡,舌暗有瘀斑少津,舌下静脉曲张,苔黄腻,脉弦滑。患者形体肥胖,高血压病史15年,脂肪肝8年,一直服用降压药物治疗,目前血压正常。头颅CT结果:多发性脑梗死。

中医诊断:口干症(湿热瘀血阻络证)。

中医治法:健脾化湿热,化瘀通络。

中医处方:四妙丸合四物汤加减。

苍术12 g	法半夏10 g	黄柏12 g	薏苡仁15 g
川牛膝12 g	当归15 g	川芎12 g	白芍15 g
火麻仁15 g	丹参12 g	牡丹皮12 g	茵陈20 g
车前子^(包煎)15 g	泽泻15 g		

14剂,每日1剂,水煎服,分早晚饭后服用。

二诊:2018年4月29日。口干咽燥,夜间稍好转,大便1~2天1行,胸闷气短,神疲乏力懒言减轻,舌有瘀斑,舌下静脉曲张,苔薄腻,脉弦滑。

处方:原方去当归,加莪术15 g,加强活血化瘀之力。

14剂,煎服法同前。

三诊:2018年5月13日。口干咽燥好转,夜间无口干漱水,大便1天1行,胸闷、神疲乏力懒言减轻,无气短,唇黯、舌有瘀斑,舌下静脉曲张减轻,苔薄白,脉弦。

处方:原方去苍术、法半夏,加升麻10 g、葛根20 g。

15剂,煎服法同前。半月后电话随访,患者口干明显改善,其他诸症亦好转。

按语:本案根据患者病史,舌脉的情况,辨证为湿热瘀血阻络证。患者肥胖,"肥人多痰湿",痰湿化热,蕴阻中焦,脾胃运化失调,见口干口苦,纳差,大便干结2~3日1行,唇淡,胸闷气短,神疲乏力懒言,频繁漱水少咽,且喜凉饮。治宜健脾化湿,清热通络,选用四妙丸,加半夏、茵陈、车前子,燥湿利湿,使湿有去处,湿去气机自利,津液得以上乘,口干缓解;瘀血阻络,津液不能上乘,故见口干舌燥,且夜间明显,但欲漱水少咽。《金匮要略》最早提出了瘀血致口干的机理:"病人胸满,唇痿血。"《血证论》亦曰"有瘀血,则气为血阻,不得上升,水津因不得随气上升""内有瘀血,故气不得通,不能载水津上升""瘀去则不渴",揭示了瘀血内停、气机受阻、水津不布是瘀血致口干的病机所在。治当活血祛瘀,瘀去血活,津液才能正常布散,津得上濡,则口干自除。药用四物汤,加用川牛膝、莪术、丹参、丹皮,加强活血化瘀之力;川芎行气活血,助瘀血、湿热之邪的消除。

现代药理学研究表明活血化瘀药可促进新陈代谢,改善患者微循环障碍,改善口腔血液循环,从而减轻瘀血,缓解口干症状。三诊时加葛根,升津通络,引津液上乘,口干自解。因此,痰湿瘀血阻络、气血津液运行不畅、津液不能上乘是其关键病机,而不是体内缺乏津液。痰湿除、瘀血去,气血津液输布正常,口舌得津液滋润,口干自然缓解。

口干症是一种临床常见症状,因唾液分泌减少而引起口腔干燥的状态或感觉,大多数是全身许多疾病的合并证或药物副作用导致的。其患病率约为5.5%~46%,且随年龄增长而有所增加,在65岁以上的老年人群中,口干症患者的比率可升至30%~40%,严重影响着患者的生活质量。

中医学把口干症归为中医"燥症"的范畴,燥症主要分实证和虚证两大类。实证乃燥热伤津(分外燥、内燥),虚证则为阴虚致燥,脾肺肝肾功能失调为其主要病机。《素问·经脉别论篇》"饮入于胃,游溢精气,上输于脾,脾气散精,上归于肺,通调水道,下输膀胱,水精四布,五经并行,合于四时五脏阴阳,揆度以为常也",对津液的输布及其在人体的生理功能作了详细的论述。脾主运化,为气血生化之源,津液的生成来源于水谷精微,有赖于脾的运化。若脾气亏虚,影响津液生成,导致涎液分泌量少,则出现口干舌燥;脾虚津液运化失常,聚为痰湿,阻碍气机,津液不能正常输布,不能上乘于口舌,亦致口干舌燥。肺主气,主宣发肃降,喜润恶燥,肺虚宣发失司,通调水道功能失调,可致口干。肝主疏泄,调畅气机,有调节机体血液与津液的运行输布的作用。《素问·逆调论》曰:"肾者水藏,主津液。"肾主水,具有藏精和调节水液的功能。肝肾阴虚,虚火上炎,火灼津液,也可导致口干舌燥。肺脾肝肾脏腑功能失调,一方面致气血津液化生不足,不能濡养口舌眼目等;另一方面,致津液运化失职,气滞、痰湿、瘀血、痰浊瘀热等病理产物的发生,阻碍津液的输布上乘。所以常见本虚标实、虚实夹杂的复杂病机。因此,从调理肺脾肝肾四脏入手,方法包括滋养肝肾、疏肝健脾、滋养肺胃治其本;理气、化痰、活血、化湿清热治其标。

王学函

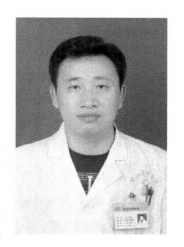

医家小传

王学函,男,1974年出生于安徽霍山。霍山县中医院副主任中医师,首届霍山县名中医。目前任安徽省中西医结合内分泌学会委员,六安市内分泌学会常委。

1998年毕业于安徽中医学院中医专业。此后一直在霍山县中医院从事内科临床工作。在中医诊治糖尿病和脾胃病的治疗方面积累了丰富的临床经验。

临证经验

一、不寐病

典型病案

谭某某,女,48岁,2019年4月2日初诊。以"失眠多梦近半年,伴嗳气2周"为主诉。患者近半年来,因工作不顺心,加之家庭琐事缠身,渐出现夜间难以入睡,或入睡后多梦易醒。期间也服用过西药,因惧怕"安定"副作用,不敢常服,症状渐加重。伴嗳气频频,多虑善忘,纳差神疲,大便不畅。查体:HR 80次/分,BP120/75 mmHg,神疲,心肺听诊无异常。腹软,稍膨,肝脾肋下未及,扣之如鼓,双下肢无水肿。舌偏红,苔白稍腻,脉弦细。刻下纳差,大便干结,小便稍黄。辅助检查:腹部超声无异常。

西医诊断:失眠。

中医诊断:不寐(肝郁血虚证)。

中医治法:疏肝健脾,养血安神。

中医处方:

柴胡10 g	白芍15 g	当归15 g	茯苓15 g
炙甘草10 g	炒白术15 g	薄荷(后下)6 g	代赭石(先煎)30 g
灶丹皮15 g	绿萼梅10 g	酸枣仁20 g	柏子仁15 g
火麻仁15 g			

7剂,每日1剂,水煎服,午后和临睡前各服1次。

嘱调畅情志,睡前温热水足浴。

二诊:患者服药1周后,夜间睡眠时间延长,精神好转,小便正常,大便转畅,仍有嗳气腹胀,舌稍红,苔白,脉弦。

处方:上方去麻仁,加建曲15 g、香附10 g、丁香10 g。

7剂,服法同前。

三诊:以上诸症均好转,守方微调,至月余而愈。

典型病案

郑某某,女,42岁,2018年12月3日初诊。以"失眠1月余,伴口苦心烦1周"为主诉。患者1月前,因揪心于孩子学习,夜不成寐。加之平素喜食火锅,症状渐加重,夜寐不宁,动则惊醒,伴口苦心烦,急躁易怒。刻下头重,纳呆,胸膈不畅,小便黄,大便滞。查体:HR 92次/分,BP135/82 mmHg,神疲,心肺听诊无异常。腹软,稍膨,肝脾肋下未及,墨菲氏征(-),双下肢无水肿。舌红,苔黄腻,脉滑数。

辅助检查:腹部超声:胆囊结晶。

西医诊断:失眠。

中医诊断:不寐(胆热上扰证)。

中医治法:清热泄胆,养心安神。

中医处方:

黄连6 g	清半夏10 g	天竺黄10 g	陈皮15 g
茯神15 g	生甘草10 g	胆南星8 g	珍珠母(先煎)30 g
煅磁石(先煎)30 g	鸡内金15 g	柏子仁15 g	菊花10 g
丹参15 g			

7剂,每日1剂,水煎服,午后和临睡前各服1次。

嘱调畅情志,清淡饮食,睡前温热水足浴。

二诊:患者服药一周后,睡眠质量改善,最长能睡2～3小时,头目清醒,仍有心烦、胸膈不畅。舌红,苔黄偏腻,脉弦滑。

处方:上方去菊花,加石菖蒲15 g、枳实8 g。

7剂,水煎服,每日1剂,午后和临睡前各服1次。

三诊:睡眠改善明显,纳食增加,稍有心烦口干,上方去黄连、胆南星,服7剂而愈。

按语:不寐病主要由于脏腑阴阳失调,气血不和,所以要重视调治所病脏腑及其气血阴阳。而不寐的关键在于心神不安,故镇静安神类药物是治疗的必备用药。

同时,由于现代生活方式的改变导致很多患者精神压力增大,精神治疗、条畅情志、疏肝解郁,在治疗中有重要作用。

二、便秘

典型病案

　　患者陈某,男,59岁,以"反复便秘1年余,加重伴腹痛3天"为主诉。症见大便干结难解,腹中胀满,口干口臭,面红身热,心烦不安,多汗,小便短赤,舌质红,苔黄燥,脉滑数。

辅助检查:腹部平片:腹部可见较多积气积粪,散在小液平。

西医诊断:不完全性肠梗阻。

中医诊断:便秘(肠胃积热证)。

中医治法:泻热导滞,润肠通便。

中医处方:　厚朴25 g　　　菜菔子25 g　　　枳实15 g　桃仁9 g

　　　　　　　赤芍15 g　　　生大黄^(后下)15 g　　杏杏仁^(后下)12 g

　　　　　　　白芍12 g　　　蜂蜜^(冲服)20 g　　　芒硝^(研末冲服)9 g

1剂,水煎,尽服。

　　二诊:服药后,矢气增多,下燥粪数枚,仍有腹痛、腹胀,舌红苔燥。因热病耗损津液,液涸肠燥,传导失司,《温病条辨》所谓"液干多而热结少",水不足以行舟,而结粪难下者,则不可再用承气汤重竭其津,当加用增液润燥之法。方用增液承气汤加减。

处方:　玄参30 g　　　　麦冬24 g　　　生地黄24 g　　　枳实15 g

　　　　　厚朴15 g　　　　大黄^(后下)15 g　　芒硝^(研末冲服)10 g

1剂,自煎,温服后,大便解。

典型病案

　　患者周某,女,17岁,2019年4月3日初诊。以"反复便秘1月余,加重伴腹胀4天"为主诉。患者目前为高三学生,久坐少动,加之学习压力较大,近一月来大便干结难下,常2~3日不解,时有胸闷腹胀,嗳气频发。近4天大便未解,刻下腹胀纳差,胸膈满闷,夜寐差。查体:HR 65次/分,律不齐。腹稍膨,肠鸣音弱,未扪及肠型。舌红,苔白腻,脉沉。

　　辅助检查:腹部平片:肠腔可见较多积气积粪。

西医诊断：习惯性便秘。

中医诊断：便秘（气秘）。

中医治法：疏调气机，降气通便。

中医处方：紫苏梗 10 g   杏杏仁 10 g   全瓜蒌 30 g   枳壳 10 g

              郁金 10 g   木香 10 g   旋覆花^(包煎) 10 g   火麻仁 15 g

5 剂，每日 1 剂，水煎服，蜂蜜调服，1 日 3 次。嘱放松心情，多饮水，多食蔬菜水果，适当运动。

服药第 2 日，解较多硬粪，腹胀缓解，继服前方，药不尽剂而愈。

按语：便秘一病，治疗上当重通便，但通便之法不能概用硝黄类攻下，需时时注意顾护胃气和阴液，同时注意条畅气机。当如《证治汇补》所云："如少阴不得大便，以辛润之，太阴不得大便，以苦泄之。阳结者散之，阴结者温之，气滞者疏导之，津少者滋润之。大抵以养血清热为先，急攻通下为次。"

付国春

医家小传

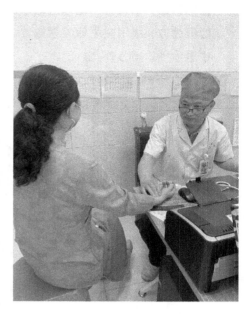

付国春，男，1969年2月出生于蚌埠市。蚌埠市中医医院主任中医师，蚌埠市医学会内分泌分会副主委、肾病分会委员，安徽省中医药学会内分泌分会常委、肾病分会常委，安徽省健康服务业协会内分泌代谢健康分会委员，中华中医药学会肾病分会委员，中国中医药研究促进会内分泌分会委员。

曾主持安徽省卫生厅课题一项，获蚌埠市科技进步二等奖、安徽省中医药学会科技进步三等奖，发表文章20余篇，参编论著2部。

1993年毕业于安徽中医学院，在临床中，潜心于古典医籍的学习，向老中医请教，渐有些许心得。在内分泌领域，常用中药获效，临床中发现甲状腺功能减退患者，阴虚者亦不在少数，滋阴常可改善症状；更年期妇女常自汗出，痛苦不堪，用凉血活血法，时有覆杯而愈之效，古人常说效如桴鼓，亲见后，更可知此言不虚也。

> 方不在多，心契则灵；症不在难，意会则明；
> 知常达变，能神能明；人命至重，有贵千金。

临证经验

一、甲状腺功能减退症

典型病案

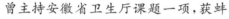

张某某，女，32岁，2018年3月3日初诊。反复心慌半年，加重10天。患者病情描述，曾有甲亢，经碘131治疗后，现甲减，每日服用优甲乐（具体不详），心慌、乏力、脱发，夜眠差，现舌质红，少苔，脉弦细，时有便秘，饮食尚可。

西医诊断：甲状腺功能减退症。

西医处方：服用左甲状腺素钠片，每天一次，每次 50 μg。

中医诊断：瘿劳（阴虚证）。

中医治法：滋阴安神。

中医处方：炙甘草 6 g　　　法半夏 10 g　　　麦冬 10 g　　　　白芍 10 g

　　　　　　五味子 6 g　　　玄参 10 g　　　煅牡蛎^{（先煎半小时）}9 g

　　　　　　远志 10 g　　　石菖蒲 10 g

7 剂，每日 1 剂，水煎 500 mL，每天两次，饭后半小时服用。

二诊：2018 年 3 月 10 日。患者诉服药后，诸症改善。

处方：原方继服 7 剂，水煎 500 mL，分两次，饭后半小时服用。

三诊：2018 年 3 月 17 日。患者诸症改善，现脱发较前缓解，夜眠改善，心慌、乏力亦有改善。舌质淡红，苔少，脉平，二便正常，饮食正常。

处方：党参 20 g　　　白术 10 g　　　茯苓 15 g　　　山药 15 g

　　　　芡实 15 g　　　黑豆 10 g　　　莲子肉 10 g　　　枸杞子 15 g

7 剂，每日 1 剂，水煎 500 mL，分两次，饭后半小时服用。

按语：祖国医学并无"甲状腺功能减退症"的病名，也尚无专属的对应病名，广义上属于中医学"瘿病"的范畴，如《诸病源候论·瘿候》提到"瘿者，由忧患气结所生"，即将其归为"瘿病"。现在学者大多根据其不同的临床症状作病名归属，如以精神萎靡、畏寒肢冷、性欲减退等为主的"虚损""虚劳"；以黏液性水肿为主的"水肿"；以记忆力衰减、呆滞为主的"痴呆"等。从临床情况来看，甲减的病因病机较为复杂，其病因多为先天禀赋不足，后天水土失宜、饮食不节、情志不遂、劳倦内伤、失治误治。其病机，认为阳气虚损是关键，累及肾脾心，兼有气滞、痰凝、血瘀。甲减病机之根本为肾阳虚，随着病情演变出现心肾阳虚、脾肾阳虚及阴阳两虚之证，而气滞、痰浊、瘀血则为其病之标。甲减病机主要归为：肾阳虚、脾肾阳虚、心肾阳虚、阳虚水泛、阴阳两虚、气滞痰瘀。治宜温阳为主，或暖脾阳，或温肾阳，或振奋心阳，并根据不同的病理实邪表现，兼以疏肝理气解郁、祛湿化痰、活血化瘀等。现患者从四诊来看，属于阴虚表现，不属于阳虚，予以滋阴、安神之品，诸症改善。处方以清末名医黄元御的地魄汤加减，炙甘草培中，半夏降逆，麦冬、白芍双清君相之火，半夏、五味子降摄肺胃之逆，玄参清金而益水，牡蛎敛神而藏精，远志、菖蒲交通心肾而安神。后以党参益气，白术、茯苓、山药健脾，芡实、黑豆、枸杞补肾，莲子清心而起到调理作用。

二、更年期综合征

典型病案

陆某某,女,49 岁,2018 年 5 月 6 日初诊。反复潮热、盗汗 9 月,加重 1 月。患者病情描述:月经不规律 10 个月,现每日时有潮热盗汗,夜尤甚,夜眠差,曾用谷维素治疗,无效,现舌质淡红,少薄黄,脉弦细,二便正常,饮食正常。

西医诊断:更年期综合征。

中医诊断:更年期综合征(阴虚血瘀证)。

中医治法:凉血活血。

中医处方:茜草 10 g   牡丹皮 10 g   丹参 10 g   白芍 15 g

                熟地 20 g   葛根 15 g   黄芩 9 g

7 剂,每日 1 剂,水煎 500 mL,分两次,饭后半小时服用。

二诊:2018 年 5 月 13 日。患者诉服药后,潮热盗汗明显缓解,夜眠有改善,舌质淡红,苔薄白,二便正常。

处方:上方去黄芩,加茯神 10 g。

7 剂,每日 1 剂,水煎 500 mL,分两次,饭后半小时服用。

三诊:2018 年 5 月 20 日。患者诸症改善,夜眠改善。舌质淡红,苔少,脉平,二便正常。

按语:更年期是每个女性的必经之路,每个女性都无法避免更年期的到来。中医经典《内经·素问》有云:"七七任脉虚,太冲脉衰少,天癸竭,地道不通,故形坏而无子也。"阐述的就是女性停经,步入更年期的阶段。女性更年期综合征是指女性在更年期出现的或轻或重的以植物神经紊乱为主的症候群。临床表现为月经周期紊乱、潮热、潮红、出汗及精神、神经症状。更年期综合征的症状表现轻重不一,因人而异,有的表现很轻,出现时间很短,不久即可渡过;有的则症状表现很重,时间也长,甚至于几年都未能渡过。轻者无需治疗,重者应当调理与治疗。时有汗出是大多数病人的表现,病人对此非常烦恼,在临床中以凉血活血法,每能获效。方中茜草、丹皮、丹参凉血活血,白芍敛阴,熟地滋阴,葛根生津舒津,黄芩清上焦之热,症状缓解后加茯神安神。

三、糖尿病胃轻瘫

典型病案

陈某某,男,56岁,2018年8月5日初诊。反复胃脘部不适3月。患者血糖控制尚好,时有胃脘部不适,食欲减退,饱胀感,反酸嗳气。曾做胃镜检查:浅表性胃炎。用过奥美拉唑、吗丁啉等,无效。时有腹胀、便秘。现舌质暗红,有瘀斑,苔薄白,脉弦细,时有便秘,小便正常。

西医诊断:糖尿病胃轻瘫。

中医诊断:胃痞(阳虚血瘀证)。

中医治法:温阳活血。

中医处方:桂枝10 g   茯苓15 g   炙甘草6 g   法半夏10 g
　　　　　　白芍15 g   干姜8 g   蒲黄^(包煎)10 g   五灵脂10 g

7剂,每日1剂,水煎500 mL,分两次,饭后半小时服用。

二诊:2018年8月12日。患者诉服药后,胃脘部不适症状明显缓解,近几日稍有便秘,舌质淡红,有瘀斑,苔薄白,饮食较前好转,睡眠佳,小便正常。

处方:上方加肉苁蓉12 g、火麻仁10 g。

7剂,每日1剂,水煎500 mL,分两次,饭后半小时服用。

三诊:2018年8月19日。患者诸症改善,嘱其适当运动。

按语:糖尿病胃轻瘫属中医学"痞满""胃缓""呕吐""积滞"范畴。《丹溪心法》曰:"有中气虚弱,不能运化精微为痞者;有饮食痰积,不能施化为痞者。"痞满是指胃脘部痞塞不通、胸膈满闷不舒、外无胀急之形、触之濡软、按之不痛的病证。呕吐是指胃失和降,气逆于上,迫使胃中的食物和水液等经口吐出,或仅有干呕恶心的一种病证。

本病病机为糖尿病迁延日久,气阴耗伤,脾胃受损,纳运无权,升降失和;兼有情志不畅,肝气不舒,横逆犯胃,受纳运化失常所致。本病以脾胃虚弱为本,气滞、湿阻、血瘀为标,为虚实夹杂之证。治疗该病例,以疏肝降逆、活血润肠之法,效果满意。方中桂枝疏肝,茯苓、甘草培中,半夏降逆,白芍敛阴,干姜温里,蒲黄和五灵脂活血化瘀,火麻仁润肠通便,诸药合用,诸症随手而解。

江正志

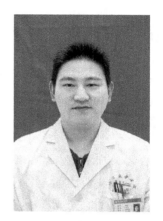

医家小传

  江正志,男,1980年出生于安徽省郎溪县,现工作于郎溪县中医院,副主任中医师,宣城市十佳医师。

  安徽中医药学会中医内分泌(糖尿病)学分会委员,宣城市医学会内分泌学分会常委。

  2003年7月从安徽中医学院中医学专业毕业后来到郎溪县中医院工作,跟随安徽省基层名中医温兴韬主任学习经方,以及中西医结合诊治内科常见病、多发病。现主要运用经方治疗内分泌科、呼吸内科、心血管内科、消化内科等内科常见病、多发病,擅于治疗糖尿病、肥胖、咳嗽、胃痞、胸痹心痛等。在糖尿病治疗上提出"糖尿病前期从肝论治、早期从肺论治、中期从脾胃论治、晚期从肾论治"的观点,在糖尿病及其并发症的防治上取得显著疗效。发表中医类文章5篇。

  秉承大医精诚的精神,时时为患者考虑,事事为患者考虑,在临床上注重宣教,首选非药物治疗,如要用药,则选择患者"简、便、效、廉"的治疗方案。为了方便患者就诊,常常深入农村,踏入老百姓的家门,为他们望舌切脉,辨证选药,并获得宣城市青年志愿者称号。

临证经验

一、肥胖病

典型病案

  张某,女,33岁,于2018年4月3日初诊。患者以体胖乏力欲寐1年余为主诉就诊。患者3年前生二胎后"坐月子"未能控制饮食,出现体重增加,多食易饥,乏力懒动,曾在外院查血糖、甲状腺功能、性激素等指标,均正常,使用西药出现肾功能减低而停药。后又至美容院通过减肥茶、中药外敷、针灸等治疗,体重下降不明显。经朋友介绍而来求诊。刻下症:口干不欲饮水,纳食一般,乏力懒动,胸闷,动则气喘,面色萎黄,大便稀,小便正常。血压116/70 mmHg,体胖,体重81 kg,BMI 30 kg/m²,心率60次/min,律齐,未闻及杂音,双肺正常,肝脾不大,腹膨隆。舌淡胖,边有齿痕,苔白腻微滑而不厚,脉细弱。

西医诊断：肥胖症。

中医诊断：肥胖（脾虚湿盛型）。

中医治法：健脾益气、温阳利湿。

中医处方：

党参 30 g	白术 30 g	茯苓 50 g	陈皮 10 g
白扁豆 20 g	薏苡仁 30 g	砂仁(后下) 6 g	桔梗 8 g
蜜甘草 9 g	莲子 10 g	黄芪 20 g	桂枝 20 g
泽泻 15 g	猪苓 15 g	生姜 10 g	大枣 12 g

5 剂，每日 1 剂，水煎服。

嘱清淡饮食，饮白开水，禁食肥甘厚味，特别是碳酸类饮料，每日散步 1 小时，可分成 3 次完成。

二诊：2018 年 4 月 9 日，患者上述方药服完后，体重下降 1.5 斤，口不渴，小便量增加，大便仍稀，仍有乏力、活动后胸闷，舌淡胖，边有齿痕，苔白腻而不滑，脉细弱。

处方：上方去党参，加人参(另煎)10 g，改茯苓 30 g、黄芪 30 g，加炒山楂 10 g。

10 剂，每日 1 剂，水煎服。嘱饮食和运动同前。

三诊：2018 年 4 月 21 日，患者体重又下降 4 斤，大便正常，活动后无胸闷气喘，双下肢无浮肿，仍有腰膝酸软，舌质淡白，苔薄，脉沉。舌淡胖，边有齿痕，苔白微腻，脉细。

处方：上方继服 15 剂。嘱继续清淡饮食，饮白开水，禁食肥甘厚味，每日坚持慢跑 1 小时。

四诊：2018 年 5 月 9 日，患者较初诊时已经减少 15 斤，BMI 变为 27 kg/m²，劳动节外出游玩，可跟随家人一起爬上泰山而不觉得疲劳。患者因工作调动到外地，改参苓白术丸（每日 3 次、每次 5 g）合五苓胶囊（每日 2 次、每次 2 g），并每日红参 5 g 开水泡代茶饮。

嘱坚持清淡饮食和运动。2019 年春节回家专门来门诊感谢，体重下降到 62 kg，体重指数为 23 kg/m²。

典型病案

黄某，女，40 岁，于 2017 年 11 月 12 日初诊。患者以体胖乏力伴有月经紊乱 2 年余为主诉就诊。患者 15 年前出现体重逐渐增加，10 年前出现头晕乏力，测血压血脂升高，给予饮食控制和降压降脂治疗后症状好转。2 年前出现月经周期不定期，且经期波动在 3～10 天不等，在县医院妇科治疗半年有余，查各项性激素均正常，但月经不规律一直未好转，且又出现面部褐斑，经朋友介绍来我处求中药治疗。刻下症：体胖能食，乏力懒言，月经先后不定期，经期不等，色偏暗，伴有血块，二便正常，面色稍黄偏黯。查体：BP 154/92 mmHg，体胖，体重 76 kg，BMI 29 kg/m²，双肺正常，心率 78 次/min，律齐，未闻及杂音，肝脾不大，腹膨隆。舌淡胖，边有瘀点，舌下脉络迂曲，未见明显淤紫，苔薄白，脉沉弱。

西医诊断：肥胖症。

中医诊断：肥胖（脾虚夹瘀证）。

中医治法：健脾益气、温阳祛瘀。

中医处方：

党参 30 g	白术 30 g	茯苓 50 g	陈皮 10 g
白扁豆 20 g	薏苡仁 30 g	砂仁(后下) 6 g	山药 30 g
桔梗 8 g	炙甘草 9 g	莲子 10 g	黄芪 20 g
桂枝 20 g	桃仁 10 g	赤芍 20 g	牡丹皮 10 g
益母草 30 g	生姜 10 g	大枣 15 g	

10 剂，每日 1 剂，水煎服。

嘱清淡饮食，饮热开水，禁食辛辣肥甘厚味以及碳酸类饮料，每日散步 1 小时，可分成 3～5 次完成。

二诊：2017 年 11 月 23 日，患者上述方药服完后，体重无明显下降，但面部褐斑颜色变淡，体力较前增加，舌脉如前。

处方：上方加水蛭 5 g 研末冲服，7 剂，每日 1 剂，水煎服。

嘱饮食同前，加强运动，每日散步 2 次，每次 1 小时。

三诊：2017 年 12 月 6 日，患者体重下降 3 斤，面部色斑减少，活动后无明显胸闷气喘，舌淡胖，边有瘀点，舌下脉络迂曲，未见明显淤紫，苔薄白，脉沉。因服药第 4 日来月经暂停，此次经期 5 天，仍有少许血块，月经结束后继续服完药后再诊。

处方：前方减白扁豆 10 g，继服 10 剂，煎服法同前。

嘱饮食同前，每日坚持慢跑 1 小时以上。

四诊：2017 年 12 月 16 日，患者体重较初诊时已经减少 8 斤，可慢跑 1 小时而无明显胸闷、气喘。查体：BP 132/76 mmHg，体重指数 27.7 kg/m²，面部褐斑几无，舌淡胖，苔薄白，脉沉缓。调整方药。

处方：

党参 30 g	白术 30 g	茯苓 30 g	陈皮 9 g
白扁豆 10 g	薏苡仁 30 g	砂仁(后下) 5 g	山药 30 g
桔梗 8 g	炙甘草 6 g	莲子 10 g	黄芪 20 g
山楂 15 g	桂枝 15 g	桃仁 8 g	赤芍 20 g

牡丹皮 10 g   益母草 30 g   生姜 8 g   大枣 15 g

15 剂,煎服法同前。嘱继续坚持饮食和运动。

五诊:2018 年元月 12 日,患者体重较初诊时已经减少 12 斤,面部无褐斑,面色红润,运动后无明显乏力,问答积极,此次来月经与上次间隔 27 天,月经量中等,无血块,舌淡胖,苔薄白,脉沉缓。调整方药。

处方:党参 30 g   白术 30 g   茯苓 30 g   陈皮 9 g

白扁豆 10 g   薏苡仁 30 g   砂仁^(后下)5 g   桔梗 6 g

山药 30 g   炙甘草 6 g   莲子 10 g   黄芪 20 g

山楂 20 g   桂枝 15 g   益母草 30 g   大枣 10 g

15 剂,煎服法同前。嘱继续坚持饮食和运动。

六诊:2018 年 2 月 1 日,患者体重较初诊时已经减少 16 斤,面色红润,运动后无明显乏力,问答积极,此次来月经与上次间隔 28 天,月经量中等,无血块,舌淡,苔薄白,脉微沉。

处方:上方制成散剂,每次 8 g,每日两次,温水冲服。

随访一年,月经正常,体重每月下降 1 斤左右,现体重指数维持在 23 kg/m² 左右。

按语:肥胖症是指体内脂肪细胞的体积和细胞数增加,体脂占体重的百分比异常高,并在某些局部过多沉积脂肪,体重指数(BMI)超过 28 kg/m²。此类肥胖不是指单纯的体重太重,而一定是以脂肪增多为主,比如说引起水肿性的疾病,虽然体重重,但不属于肥胖病。大量的体脂堆积在体内不仅降低了生活质量,同时还会诱发糖尿病、心脑血管疾病、癌症等多种并发症。

中医认为,肥胖病多为本虚标实之证。本虚以脾阳气虚为主,标实以痰湿为主,或兼有实热、血瘀、气滞等。治疗上要立足于温脾益气、化痰利湿,首选参苓白术散合五苓散加减,若夹有血瘀加用丹参、川芎、当归、三七等活血祛瘀药物,若夹有实热加用黄连、大黄、滑石、石膏等清热利湿的药物,若夹有气滞加用柴胡、郁金、木香、佛手等舒肝行气药物。另外,在中医药治疗的同时,一定要注意饮食调节,饮食清淡,七分饱三分饥,多食富含纤维的素菜。还要坚持运动,循序渐进,逐步增加运动量,避免损伤关节。

二、糖尿病肾病

典型病案

贾某,男,44 岁,郎溪县人,于 2019 年 1 月 14 日初诊。患者以双下肢水肿伴乏力半年加重1周为主诉。有2型糖尿病史10年,一直口服达美康、二甲双胍片,未能有效控制饮食和坚持运动,血糖控制不佳。半年前患者出现双下肢水肿、乏力、口干渴、尿浊、体重下降,在上海某三甲医院住院行肾脏穿刺病理诊断为"2型糖尿病、糖尿病肾病",予以胰岛素、二甲双胍片降糖,百令胶囊、厄贝沙坦片保肾治疗,血糖下降,口干渴好转,但一直有轻度下肢水肿。1周前水肿加重,并出现晨起眼睑水肿。刻下症:口干、乏力、畏寒怕冷、头晕、腰膝酸软、夜尿频多有异味、阳痿。血压128/80 mmHg,体型正常,心率62次/min,律齐,未闻及杂音,双肺正常,肝脾不大,双眼睑轻度水肿,双下肢中度水肿,晨起明显。舌质淡白,舌体胖大,边有齿痕,舌苔薄白,脉沉细,尺脉未及。

辅助检查:糖耐量试验示:空腹血糖7.2 mmol/L、餐后2 h血糖12.6 mmol/L,糖基化血红蛋白示:7.4%。尿常规示:尿蛋白(+++),尿微量白蛋白546 mg/24 h。

西医诊断:2型糖尿病肾病。

西医处方:厄贝沙坦片0.15 g,口服,1日1次。

中医诊断:水肿(脾肾阳虚证)。

中医治法:健脾补肾、温阳利水。

中医处方:

山药30 g	山茱萸15 g	茯苓20 g	牡丹皮10 g
熟地黄20 g	泽泻10 g	肉桂8 g	附子(先煎)9 g
枸杞子10 g	杜仲10 g	黄芪20 g	黄精10 g
党参20 g	牛膝15 g	仙灵脾15 g	

7剂,每日1剂,水煎服。辅以中成药百令胶囊2 g,口服,1日3次。

二诊:2019年1月23日,患者上述方药服用1周后,诸症减轻,眼睑无浮肿,双下肢轻微浮肿,诉仍有畏寒、腰膝酸软、勃起欠佳。舌淡,苔薄白,脉沉细。复查尿常规示:尿蛋白(+)。

处方:上方加仙茅10 g、鹿角胶(烊化)5 g。7剂,煎服法同前。

三诊:2019年2月1日患者前来复诊,双下肢无浮肿,仍有腰膝酸软,可勃起,舌质淡白,苔薄,脉沉。复查尿常规示:尿蛋白(-),尿微量白蛋白124 mg/24 h。不愿继续服用中药,改为中成药桂附地黄丸和参苓白术丸口服。

随访1年,未再出现浮肿,性生活也较前明显好转。2019年12月23日来门诊开具膏方调理。

典型病案

陈某,男,36岁,浙江省嘉兴市人,于2011年12月30日初诊。患者以发现糖尿病5年双下肢水肿2月为主诉。有2型糖尿病史5年,一直口服格列吡嗪片、二甲双胍片,未能控制饮食和坚持运动,血糖控制差。2月前患者出现双下肢水肿、乏力、口干舌燥、每日饮水近4 000 mL、饮一溲一、体重下降,在杭州某三甲医院住院行肾脏穿刺病理诊断为"2型糖尿病、糖尿病肾病、糖尿病视网膜病变",予以胰岛素、二甲双胍片降糖,金水宝、开同片保肾治疗,血糖下降,口干渴好转,但一直有乏力和下肢水肿。因家有亲戚是郎溪人,经其介绍而来我院门诊求中医治疗。刻下症:口干、乏力、畏寒怕冷、头晕、视物模糊、腰膝酸软、夜尿频多。血压122/76 mmHg,体型肥胖,眼睑无水肿,心率62次/min,律齐,未闻及杂音,双肺正常,肝脾不大,双下肢轻度水肿,晚饭时明显。舌淡胖,边有齿痕,舌苔白,脉沉弱。

辅助检查:糖耐量试验示:空腹血糖6.8 mmol/L、餐后2小时血糖13.2 mmol/L,糖基化血红蛋白示:7.0%,尿常规示:PRO(+++)。

西医诊断:2型糖尿病肾病。

西医处方:精蛋白生物合成人胰岛素30R,早12U、晚14U皮下注射;二甲双胍肠溶片,口服0.5 g,早晚各1次;阿卡波糖片50 mg,每日3次,餐中嚼服。金水宝、复方α-酮酸片每次4片,每日3次,肾治疗。

中医诊断:水肿(肾阳虚衰证)。

中医治法:补肾益气、温阳利水。

中医处方:

山药30 g	山茱萸15 g	茯苓30 g	牡丹皮10 g
熟地30 g	泽泻10 g	肉桂9 g	附子10g(先煎)
枸杞子10 g	黄芪20 g	黄精20 g	白术20 g
党参30 g	牛膝10 g	菟丝子20 g	仙灵脾15 g
鹿角胶(烊化)5 g			

15剂,每日1剂,水煎服。嘱坚持低盐低脂优质蛋白饮食。

二诊:2012年1月16日,患者上述方药服用1周后,口不干,夜尿明显减少,服完15剂后乏力头晕亦好转,双下肢无浮肿,仍有畏寒怕冷、视物模糊、腰膝酸软。舌淡苔薄白,脉沉弱。复查尿常规示:PRO(+)。

处方:上方继服15剂,煎服法同前。

三诊:2012年2月3日患者电话复诊,诸症悉除。复查尿常规示:尿蛋白(-),不愿继续服用中药,改为金匮肾气丸睡前10粒,补中益气丸空腹10粒。

随访两年,未再出现浮肿,每半年复查尿常规均未见蛋白尿。

按语：糖尿病肾脏疾病是指由糖尿病所致的慢性肾脏疾病，是糖尿病主要的微血管并发症之一。它是指慢性高血糖所致的肾脏损害，病变可累及全肾（包括肾小球、肾小管、肾间质、肾血管）。临床上以持续性白蛋白尿和（或）肾小球滤过率下降为主要特征，可进展为尿毒症。我国糖尿病患者中糖尿病肾脏疾病的患病率较高，目前文献报道为 10%～40%，它的风险因素包括高龄、性别、种族、长病程、高血糖、高血压、肥胖、高盐饮食、血脂异常、肾毒物质、急性肾损伤、蛋白摄入过多等。糖尿病肾病的诊断金标准是肾穿刺病理检查。一般根据预估肾小球滤过率分成 5 期。

目前中医治疗糖尿病肾病多选择大补元气、滋养气血、健脾祛湿以及温补肾阳、祛瘀通络等方法，多选用黄芪、党参作君药，并选择白术、薏苡仁与茯苓及防风等药物去除患者体内的湿气，起到健脾益气固表的效果，再以杜仲、仙灵脾起到温补肾阳的效果，以促使患者的肾功能明显改善。笔者认为糖尿病肾病为糖尿病晚期，病机为脾肾阳虚、水湿内停，脾肾阳虚是本，水湿内停是标，故而临床上总以健脾补肾、温阳利水为法，选用金匮肾气丸为基本方，酌情加用温阳补气、行气活血之药。金匮肾气丸出自《金匮要略》，主治"男子消渴，小便反多，以饮一斗，小便一斗""虚劳腰痛，少腹拘急，小便不利"。纵观《金匮要略》涉及消渴病辨治条文，先论"渴欲饮水，口干舌燥者，白虎加人参汤主之"，后述肾气丸条文，可以看出仲师论述消渴病辨治本就从上而下发病过程，世医不知反分三消。由此可见肾阳气虚本就是消渴病发展到晚期所致的病理特征，而肾气丸就是治疗此类病症的主方。而从目前很多中医类治疗糖尿病肾病的研究文献中发现，临床选择的中药还是以温阳补肾的为主。此方中附子、肉桂、熟地、山药、山萸肉合用温阳暖肾、补肾填精、化肾行水，泽泻、茯苓、牡丹皮以泻助补，全方温而不燥，滋而不腻，阴中求阳，使肾阳虚证得以根治。

临证时还当根据患者具体情况随症加减，如患者皮肤黯黑，口唇淤紫，舌下脉络迂曲并兼瘀点，可加用丹参、水蛭活血祛瘀；如患者面色萎黄、纳呆、泛恶、身重脘痞，可加黄芪、党参、苍术、白术、厚朴、陈皮健脾祛湿，合并阳痿，加用仙灵脾、仙茅、阳起石等温阳补肾。

糖尿病肾病早期中医药治疗，大多能使尿蛋白转阴，但糖尿病肾病是糖尿病晚期并发症，患者需终身治疗，而肾阳虚弱是其之本，临证之时当谨记虽症状已缓解，但不可妄下已愈之说，必以丸药或膏滋调补，以善其后，免受他医之非议。

许成群

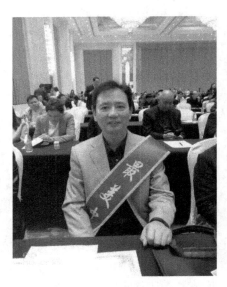

医家小传

许成群，男，1963 年 2 月生，安徽萧县人，淮北市中医院糖尿病科主任，淮北名医，首届淮北市优秀中青年中医，首届"安徽好医生"，首届安徽"最美中医"，安徽省健康素养巡讲专家，第二届"全国悦读中医之星"，第四届"全国健康科普之星"，安徽省首届中医学术和技术带头人培养对象。现任世界中医药联合会糖尿病专业委员会理事，中国民族医药协会健康科普分会常务理事，中国中药协会内分泌疾病药物研究专业委员会常务委员，中国中医药研究促进会内分泌学分会委员，安徽省中医药学会内分泌糖尿病专业委员会副主任委员，淮北市医学会内分泌分会副主任委员，淮北市医学会络病专业委员会副主任委员等。

获中华中医药学会科学技术三等奖一项，中华中医药学会学术著作三等奖一项，第三届、第四届全国纯中医治疗 2 型糖尿病擂台赛分获二等奖，中国中医药研究促进会第五次全国内分泌学术论坛优秀论文三等奖，安徽省科学技术三等奖，安徽省中医药学会科学技术二等奖、三等奖各一项，安徽省首届"济人杯"中医药养生保健知识电视大赛三等奖，淮北市医学科学技术三等奖，淮北市自然科学优秀论文二等奖等。主持和参与国家中医管理局、省卫生厅科研课题 6 项，主编、参编著作 7 部。在《中医杂志》等中医核心期刊发表学术论文 60 余篇，科普文章 40 余篇。

获淮北市"五一"劳动奖章，获淮北市"不忘初心、牢记使命"先进个人。多次被淮北市卫生局授予"优秀党支部书记""优秀共产党员"及先进工作者等荣誉称号并受到市政府嘉奖。

一、培养兴趣　夯实基础

1981 年 7 月，我毕业于阜阳卫校，被分配到怀远县古城乡医院工作。刚毕业时，人地两疏，虽说上了三年的卫校，但学的只是皮毛。正当我对这些"草草棒棒"产生疑惑、苦闷彷徨之时，一件事改变了我学习中医的态度。记得是一位 30 多岁的女性患者，感冒发热，经医院西医治疗半月余，疗效不尽如人意，诉有"往来寒热，胸胁烦闷,不欲饮食"等症状。西医束手,邀我诊治,经辨证后,诊为《伤寒论》之少阳证,用小柴胡汤,只开了两帖,两日后病家来告,药后症状消失。从此,我对中医产生了浓厚的兴趣。次年秋,怀远县举行全县中医摸底考试,由此我遇到了汤万春老师,他根据我的知识结构,让我读《中国医学史略》《名老中医之路》等,意在使我了解历代名医的学术成就和艰难曲折的治学道路,激发我的热情,培养我学习中医的兴趣,以后又让我背秦伯未的《内经知要浅解》和《伤寒论》《金匮要略》等名家之原著。在汤老师的指导下,我勤奋苦读,未敢懈怠。1984年9月,我以优异的成绩考取安徽中医学院"函大",学习四年。

二、拜师学艺　旨在提高

1989年10月,安徽中医学院"高徒班"招生,我有幸成为韩明向教授的学生。韩老师为人谦和,学识渊博,一生从事教学、临床和科研工作,他在论文撰写、科研设计等方面给予我的指导尤多。在诊治疾病方面,韩师认为应遵经不泥古,知常能达变,谓:绘画靠的是灵感,中医讲的是悟性,特别要学会变易思维、逆向思维看问题,对我启发很大,获益匪浅。当我学习结束时,韩师反复叮嘱:若想做一个高水平的中医医生,必须淡泊名利,潜心学习,博采众长,学以致用,发现问题要勇于探讨,直到把问题搞清楚为止;同时,要多读医案,因为医案是名医的真情实录,有经验的总结,亦有教训的借鉴,多为中医实践的精华所在。1999年安徽省卫生厅举行跨世纪中医人才选拔,经考试、考核、答辩、评审,最终我被确认为培养对象,拜周琦老师门下。周师系安徽省名中医,为人坦诚,做事认真,对学生要求甚严,训勉备至。周师认为:要想做学问,有成就,一是"勤",二是"恒",学医尤应如此。医生这个职业的特殊之处,在于他一举手一投足都接触病人;上工活人,庸医害人。一个医生,若不刻苦学习,医术上甘于粗疏,就是对患者的生命不负责任。以上老师既是严师,更是良师,除了传授中医知识之外,更多的是讲做人之道,谆谆教诲,言犹在耳,使我受益终生。

三、术业专攻　潜心研究

社会在进步,人们对医生的要求越来越高,传统的中医大内科已不能适应患者的需求;随着生活条件的改善和环境因素的影响,糖尿病发病率不断攀升,特别是糖尿病的各种慢性并发症,使患者的身心健康受到严重的摧残。据此,经韩老师指导,我于1997年选择了研究糖尿病作为主攻方向。为了提高诊治水平,我于1997年、2000年等分别到北京、广州等地参加"全国中西医结合糖尿病高级研修班"的学习。由于诊治糖尿病经验不足,面对来诊的患者和各种并发症,我感到很茫然。对此,我购买了大量中医、中西医结合诊治糖尿病的书籍,白天看病,晚上读书,一有所得,辄加记录。之后又多次到北京、合肥、黄山等地参加学术交流,丰富了知识,开阔了视野。根据糖尿病的发病机理和临床体会,我认为保护胰岛β细胞功能、减轻血管损害是治疗之本,积极探讨中西医结合的诊疗思路和方法;研制了"三黄降糖宝""活络宁心胶囊"等系列药物,对血糖的控制和并发症的治疗有较好的疗效。糖尿病,中医谓之"消瘅""消渴",据病因有从脾论治、从肝论治、从肾论治之说,脾病致消渴有脾胃湿热、脾胃郁热、脾气虚、脾阴虚等不同。我撰写了《健脾补肾、化瘀通络法治疗糖尿病肾病机制探讨》等40余篇论文,在临床诊治糖尿病时思路更加清晰了。

四、感悟与体会

中医的生命在于疗效,疗效的关键在于会辨证。"认证无差"是遣方用药的基础,是中医临床医师追求的最高层次。让中医经典著作和历代名医经验占据你的思维空间,让整体观念和辨证论治的思想在你的脑海中深深扎下根来,你就牢牢掌握了中医的精髓和灵魂。其次,要抓住方剂这个核心,中医的理、法、方、药四个环节,方剂最为重要。一首好的方剂,往往组方严密,层次井然,充满了辩证法,充满了结构美(彭坚语)。中医诊疗的目的就是对人体和谐美的追求,谨察阴阳所在而调之,以平为期。中医是艺术,艺术的东西需要人们去体验、去欣赏、去感悟。由于每个人所下的工夫不一,因此,每个人所达到的境界也就千差万别。只学好中医理论不行,还要有实践、有悟性,真正地悟进去。所谓"医者意也""运用之妙,存乎一心"。学中医、信中医、用中医,一定要从文化的层面上入手,唯有如此,才能深刻理解,才能把握精髓,才能领悟真谛。

临证经验

一、糖尿病

1. 糖尿病现代医学认识

随着人们生活水平的提高,饮食结构的改变,糖尿病的发病率越来越高,成为继肿瘤、心血管病之后的第三大威胁人类健康的疾病。糖尿病是由于患者胰岛素的相对或绝对不足导致的血糖异常升高的一种慢性进行性疾病,患者往往在发病的初期无明显临床症状,因此,部分病情较轻或刚刚发病的糖尿病患者不重视对该病的治疗。患者的血糖水平若得不到有效的控制,则容易出现多种急慢性并发症。英国前瞻性糖尿病研究显示[1],糖尿病初诊时,患者胰岛β细胞功能约为正常人的50%,随着病程的延长,每年自损4%～5%,十年以后就不可能再分泌胰岛素了;提示患者胰岛功能逐年下降,血糖控制也越来越差。为了帮助患者血糖长期达标,使用的降糖药物在用量和种类上也越来越多,同时,各种降糖药物的副作用也不断显现。最终患者因胰岛功能缺陷、胰岛素抵抗、胰岛功能衰竭而导致血糖持续升高,形成各种急慢性并发症,给国家和患者带来了沉重的经济负担,糖尿病致残、致死率逐年上升的现状令世人瞩目。美国1型糖尿病并发症试验(DCCT)和英国长达20年的前瞻性研究(UKPDS)对2型糖尿病患者的研究证实,严格控制血糖使之接近正常水平,可以减少或延缓微血管并发症,但尚不能完全防止心肌梗死的发生。说明糖尿病患者既要重视血糖控制,又要消除同时存在的各种心血管危险因素[2]。

2. 中医病因病机

传统中医认为消渴的病机是阴虚为本,燥热为标。近年来,中医和中西医结合防治糖尿病研究取得了令人瞩目的成就,特别是对"证"的深入研究,建立了"辨证客观化""诊断定量化""证候规范化"等与客观指标的关联体系;同时,还开展单味药和复方降糖机制的研究;对中医糖尿病辨证的微观指标与中医降糖机制进行了探讨,不断取得新的成绩[3]。《素问·奇病论》曰:"此肥美之所发也,此人必数食甘美而多肥也,肥者令人内热,甘者令人中满,故其气上溢,转为消渴。"过食肥甘厚味、辛辣炙煿之品,或饮酒过度,导致脾胃受损,运化失司,精微失于输布,膏脂内生,停留中焦,形成中满;土壅中满,使得肝木气滞,肝气内郁,郁久化热,再加之膏浊内聚滋生之热形成内热,机体长期处于"中满""内热"的状态。中焦枢机不利,气机升降失序,清阳不升,浊阴不降,清浊相混,而成脂浊。血本为清纯之物,脂浊入血,血流则瘀,沉积在脏腑或血管壁上则为痰浊,痰浊阻滞则为瘀。肝郁、痰浊、脂毒等脾胃运化失常形成的病理产物,若不及时清除,则全身脉络受损,出现各种并发症。因此,肝胃郁热证是肥胖2型糖尿病临床常见证型之一。研究显示,大柴胡汤能改善T_2DM模型大鼠糖、脂代谢紊乱[4]。消渴日久不愈,则毒损络脉,脑络伤则发"中风";心脉伤则为"胸痹";肾络受损,精微外泄则为"尿浊""水肿"等。糖尿病肾病(DN)的核心病机是"精损络痹"[5],即真阴亏虚,因虚致实。其有效的治法为填补真阴、补气生精、固涩敛精、祛邪复精、散结通络等。

典型病案

芈某,男,40岁,2018年4月8日初诊。发现血糖升高2年余。2016年2月体检发现血糖12.6 mmol/L,患者未予重视,一直未系统治疗,也未用任何西药。近日出现身体不适前来就诊。平素血压偏高,150～160/90～100 mmHg。2018年4月10日查胰岛β细胞功能(见后),谷丙转氨酶56 U/L,甘油三酯(TG)5.64 mmol/L,总胆固醇(TC)6.44 mmol/L,低密度脂蛋白(LDL)3.86 mmol/L,尿糖(＋＋),尿蛋白阴性,尿酮体阴性,彩超提示中度脂肪肝。嗜好饮酒,有糖尿病家族史,身高174 cm,体重82 kg,体重指数(BMI)

$27.15 \ kg/m^2$。寻求用中药治疗。刻诊症见：口渴多饮，腹部胀大，乏力，头晕，双足发胀浮肿，小便色黄，质黏有泡沫，大便干结，舌质暗红，舌苔黄腻，脉弦数。

辅助检查： 2018 年 4 月 10 日查胰岛 β 细胞功能。血糖：空腹血糖 8.2 mmol/L，餐后 1 h 血糖 16.1 mmol/L，餐后 2 h 血糖 14.4 mmol/L，餐后 3 h 血糖 10.2 mmol/L。胰岛素释放试验：空腹胰岛素 8.61 pmol/L，餐后 1 h 胰岛素 22.80 pmol/L，餐后 2 h 胰岛素 32.26 pmol/L，餐后 3 h 胰岛素 22.30 pmol/L。HbA1c 8.3%。

西医诊断： 糖尿病。

中医诊断： 消渴（肝胃郁热证）。

中医治法： 开郁清热，泻浊生津。

中医处方： 大柴胡汤加减。

柴胡 15 g	黄芩 30 g	黄连 15 g	半夏 10 g
枳实 15 g	白芍 15 g	大黄^{（后下）} 10 g	茵陈 30 g
怀牛膝 30 g	地龙 15 g	玉米须 15 g	鬼箭羽 30 g
葛根 30 g	荷叶 15 g	香橼皮 15 g	生姜 6 g

10 剂，每日 1 剂，水煎成 300 mL，分 2 次服。

嘱低油、低脂、低盐饮食，按时休息，适当运动。

二诊： 2018 年 6 月 14 日。上方加减服药 40 余剂，头晕、口苦消失，大便畅通，1 日 2 次，小便正常，下肢浮肿消失，舌质淡，苔薄微黄，脉少弦。

处方： 柴胡 15 g

柴胡 15 g	黄芩 15 g	黄连 10 g	半夏 10 g
枳实 15 g	白芍 15 g	大黄^{（后下）} 6 g	茵陈 30 g
怀牛膝 30 g	地龙 15 g	玉米须 15 g	鬼箭羽 15 g
葛根 30 g	荷叶 15 g	香橼皮 15 g	生姜 6 g

10 剂，每日 1 剂，水煎成 300 mL，分 2 次服。

三诊： 2018 年 7 月 12 日。复查胰岛功能和血糖等。空腹血糖 5.8 mmol/L，餐后 2 h 血糖 6.9 mmol/L，HbA1c 6.3%。谷丙转氨酶 36 U/L，甘油三酯（TG）1.64 mmol/L，总胆固醇（TC）5.26 mmol/L，低密度脂蛋白（LDL）2.75 mmol/L，尿常规检查未见异常。血压 120/70 mmHg。体重下降 8 kg。

处方： 患者病情平稳，上方中药和加味逍遥丸或龙胆泻肝丸交替服用以治疗巩固。

四诊： 2018 年 8 月 12 日。胰岛 β 细胞功能：空腹血糖 5.8 mmol/L，餐后 1 h 11.2 mmol/L，餐后 2 h 6.9 mmol/L，餐后 3 h 5.7 mmol/L；胰岛素释放试验：空腹

8.24 pmol/L,餐后 1 h 24.42 pmol/L,餐后 2 h 28.46 pmol/L,餐后 3 h 18.32 pmol/L。HbA1c 6.4%,体重75 kg,血压 126/80 mmHg。

医嘱:嘱患者加强运动,饮食控制,随诊。

按语:《素问·阴阳应象大论》曰:"病之起始也,可刺而已;其盛,可待衰而已。故因其轻而扬之,因其重而减之,因其衰而彰之……中满者,泻之于内。"本例病人素好饮酒,中焦生湿生痰化热,影响肝脏之疏泄,以致肝胃郁热,中土不运,膏脂痰浊堆积充溢则生肥胖,膏脂入血则见血脂增高,膏脂堆积肝脏则成脂肪肝,以致肝、脾、胰腺等气血运行不畅,津液输布障碍。方中柴胡、黄芩清(疏)泄肝胃郁热;黄芩、黄连、半夏、生姜辛开苦降,疏通中土壅滞,燮理肠胃,恢复中焦大气运转。其中黄芩清热燥湿,泻火解毒;其黄芩苷除了传统的抗炎、抗菌、镇静、降压、利尿、利胆等作用外,低剂量黄芩苷(12.5 mg/kg)对糖尿病小鼠有明显降血糖作用[6]。黄连清热燥湿,泻火解毒;其黄连素有增加胰岛素生物活性和胰岛素敏感性作用,从而促进胰岛 β 细胞再生及功能恢复[7]。茵陈清利肝胆湿热,玉米须利水消肿。大黄通腑泄浊,清热解毒,活血化瘀等;其大黄酸能明显降低 db/db 小鼠的血糖水平,减轻体重,改善脂质代谢紊乱;其降低尿蛋白排泄量以及稳定肾功能的作用比辛伐他汀更明显[8]。葛根解肌退热,生津止渴,"起阴气",解酒毒,滋阴濡脉;其葛根素通过增加脑垂体、胰腺组织 β-内啡肽(β-EP)合成,增加胰岛素分泌,上调脂肪、骨骼肌组织葡萄糖转运体-4(GLUT-4)基因表达,促进葡萄糖的摄取利用等作用机制而降低糖尿病大鼠的血糖[9]。荷叶性味苦,平,利湿升阳;牛膝、地龙平肝降压;鬼箭羽泻热坚阴,通络降糖。鬼箭羽味苦性寒,能清热坚阴,且能入血,功擅清解阴分之燥热,并能活血化瘀,对糖尿病阴虚燥热者尤为适宜。鬼箭羽中提取的草酰乙酸钠通过刺激胰岛 β 细胞分泌胰岛素,降低正常和糖尿病家兔的血糖;鬼箭羽在降低血糖的同时,对胰岛 β 细胞具有一定的保护作用[10]。香橼皮疏肝和胃,理气而不伤阴。本病案属于"实者泻之"之例。

典型病案

倪某,女,56 岁,2017 年 10 月 14 日就诊。有糖尿病史 16 年,近 2 年用诺和灵 30R,早餐前 16 单位,晚餐前 14 单位,阿卡波糖 50 mg,餐前服用,1 天 3 次。血糖控制一般,FBG 7～9 mmol/L,餐后 2 h 血糖 10～12 mmol/L,HbA1c 8.12%。就诊时见:面色萎黄,头晕时作,神疲气短,腰膝酸痛,四肢欠温,纳差,时腹胀,夜尿频多,夜 4～6 次,大便时干,睡眠正常,舌质淡,边有齿痕 3 个,苔白腻,脉沉细无力。

辅助检查:血糖:空腹血糖 10.5 mmol/L,餐后 2 小时血糖 13.6 mmol/L,糖

基化血红蛋白 8.4%。血脂：甘油三酯（TG）4.86 mmol/L，总胆固醇（TC）6.15 mmol/L，低密度脂蛋白（LDL）1.68 mmol/L。尿常规：尿蛋白 2 +，尿蛋白（UAE）224.60 mg/24 h。眼底检查：视网膜病变。身高 170 cm，体重 72 kg，血压 130/80 mmHg。

西医诊断：糖尿病，糖尿病肾病。

西医处方：门冬 30 胰岛素，早 16 U，晚 14 U，根据血糖调整用量；阿卡波糖 50 mg，1 日 3 次，餐前服用。

中医诊断：消渴（消渴病肾病）；脾肾亏虚（肾络瘀阻证）。

中医治法：健脾补肾，化瘀通络。

中医处方：大补元煎加减。

黄芪 15 g	山药 15 g	山茱萸 15 g	熟地黄 30 g
杜仲 15 g	枸杞子 10 g	大黄(后下) 3 g	茯苓 15 g
白术 15 g	葛根 15 g	菟丝子 15 g	金樱子 15 g
陈皮 10 g	三七粉(冲服) 3 g	生姜 3 g	

10 剂，每日 1 剂，水煎成 300 mL，分 2 次服。

嘱患者：糖尿病肾病饮食。

二诊：2017 年 10 月 26 日。上方药后，纳食稍香，气力渐增，夜尿频次稍减，大便畅通，舌质淡，边有齿痕，苔白腻，脉沉细。

处方：
黄芪 30 g	山药 15 g	山萸肉 15 g	熟地黄 60 g
杜仲 15 g	枸杞 10 g	大黄(后下) 3 g	茯苓 15 g
白术 15 g	葛根 15 g	菟丝子 15 g	金樱子 15 g
陈皮 15 g	三七粉(冲服) 3 g	生姜 3 g	

15 剂，每日 1 剂，水煎成 300 mL，分 2 次服。

三诊：2017 年 11 月 13 日。空腹血糖 6.8 mmol/L，餐后 2 h 血糖 10.4 mmol/L，面色泛红，气力有增，夜尿较前减少，夜尿 2 次，大便畅，日 1～2 次。舌淡红，苔白腻，脉沉。

处方：
黄芪 40 g	山药 15 g	山萸肉 15 g	熟地黄 80 g
杜仲 15 g	枸杞 10 g	大黄(后下) 4 g	肉桂 6 g
茯苓 15 g	白术 15 g	葛根 15 g	菟丝子 15 g
金樱子 15 g	陈皮 15 g	三七粉(冲服) 3 g	生姜 3 g

15 剂，每日 1 剂，水煎成 300 mL，分 2 次服。

四诊：2018 年 2 月 13 日复诊。空腹血糖 6.0 mmol/L，餐后 2 h 血糖 8.6 mmol/L，面色泛红，气力有增，小便清，夜尿 1 次，大便畅通如前。舌淡红，苔薄白，脉沉有力。

处方:

黄芪 40 g	山药 15 g	山萸肉 15 g	熟地黄 90 g
杜仲 15 g	枸杞 10 g	大黄^(后下) 4 g	肉桂 6 g
茯苓 15 g	白术 15 g	葛根 15 g	菟丝子 15 g
金樱子 15 g	陈皮 20 g	三七粉^(冲服) 3 g	生姜 3 g

15 剂,每日 1 剂,水煎成 300 mL,分 2 次服。

五诊: 2018 年 2 月 28 日,查 FBG 6.7 mmol/L,PBG 7.6 mmol/L,HbA1c 6.8%。尿蛋白(UAER)36.24 mg/24 h。眼底检查:出血点已吸收。

处方: 上方 15 剂巩固治疗,煎服法同前。

按语: 糖尿病肾病是糖尿病微血管病变之一,是临床常见而严重的慢性并发症。患者一旦出现持续蛋白尿则病情不可逆转,进行性发展至终末期肾衰竭。因此,早期防止 DN 的进展是治疗的关键。《证治要诀》云:"三消久而小便不臭,反作甜气,在溺桶中滚涌,其病为重。更有浮在溺面如猪脂,溅在桶边如柏烛泪。此精不禁,真元竭矣。"消渴日久不愈,伤及脾肾,肾精亏虚,肾气不固,精微外漏。黄芪,甘温,为补气固表、利水消肿之药,《名医别录》谓其能"逐五脏间恶血"。研究显示:黄芪能扩张肾血管,增加肾血流量,降低血小板黏附度,改善糖脂代谢,保护肾脏血管内皮细胞功能,减少蛋白尿;同时还有免疫调节和利尿、降压等作用[11]。糖尿病肾病的核心病机可以概括为"精损络瘀",因此,填补肾精是治疗糖尿病肾病的基石,在疾病中后期的应用尤为突出[5]。补肾益精药如熟地黄、山萸肉、枸杞、菟丝子、金樱子等补肾秘气,固精止遗。《素问·奇病论》曰:"形不足者,温之以气,精不足者,补之以味。"本案中熟地黄用量最大,意即峻补肾精,通血脉,益气力(《珍珠囊》)。熟地黄,甘,微温,色漆黑而入肾,质沉柔腻,性味甘甜,张景岳谓其能大补血衰,滋培肾水,填骨髓、益真阴,专补肾中元气,能补五脏真阴。叶天士说:"最虚之处,便是容邪之处矣。"(《临证指南医案·产后》)因此,在使用熟地黄填补肾精时,剂量是取效的关键,临床上用熟地黄每从 30 g 起步,逐渐加量到 60～100 g,重剂填补,直达病所。或加用菟丝子、肉桂等以少火生肾气;或方中配伍陈皮、砂仁等芳香理气。熟地黄在炮制过程中以酒、砂仁、陈皮为辅料经反复蒸晒而成,黏腻之性大减,一般不会产生腹胀、纳呆等副作用。化瘀药葛根、大黄等活血化瘀,通络祛浊。其中葛根能扩张血管,抑制血小板聚集和释放,降低血黏度,改善肾脏微循环,修复损害的血管内膜,保护肾功能。制大黄,苦寒之性大减,小量为宜,缓缓图功,以大便稀软易下,每天 1～2 次为宜。研究显示:大黄能抑制系膜细胞及肾小管上皮细胞增生,减轻代偿性肥大,延缓肾小球硬化,改善肾衰病人的高凝、高黏状态,改善肾血流量,保护残余肾功能,减少蛋白尿,延缓 DN 的发展[12]。辨证选用,能提高临床疗效。

参考文献

[1]邓春颖,李秀钧.改善β细胞功能与持久稳定控制血糖新理念及临床实施共识[J].实用糖尿病杂志,2005,(3):3-4.

[2]丁学屏.中西医结合糖尿病学[M].北京:人民卫生出版社,2004.

[3]林兰.现代中医糖尿病学[M].北京:人民卫生出版社,2008.

[4]杨维波,焦建洪,董淑华.大柴胡汤对2型糖尿病模型大鼠血糖的影响[J].中医药临床杂志,2019,31(11):2119-2123.

[5]胡济源,柳红芳,张向伟.糖尿病肾病"精损络瘀"病机探讨[J].北京中医药大学学报,2019,42(1):8-11.

[6]李云巍,牛艳芬,黄年旭,等.黄芩苷对四氧嘧啶致小鼠糖尿病降糖作用的研究[J].昆明医学院学报,2009,30(6):5-8.

[7]王雪茵,高文远,蔡兵,等.黄连素治疗Ⅱ型糖尿病的机制及临床疗效[J].解放军药学学报,2007,23(6):441-444.

[8]贾忠辉,刘志红,郑敬民,等.大黄酸和辛伐他汀对db/db糖尿病小鼠脂代谢紊乱和肾脏保护作用的比较[J].肾脏病与透析肾移植杂志,2006,15(3):233-239.

[9]陈秀芳,董敏,雷康福,等.葛根素对高血糖模型大鼠降糖作用的机制研究[J].中国药学杂志,2010,45(16):1242-1246.

[10]赵蒙蒙,谢梦洲,李路丹,等.鬼箭羽对2型糖尿病大鼠胰岛β细胞形态学的影响[J].湖南中医药大学学报,2010,30(3):14-16.

[11]许成群,徐明松,王元.黄芪治疗糖尿病肾病研究近况[J].实用中医药杂志,2011,27(3):215-216.

[12]许成群,徐明松,王元.大黄治疗糖尿病肾病的研究概况[J].中医药导报,2011,17(4):123-125.

刘启秀

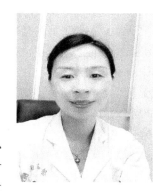

医家小传

  刘启秀，女，1973年10月出生于安徽省广德市。现广德市中医院内分泌科副主任医师，安徽省中医药学会内分泌专业委员会委员，安徽省全科医师协会皖江内分泌糖尿病专科联盟理事会理事，安徽省宣城市内分泌学会委员。曾在《中医药临床杂志》发表论文《自拟葛枳术药汤治疗糖尿病胃肠病变临床体会》。

  1992年毕业于安徽芜湖中医学校，后继续深造于安徽中医学院，有着扎实的中医基础理论知识和热爱学习研究中医临床的强烈兴趣。从事中医临床工作近30年，内分泌临床工作10余年。曾赴浙江省中医院消化内科和安徽省立医院内分泌科进修学习。学习期间跟随中西医专家老师侍诊学习，抄方问师，中西医理论及诊疗技能大步提升。实践于临床多年，擅长内分泌、消化内科及妇科月经病的临床诊疗尤其运用中医药调治，另在风湿类风湿关节炎、颈肩腰腿痛、慢性肾病等疾病的中医治疗上也积累了一些宝贵的经验。

  多年行医，谨记"大医精诚"——先发大慈恻隐之心，誓愿普救含灵之苦。关心病人实际，珍爱其身体，站在对方立场为其着想。在临证过程中，注重整体观念和辨证论治，强调"治未病"的精神，重视"护卫中气""肝脾肾同调""气血同治""饮食起居情绪养护"等综合调治以及"辨证辨病相结合"，临证用药非常重视安全合理用药。对一些难治疾病，各取中西药所长进行中西医结合治疗，同时尽量避免药物可能带来的副作用，重视人体"正气"的养护。勤奋钻研中医的同时积极学习西医所长，融会贯通，为临床所用，同时用更加宽阔丰富的思维去提升中医实践能力，更好更安全更有效地服务病人。以"大医精诚，止于至善"为追求，以传承中医、发扬中医、服务社会和人民为己任，不断探索，努力创新。

临证经验

一、闭经不孕

1. 现代医学认识

闭经即女性年过18岁而月经未行或月经来后连续停经3个月以上。分原发性和继发性,原发性闭经指年满 18 岁还没有来月经,多为先天性生殖器官发育异常所致;继发性闭经指既往曾有过正常月经,现停经 3 个月以上,多由于生殖内分泌系统或全身疾病所引起。闭经可引起不孕,一是由于某些疾病引起下丘脑—垂体—卵巢轴某一环节功能失调而导致卵巢无排卵;二是由于子宫本身病变使孕卵无法生长或着床。继发性闭经引起不孕多为功能性不孕症,即指无确切原因的不孕症,亦即排除生理缺陷等先天性因素、器质性病变等后天因素后,女性内分泌功能障碍或内分泌失调所致的不孕,主要指排卵功能障碍性和黄体功能不全性不孕。

2. 中医病因病机

闭经属中医"经闭""不月""经水不通"等范畴。中医认为闭经原因有虚实两端。虚者,多因肾气不足,冲任虚弱;或肝肾亏损,精血不足;或脾胃虚弱,气血乏源;或阴虚血燥等导致精亏血少,冲任血海空虚,源断其流,无血可下,而致闭经。实者,多为气血阻滞,或痰湿流注下焦,使血流不通,冲任受阻,血海阻隔,经血不得下行而成闭经。中医学认为,如果肾气盛,天癸成熟并使任脉流通,冲脉气盛,作用于子宫冲任,使之气血调和,男女适时交合,两精相搏则胎孕乃成。而不论虚实诸因导致冲任失调,气血不和,均会影响胎孕之形成,导致不孕。《黄帝内经·素问·上古天真论》中指出,女子到了 14 岁,肾气渐旺盛,在肾的刺激推动下,一种促使人体生长发育的阴精物质天癸产生,并逐渐成熟,成为受孕的基本物质。当冲任二脉气血旺盛,相互沟通,月经就初潮,按时而下,具备了生育能力。当男女"两精相搏,合而成形",一个新的生命由此开始。如果以上的某一环节发生异常,即可导致受孕障碍。故肾虚为功能性不孕不育主因,所谓"肾藏精,主生殖",而女性又以血为主,血是经、孕的基础,如果血液运行不畅,淤血于内,则会产生痛经、经下血块、月经量少等多种月经病,而脾虚则生化无源而致经血量少而难孕。女子又以肝为先天之本,肝藏血,主调节和疏泄功能,肝的功能异常亦可导致不孕。因此肝、脾、肾功能失调也是不孕的重要原因。

典型病案

张某,女,26 岁,2019 年 7 月 4 日初诊。多年月经不调,结婚 3 年未孕,停经近 3 月。患者已结婚 3 年一直未孕,多年一直月经不调,少则月余、多则近半年一行,每次行经腹痛剧烈,量时多时少,夹有血块。曾于我院妇产科检查性激素六项,睾酮稍偏高,子宫附件未见异常(其丈夫曾于外院检查,未见明显异常)。2018 年 7 月前往湖州医院诊治,给服达英半年,月经按月来潮但极少,医生告知需要减肥(当时体重 65 kg),后患者节食 1 年余期间不食米饭面食等主食,于 2019 年 3 月检查发现血糖高,当时空腹血糖 11.9 mmol/L,未用降糖药,继续维持原来生活方式,5月21日因并发糖尿病酮症于合肥××医院诊断"1型糖尿病"住院(住院期间查三大常规、生化、性激素六项、甲状腺及功能等均未见异常),后好转出院。三餐前门冬胰岛素6 U,地特胰岛素8 U,睡前皮下注射,血糖控制尚可,但月经紊乱如前。来诊前末次月经4月23日,量很少,点滴色黑有腹痛(再之前1次是2019年1月4日,月经同前)。刻下纳食不馨、量少,神软乏力,胸胁不适,大便质稀,1~2次/天,小便尚正常。

既往史:既往痛经多年,近2~3年月经不调渐严重。否认既往其他特殊疾病史。

查体:神清,精神软,身高158 cm,体重50 kg,BMI 20 kg/m²,面色恍白,心肺(-),双下肢不肿。舌淡苔薄腻,脉细滑。

西医诊断:继发性闭经,功能性不孕症,1型糖尿病。

中医诊断:闭经(脾虚湿滞,气血两亏),消渴病。

中医治法:健脾除湿、益气养血。

中医处方: 党参15 g　　茯苓15 g　　白术10 g　　甘草5 g
　　　　　　陈皮10 g　　姜半夏10 g　　当归15 g　　炒白芍10 g
　　　　　　川芎10 g　　白扁豆15 g　　山药30 g　　炒麦芽20 g

7剂,水煎服,每日1剂,早晚分服。

二诊:2019年7月12日,服药6剂后月经来至,量少色黑,腹痛,点滴未净,大便日一行,质稀较前好转,小便正常。纳食仍较少,夜眠差。舌淡苔薄,脉弦细。治拟健脾养肝、化瘀止血。

处方:上方改党参为红参10 g,去白扁豆、山药,加山茱萸10 g,酸枣仁10 g、三七粉^(分冲)5 g。再服5剂,煎服法同前。

三诊:2019年7月18日,服中药2天月经干净,因家事烦累郁闷,觉口干,咽喉干痛,眼部不适,纳食腹胀,大便干结2日一行。舌红苔少,脉弦细数。治拟疏肝清热、健脾理气。

处方:守方去红参、三七粉,加丹皮10 g,栀子10 g,柴胡10 g,薄荷^(后下)5 g。

7剂,煎服法同前。

三诊7剂后诸症悉平,予八珍汤加用黄芪、大枣等健脾益气养血,山药、巴戟天补肾之阴阳善后。之后每1~2周复诊1次,经前期拟疏肝解郁,理气活血,用丹栀逍遥散合当归芍药散加减;经至腹痛、经期延长则温经祛瘀,益气养血,用温经汤合当归芍药散加减;经后期益气养血,健脾补肾用如八珍、地黄汤类。如此调理,患者分别于二诊(2019年7月12日)、五诊(2019年8月4日)、九诊(2019年9月7日)月经来潮,九诊以后痛经症失,月经量、色、质及经期基本正常,于十三诊(2019年

10月8日）月经未至，查尿 TT 阳性，B 超检查示早孕。历时 3 月共服中药 87 剂，成功受孕。孕期随访血糖（一直胰岛素控制）尚可，于 2020 年 6 月顺产一男婴，满月后抱子面谢。

按语： 中医认为闭经发病机理有虚有实，病因分型复杂，有肾虚、脾虚、血虚、气滞血瘀、寒凝血瘀和痰湿阻滞等等。该患者为继发性闭经导致功能性不孕，自初潮后多年月经不调，素有脾肾亏虚，气血不足，结婚三年一直未孕，家庭对其压力较大，故又有长期肝郁，日久肝郁气滞，肝郁脾虚，气血不足，故而痛经、月经量少。来诊前因调经减肥误区一年未进食米饭面粉类主食，来诊时舌淡脉细，食少便溏，可以推断患者多年脾肾亏虚，又夹肝郁脾虚有湿，气血乏源极度虚弱导致闭经，消渴发病亦当与之有关（长期未进五谷致脾气更虚）。先取方六君子合当归芍药，健脾和中除湿，益气养血调经。六君子汤健脾益气、化痰除湿对长期肝郁脾虚、湿阻中虚甚为适宜，四君子益气健脾，陈皮、半夏和中除湿；当归芍药散载于《金匮要略》，方中重用芍药以柔肝养血，白术、茯苓健脾益气，泽泻淡渗利湿，佐当归、川芎养血活血。诸药合用，共奏养血调肝、健脾利湿之功。该方所治疾病诸多，详审其病机为血水同病者，则不必拘泥于经方条文所述之"妇人腹中诸疾痛"，临证可据异病同治之则灵活运用。患者平素生活工作压力较大，焦虑烦躁，为肝郁气滞的体质，故烦躁易怒，经前乳房胀痛。气滞日久易化火，肝火旺盛，火热之邪易灼伤津液，导致月经量少。丹栀逍遥散疏肝解郁泻热，健脾养心调经。病程中反复肝郁气滞、时而化火也是因为气血亏虚，肝无血以藏，故而失于疏泄导致。用方中一直益气养血、健脾补肾以资其源，同时疏肝理气使肝气条达，藏泄有常，气血和调，故而月经渐渐正常自然受孕。

本人在调理月经病、闭经或者不孕时，多从病因、体质、情绪、饮食几方面入手，有虚者补虚，有实者泄实，注重建立正常的月经周期和调理月经的色、质、量。大多女性不孕的原因属于月经不调，因此首先要调理女性月经，在临床治疗过程中，发现只要女性月经正常则排卵正常，利于受孕。另外重视脾肾与月经的关系，配合阴阳的消长，顺应生理周期，对该患者经前期多疏肝解郁，经期则多温经化瘀，经后期则注重补益气血，期间一直注意健脾助运补肾阴阳；同时注重对患者进行心理疏导，减轻病人疾病心理负担，培养放松开心情绪以利"肝气条达、疏泄有常"，如此则脾气健运，气血和调，而这正是保持月经如期而至、色量正常的关键要素。同时告知规律作息、适度运动、合理营养（包括合理的中药食疗），这也是保证和巩固疗效防止病复的重要保障。

参考文献

［1］闭经中医诊疗技术［J］.中国中医药报，2010-09-10.

［2］黎嘉莉，陈丹.逍遥散治疗肝气郁结型经闭临床观察［J］.实用中医药杂志，2018,34(3)：304.

［3］华苓.中医辨证施治,远离功能性不孕不育［J］.益寿宝典,2018,(12)：43.

［4］曹好馨,乐永红,曾斌芳.曾斌芳教授运用当归芍药散临床经验举隅［J］.中医药导报,2018, 24(3)：117-118.

［5］魏喜娇,丛慧芳.丹栀逍遥散治疗月经量少1例［J］.实用中医药杂志,2017,33(5)：580.

［6］陈梦娜.中西医结合治疗女性不孕症的系统评价［J］.实用妇科内分泌电子杂志,2019,6 (25)：45,50.

二、痛风

1. 现代医学认识

痛风是一组嘌呤代谢紊乱所致的疾病,其临床特点为高尿酸血症及由此引起的痛风性急性关节炎和关节畸形,常累及肾脏,引起慢性间质性肾炎和尿酸肾结石。痛风性关节炎主要是由于尿酸盐在骨质、软骨、滑囊和关节囊中积累而导致的炎症类反应,是当前较多见的无菌性炎症中的一类,有着剧烈疼痛和自限性的特点。尿酸是嘌呤代谢后的最终产物,尿酸的含量过高是导致痛风性关节炎的最主要因素。

2. 中医病因病机

痛风属于中医学痹症的范畴。中医学"痛风""热痹""历节""白虎历节"等疾病,与现代医学之嘌呤代谢紊乱及或尿酸排泄减少所引起的一组异质性疾病"痛风性关节炎"极相吻合。本病的发生主要与饮食不节、素禀失调、脏腑不和、年高体衰等相关。其发病机制有:①脾肾亏虚为本。中医学认为,脾主运化水谷精微,化生气血,为后天之本,肾藏先天之精,脾肾两虚,则水谷运化、水液代谢失衡,继则水湿内聚,聚湿成痰,郁久化热,痰湿互结,痹阻经脉,发为痛风。本病多由先天禀赋不足,或年迈脏气日衰,加之饮食不节,恣食肥甘厚味,脏腑功能失衡引起,以脾肾二脏功能失调为主。②湿、痰、瘀为标。湿热之邪为痛风的基本病理产物,先天禀赋不足、脾肾亏虚、时令变换、环境湿冷、饮食不当等,致使机体卫气不固,风寒湿邪入侵,流注经络关节为病。如《金匮翼》云:"所谓阳遭阴者,脏腑经络,先有蓄热,而复遇风寒湿气客之,热为寒郁,气不得通,久之寒亦化热,则痹熻然而闷也。"③浊毒贯穿其中。现代医学认为,高尿酸血症是痛风的重要生化基础,痛风必伴有高尿酸血症。而从中医学的概念上讲,这种在体内积聚过多而产生对机体毒害作用的物质可称为"毒",而痛风的病因——高尿酸血症乃湿浊之毒也。毒邪致痹故而有急性发作时疼痛严重的临床特点。毒邪分内毒和外毒,其中内毒有着更加重要的作用。脾胃失司,内生浊毒;肾失开阖,酿生浊毒;三焦不利,清浊相混共同导致内生之毒。外来毒邪则是风寒湿热等邪气郁而成毒。急性期有脏腑积热,内伏毒邪,遇因触动,毒攻骨节;热毒煎熬,津液停滞,酿生痰瘀。间歇期则伏毒内蕴,伺机待发,毒伏日久,伤人正气。

典型病案

江某,男,38 岁,未婚。广德市东亭乡人。2018 年 2 月 1 日初诊。痛风10 多年,再发膝踝关节痛 10 余天。

患者 10 多年前始发膝踝关节痛,诊为"痛风",每年发作数次,每次均静滴激素类药物缓解。近几年疼痛次数增加症状加重,输液激素、口服止痛药量次增加。10 余天前再发膝踝关节痛明显,右下肢为甚,伴肢体关节多处疼痛,自觉肢软乏力来诊要求住院。病程中无关节畸形,无畏寒发热,无皮疹改变,无腹痛腹泻,无肢体水肿。大便偏稀,日 1 行,小便偏多,夜尿 1~2 次,饮食正常,夜眠欠佳。患者幼时受伤后轻度智障,文盲,一直未婚。有"血压偏高"史1 年,未服药(具体不详)。查体:T36.8℃,P78 次/分,R20 次/分,BP140/80 mmHg,身高 172 cm,体重 75 kg,神志清,精神欠佳,形体中等,心肺腹部无殊,双下肢无水肿,右膝及踝关节略肿胀,压痛明显,未见明显皮色改变。舌质暗胖边有齿痕,脉弦滑。

辅助检查:查生化示:UA430.7 mmol/L,K5.59 mmol/L,同型半胱氨酸 13.4 μmol/L,余未见异常。血常规(五分类):单核细胞数 0.80×10^9/L,淋巴细胞比率14.70%,单核细胞比率 10.70%。尿常规、大便常规、ACR 未见异常。甲状腺功能三项未见异常;风湿免疫全套示-C-反应蛋白 12.1 mg/L。肝胆胰脾肾 B 超示轻度脂肪肝,余未见明显异常。膝关节摄片示退行性膝关节炎。

西医诊断:痛风性关节炎,退行性膝关节炎,高血压。

中医诊断:痛风(肝肾亏虚证),眩晕。

中医治法:补益肝肾、祛湿通络。

中医处方:方拟独活寄生汤化裁。

独活 10 g	桑寄生 15 g	当归 10 g	川芎 10 g
杜仲 10 g	牛膝 10 g	茯苓 15 g	伸筋草 15 g
狗脊 10 g	骨碎补 15 g	白芍 30 g	炙甘草 15 g

12 剂,水煎服,每日 1 剂,早晚分服。

二诊:2018 年 2 月 24 日。服药 5 天后膝踝关节及右下肢疼痛明显减轻,继服中药 1 周,右膝关节肿胀已不明显。大便成形,日一行,夜尿 1 次。舌胖质略红,苔薄,脉弦滑。复查肾功能示:尿酸 493.7 μmol/L,同型半胱氨酸15.4 μmol/L。

处方:上方去伸筋草、白芍,加萆薢 15 g、土茯苓 15 g。

14 剂,煎服法同前。

三诊:2018 年 3 月 9 日。膝踝关节及右下肢关节肿胀疼痛已不明显,近日劳作觉双下肢乏力,时有腰酸,头晕眼花。舌红苔少,脉弦细。查肾功能示尿酸

253.6 μmol/L。

处方：2018年2月24日方去萆薢、土茯苓，加萸肉15 g、黄芪30 g、枸杞子15 g。14剂，煎服法同前。

三诊后未再有关节肢体疼痛，后天气渐热又出现夜间烦热盗汗，睡眠欠佳，小便色黄，大便偏干。舌红绛苔少，脉细数。守地黄汤（知柏和六味）加减自合用芍药甘草汤。共辨证调整服用中药（自2018年5月17日以后中药每2日一剂）半年，未再使用任何激素药物，肢体关节未再明显不适，精神、睡眠、大小便基本正常，多次查血尿酸在300 μmol/L以下，2018年7月6日后随访血压一直正常。2019年10月8日患者来诊复查血压、肾功能正常（尿酸320 μmol/L），诉1年多未发肢体关节痛，身体无不适。

按语：中西医诊治"痛风"有别，西医疗法在急性期以消炎镇痛为主，常用秋水仙碱、非甾体抗炎药、糖皮质激素等，在间歇期、慢性期多用促尿酸排泄或抑制尿酸生成的药物，但往往副作用较多，控制效果欠佳，病情容易反复。中医认为痛风急性期多为痹症中的热痹，间歇期和慢性期多为痹症中的脾肾亏虚和肝肾亏损型。本人诊治痛风急性期多用四妙散，加用清热活血通络止痛（赤芍、丹皮、泽泻、忍冬藤等）及有助降尿酸作用（土茯苓、萆薢等）中药，往往症状缓解和尿酸指标下降都很明显。但该患者当属于"痛风"慢性期，时有疼痛发作，其既往就是西医治疗的典型病例，每次发作时激素输液控制，渐发作疼痛次数增加，每次发作激素用量、止痛药逐渐增加仍效果不佳。长期使用激素治疗的病人容易出现肾之真阴真阳耗损之象，该患者年龄仅38岁，应用激素控制痛风10多年，肾阴肾阳均受损，初诊时患者膝关节摄片检查已经显示有退行性膝关节炎，跟激素长期使用之副作用是有关的。来诊时天气较冷，患者表现身体多处关节疼痛，膝踝关节右下肢明显，并无红肿等皮色改变，自觉肢软乏力。双下肢无水肿，右膝及踝关节略肿胀，压痛明显，未见明显皮色改变。舌质暗胖边有齿痕，脉弦滑。根据症状、舌脉，中医辨证当属肝肾亏虚、寒湿痹阻。治用独活寄生汤加减。方中独活、桑寄生祛风除湿、养血和营、活络通痹为主药；牛膝、杜仲、狗脊补益肝肾、强壮筋骨为辅药；川芎、当归、芍药补血活血，茯苓、甘草益气扶脾，均为佐药，使气血旺盛，去除风湿，又佐以伸筋草祛风湿、伸筋止痛。中医临床研究独活寄生汤可祛风湿，养气血，补肝肾，止痹症，不仅可治疗多种骨关节疾病，对骨质疏松、骨折等疾病均有很好效果。患者服用五剂后，关节及下肢疼痛明显好转，继进10余剂后关节肿胀疼痛稳定，但查血尿酸升高，调整方药（加用萆薢、土茯苓）及饮食后尿酸好转。之后天气渐热，患者复诊，观察其长期舌红苔少，盗汗身热，腰膝无力，容易外伤，不仅肝肾阴亏，真阴不足，且阴虚生内热征象明显，用知柏地黄汤合芍药甘草汤滋阴清热，补益肝肾，调治一段时间阴复热退。继续滋肾养阴以地黄汤合芍药甘草汤应用，2月后复诊查舌脉示阴平阳复，告知注意合理饮食休息调养。过程中一直合用芍药甘草汤,此方出自《伤寒论》,其作用补血养肝,缓急止痛,配合地黄汤共奏补益肝肾,填补了因长期使用激素肝肾之真阴亏损,可看做内毒已除,外毒不复。时隔年余患者来诊,诉痛风不仅未再发作,曾经之高血压也完全正常。分享此病例意在告知同道诊治痛风仅用激素可以看做治疗误区或者仅治标未治本,尤其长期反复大量应用激素给患者带来的副作用之大必须要正视,否则就是贻害病人。而通过中药补肾清热、利湿通络、活血止痛治其标;滋肾养肝、利湿泄浊、调和阴阳调其本,另注意饮食营养、休息调摄完全可以达到使病情稳定,很少复发之目的。

参考文献

[1] 张洪瑞.现代医学对痛风性关节炎发病机制的认识分析[J].中国实用医药,2017,12(6):196-197.

[2] 潘婷,毛晓明.痛风中医病因病机研究概况[J].世界最新医学信息文摘,2016,16(55):37.

[3] 史宏,张静,蒋志洪,等.浅谈现代医学痛风性关节炎的中医治疗[J].黑龙江中医药,2008,37(3):60-62.

[4] 赵智强.略论痛风、高尿酸血症的中医病因病机与治疗[J].中医药学报,2009,24(5):46-47.

[5] 考希良.从毒邪角度探讨痛风性关节炎中医病因病机[J].环球中医药,2011,4(6):460-461.

[6] 杨活,刘文庚.独活寄生汤治疗骨质疏松性骨折的临床研究[J].陕西中医,2015,16(2):191-192.

三、甲状腺相关性眼病

1. 现代医学认识

甲状腺相关眼病(GO)是一种与甲状腺功能异常相关的器官特异性自身免疫性疾病。临床症状和体征包括眼红、眼痛等刺激症状,由眼睑退缩和突眼引起的凝视症及眼睑水肿,重者会引起限制性斜视、复视,暴露性角膜炎和视神经病变等。现代医学对甲亢眼病发病机理的认识尚不明确,研究表明可能是体液免疫和细胞免疫共同作用的结果。其发病机制可能是由于眼外肌膜与甲状腺交叉抗原表达,导致眶内活性 T 细胞浸润,这些 T 细胞释放出各种细胞因子,刺激成纤维细胞分泌葡萄糖胺聚糖(GAG),大量亲水性 GAG 的堆积,导致出现眶周水肿、突眼等一系列症状。因此,眶内活性 T 细胞分泌的细胞因子在 GO 的发生、发展中起重要作用。导致 GO 的主要危险因素有甲状腺炎症、外伤、手术、功能异常以及感染、辐射、恶性肿瘤等。Graves甲亢与 GO 的发病有密切的联系,可能原因有以下几个方面:①眼眶与甲状腺解剖部位比较接近,有利于抗体、细胞因子、单核细胞等从甲状腺向眶内组织转移;②从甲状腺释放的某些蛋白质在眼眶内成为自身免疫攻击的目标;③甲状腺与眼眶内组织有交叉抗原存在,如促甲状腺激素受体等。

2. 中医病因病机

从中医而论,甲状腺相关性眼病归为"瘿病(或者瘿气)突眼"范畴,多属目疾中的"神目自胀""肿胀如杯证""状如鱼胞证""鹘眼凝睛症"等范畴。本病多由喜怒不节、七情过极,或湿热内积、风邪外袭所致。忧念气结,肝失疏泄,肝气郁结,气郁化火,则上扰空窍;湿热内积,蕴久成痰,血滞成瘀,或肝木侮土,脾虚失健,痰湿内盛,加之风邪外袭,风热上扰空窍,则致郁火痰瘀,凝结于眼而见畏光流泪,面红目赤,目瞳炯炯有神,如怒视之状,若庙塑凶神之目,或见眼睑肿胀、下垂,上睑后缩,眼睑闭合不全。病久不愈,耗动肝肾之阴,终致肝肾阴虚,目睛失养,或阴虚火旺,虚火上炎;阴亏既久,渐损及阳,阴阳两虚,而见目突、复视、视物不清,甚则失明。主要发病机理在于肝热内郁、气阴两虚兼痰湿内阻。

典型病案

患者李某,女,48 岁,广德市桃州镇卢村乡人。2017 年 3 月 14 日初诊收住。

主诉:"甲亢"史半年,突眼加重并畏光流泪半月。

现病史:患者半年前因突眼、心悸检查诊断为"甲亢",一直服用赛治5～7.5 mg,每日 1 次,半月前突眼加重并畏光流泪涩痛,复查甲功三项示:FT 37.12 pmol/L,FT4 19.72 pmol/L,TSH 0.006 μIU/L,查眼眶 CT 示眼外肌增粗(呈长 T1 略长 T2 信号),诊为"甲亢眼病",加量服用赛治至 10 mg,每日 1 次,仍觉突眼不适畏光流泪涩痛来诊。刻下双眼眼睑红肿高突,流泪涩痛,时有复视,眠差心烦,纳食不馨,带下较多、色黄,大便每日一行,质偏稀,小便偏少色黄。

查体:BP100/80 mmHg,体重 55 kg,体型中等,中重度突眼。眼睑肿胀发红明显,睑裂减小,轻度眼结膜巩膜充血,浅表淋巴结未及肿大。颈软,双侧甲状腺Ⅱ度肿大,质软,心肺腹部(－),双下肢无水肿。舌红苔薄黄腻,脉细。

西医诊断:甲状腺功能亢进症(Grave's 病)Grave's 眼病。

中医诊断:瘿病(或者瘿气),突眼(肝胆湿热证)。

中医治法:清利肝胆湿热。

处方:
龙胆草 3 g	栀子 10 g	黄芩 10 g	柴胡 10 g
生地 10 g	车前子^(包煎)15 g	泽泻 15 g	枸杞子 10 g
菊花 10 g	白芍 10 g	草决明 20 g	白蒺藜 10 g
茯苓 20 g			

10 剂,水煎服,每日 1 剂,早晚分服。

二诊： 2017 年 4 月 15 日。服药后眼睑发红涩痛好转,出院时带药 10 剂,畏光流泪明显减轻,自行停药 10 天,近日双眼肿胀复作,伴太阳穴处抽掣样疼痛,心烦郁闷,舌红苔薄,脉弦细。

处方： 牡丹皮 10 g　　　栀子 6 g　　　当归 10 g　　　白芍 30 g
柴胡 10 g　　　茯苓 10 g　　　炙甘草 10 g　　　薄荷^(后下)5 g
菊花 15 g　　　枸杞 15 g　　　夏枯草 30 g

7 剂,煎服法同前。

三诊： 2017 年 4 月 21 日。服药后头痛减轻,双眼肿胀减轻,眼睑结膜轻度充血,时畏光流泪,舌质红苔薄腻,脉滑数。

处方： 龙胆草 3 g　　　栀子 6 g　　　黄芩 10 g　　　柴胡 10 g
菊花 15 g　　　枸杞子 10 g　　　浙贝母 12 g　　　丹参 30 g
夏枯草 30 g　　　车前子^(布包)30 g　泽泻 20 g

14 剂,煎服法同前。

四诊： 2017 年 5 月 11 日。双眼轻中度肿胀,发红畏光流泪基本症失,颈前不适,心烦失眠,口干苦,大便质稀,小便短赤,舌苔黄腻,脉滑数。

处方： 牡丹皮 10 g　　　栀子 10 g　　　当归 10 g　　　柴胡 10 g
白芍 15 g　　　茯苓 20 g　　　黄芩 10 g　　　黄连 5 g
生石膏^(先煎)20 g　菊花 10 g　　　夏枯草 15 g　　　丹参 20 g
牡蛎^(先煎)30 g

14 剂,煎服法同前。

守方调治月余,双眼睑仅轻度肿胀,已再无发红、畏光、流泪等不适。饮食、睡眠稳定。嘱注意眼部防护、少用眼、充分休息,精神放松,需定期监测甲状腺功能、维持正常。随访已有 2 年余,眼部状况一直稳定。2020 年元月初复诊,双眼轻微眼突,未再不适感。

按语： 甲亢突眼有非浸润突眼(良性突眼)和浸润性突眼(恶性突眼)。迄今为止尚无任何一种药物能有效治疗甲状腺相关眼病并长期缓解。以往的研究表明大剂量甲泼尼龙冲击疗法、大剂量丙种球蛋白静脉滴注、环孢霉素 A 或雷公藤类制剂可能有一定疗效,但这些药物不是副作用较多难以长期应用,就是疗效欠佳、缓解率较低,或是费用较高、难以承受。甲亢的积极治疗会使部分病人眼征缓解。该患者当属"非浸润突眼",建议患者积极治疗甲亢的同时并用中药治疗。其发病病位与肝脾肾有关,且主脏在肝。因肝开窍于目,主藏血,主疏泄,目受血而能视。患者眼睑红肿,畏光流泪涩痛,开始轻度结膜巩膜充血,心烦眠差,纳食不馨,带下较多色黄,舌红苔薄黄腻,脉细。中医辨证当为肝胆实火上炎,肝经湿热下注,肝火上炎热扰肺经而有白睛红赤充血,肝热内郁耗伤肾水而有眼珠涩痛流泪,故治疗用清肝泄火,健脾渗湿,散结消肿。先用龙胆泻肝汤化裁,方用龙胆草、栀子、黄芩、柴胡、生地,清泻肝胆之热;枸杞子、白菊花、白芍、草决明、白蒺藜养肝阴;车前子、泽泻利水渗湿,明目消肿。服药后症情明显好转,停药后症复且出现热伤心肝之阴,肝郁脾湿之象,改为丹栀逍遥合泻心汤进一步泻心清热,疏肝养阴,健脾利湿。同时控制甲状腺功能稳定,它症若失后,继拟丹栀逍遥加味(夏枯草、浙贝母、丹参)以疏肝健脾、化瘀散结,前后共进 70 余剂中药后眼病稳定,嘱监测并用小剂量抗甲亢药物维持甲功正常,同时认真养护,监测病情,眼病一直稳定。该患者甲亢相关性眼病诊治体会是肝胆经湿热阻滞易致眼病症状急性发作,而病久肝郁化热则以耗伤心肝之阴,如此虚实交替致病情缠绵反复发作或加重,致局部(眼部)经络阻滞,瘀结增生,致突眼明显。据症用药,灵活变通,清肝胆湿热之时,防苦寒碍中、利湿伤阴(用龙胆泻肝汤时注意苦寒药用量并加味炒白芍、白蒺藜、枸杞子清养肝阴等药),清肝解郁养阴之时加用活血消瘕软坚散结(丹栀逍遥散加味丹参、夏枯草、浙贝母等),据病症急缓实虚给药,标本兼顾,同时配合必要的西医治疗稳定甲功。有学者研究小剂量抗甲亢药物可防治 Graves 眼病的进一步加重或出现,也有临床研究验证中药能增强机体免疫功能,有利于减轻眼球后和眼眶周围结缔组织的水肿,并促进水湿排泄,从而降低眼球后压力和减轻突眼度。同时嘱眼部防护,注意精神放松多休息,保持乐观情绪,结果取效良好,至今病情稳定未复。

参考文献

［1］王韧琰,钟勇.甲状腺相关性眼病研究新进展[J].国际眼科杂志,2009,9(7):1334-1337.

［2］廖世煌,黄仰模,李丽霞.甲眼消合并他巴唑治疗甲状腺机能亢进症突眼的临床观察[J].中国中西医结合杂志,2000,20(6):433.

［3］孙莹,谢丹红.格雷夫斯眼病的诊治[J].新医学,2009,40(3):196-199.

［4］温智峰.加味小柴胡汤治疗甲亢突眼及对彩色多普勒临床观察[J].陕西中医,2012,13(8):1040-1042.

［5］李双庆,王翠英.Graves 甲亢与 Graves 眼病关系探讨[J].四川医学,1999,20(6):589-590.

［6］王坚,王竹兰.甲状腺眼病的免疫治疗[J].河北医药,2000,22(6):420-421.

四、糖尿病肾病

1. 现代医学认识

糖尿病肾病(DN)是糖尿病最典型的微血管并发症之一,主要是指糖尿病肾小球硬化症,为糖尿病特有的肾脏并发症。糖尿病患者肾衰竭是 DN 发展的结果,同时也是导致该病患者死亡的原因之一。DN 的基本病理变化为肾小球肥大,细胞外基质产生增多和肾小球硬化。糖代谢异常、细胞因子、氧化应激、遗传基因背景以及由此引起的肾脏血流动力学改变在 DN 的发病过程中起着非常重要的作用，DN 的病理进程是以上多种因素综合作用的结果。40%的糖尿病患者最终进展为糖尿病肾病，有微量白蛋白尿的糖尿病患者 5～10 年内进展为临床肾病。

2. 中医病因病机

糖尿病肾病属于祖国医学中"消渴病"之变证——"水肿""肾消""肾衰"等范畴，因消渴病日久，气阴耗伤，累及脾肾，脾肾亏虚，脾虚湿浊内生，气虚血运无力，瘀阻肾络，肾失封藏，致精微外泄（蛋白尿），日久肾功渐至虚损甚而衰竭。证属本虚标实，本虚为气血阴阳俱虚，其中气阴两虚贯穿始终，标实为湿浊和淤血，而且随着病程延长病情进展会有不同的阴阳虚实表现。中医学将糖尿病肾病归入"肾消""水肿"等范畴，又称"消渴病肾病"。该病产生的病因病机有：①禀赋缺失，脏腑柔弱。尤其是脏腑中的脾肾两虚，导致患者气虚阴衰，长此以往产生水湿、血瘀等实邪，其既是病理变化产物，又是诱发病情进展的主要因素。②饮食不节，积热伤津。糖尿病患者长期饮食不节，过量食用肥甘厚味和酗酒可加重脾胃损伤，对其肾脏功能造成负面影响，导致积热混杂趋下诱发糖尿病肾病。③情志失调，郁火伤阴。患者长期处于精神紧张、过度忧思状态可造成其肝失疏泄，肝气郁结，从而化火伤阴，损脾伤肾，肾失封藏诱发精微下注，形成糖尿病肾病。④劳逸过度，肾精亏损。过度安逸可造成脾肾亏虚；过劳者肾精亏失，导致内生虚火，消渴者水竭，致肾失封藏，精微下注诱发糖尿病肾病。⑤失治误治，延误病机。糖尿病肾病早期缺乏典型症状，患者无法有效察觉微量蛋白尿的出现，因此可能延误预防和治疗的最佳时机，直至发展到临床肾病症状明显，且治疗不可逆。

典型病案

患者陈某，女，58 岁，安徽广德桃州镇高湖村人。2016 年 9 月 12 日初诊。主诉：发现血糖高 8 年，肾功能损害近 2 年，加重 1 个月。病史：该患者 8 年前诊断为"2 型糖尿病"，使用胰岛素多年，现诺和灵 30R 早晚各 12u，平素规则查血糖，控制可，无高血压史。2015 年 1 月检查发现肾功能损害（当时 CR220 mmol/L），诊断"糖尿病肾病"，曾住院中西医结合治疗，肾功能好转出院。之后间断服用金水宝、胰激肽原酶，血糖控制可，半年后肾功能损害再度加重，2016 年 8 月于我院门诊查肾功能 CR280.5 mmol/L，UA440.9 μmol/L，BUN 11.5 mmol/L，胱抑素 C3.6 mg/L，FBG 8.3 mmol/L，血压正常，症见呕恶纳少，肢软乏力，视物尚可，口干肤燥，下肢水肿。前往南京××医院诊治给药（院内肾病制剂），服用半月后来我科门诊查肾功能 CR286.9 mmol/L，UA501.1 μmol/L，BUN 18 mmol/L，胱抑素 C3.3 mg/L，FBG 9.9 mmol/L，尿蛋白（＋＋），umALB 971.9 mg/L，患者自觉呕恶纳差肢软乏力进一步加重，口干肤燥、下肢水肿未见好转，大便 2 日一行，偏干，夜尿 2～3 次，又回来我科就诊。查体：血压 120/80 mmHg，精神软，面色萎黄干燥多皱纹，皮肤干燥脱屑，心肺（－），舌质干燥少津，脉沉细。

辅助检查：眼科检查左右眼视力 0.6 晶体稍浑浊，眼底未见出血及血管瘤。

西医诊断：2 型糖尿病，糖尿病肾病（Ⅴ期）。

中医诊断：消渴病，消渴病肾病（气阴两虚，浊瘀内阻证）。

中医治法：益气养阴、化瘀泄浊。

中医处方：参芪地黄汤加味（免煎剂）。

太子参 2 袋	黄芪 2 袋	淮山药 1.5 袋	熟地黄 1 袋
山萸肉 2 袋	泽泻 2 袋	茯苓 2 袋	丹皮 1 袋
当归 2 袋	生大黄 2 袋	枳壳 2 袋	白茅根 2 袋
菟丝子 2 袋			

14 剂，每日 1 剂，温水冲服。

二诊：2016 年 9 月 27 日。症状大减，呕恶感明显好转，纳食增加，口干减轻，面黄好转，下肢微肿，舌淡红苔薄微干，脉沉细涩。复查肾功能示 CR 229.8 mmol/L，BUN 13.8 mmol/L，UA 530.6 μmol/L，胱抑素 C3.6 mg/L，FBG 8.1 mmol/L，umALB 825.1 mg/L。

处方：上方去枳壳、白茅根，加川芎 2 袋、炒白芍 1 袋。

三诊：守方加减 1 月后（2016 年 11 月 1 日）复查肾功能示 CR217.8 mmol/L，BUN 14.9 mmol/L，UA 581.8 μmol/L，胱抑素 C 3.3 mg/L，FBG 8.8 mmol/L，HbA1C 6.6%。乏力肢软明显减轻，已无呕恶感，纳馨，偶口干，大便日一行，质可，下肢肿消，舌淡红苔转润，脉沉细。

处方：守方改太子参为红参 1 袋，加用附片 1 袋、桂枝 1 袋。30 余剂，服法同前。

四诊：2 月余后（2016 年 12 月 23 日）复查肾功能 CR204 mmol/L，BUN 11 mmol/L，UA 465.9 μmol/L，胱抑素 C4.1 mg/L，FBG8.0 mmol/L，umALB 357.5 mg/L。身体未有明显不适，大小便如常，舌脉同前。

处方：治疗继用当归补血合桂附地黄汤加味大黄等。

五诊：3 月后（2017 年 1 月 13 日）复查肾功能 CR 198.4 mmol/L，BUN 12.2 mmol/L，UA 337.1 μmol/L，胱抑素 C 3.7 mg/L，FBG 8.0 mmol/L，ACR 80 mg/L。症见纳食、精神可，皮肤稍干，舌淡红苔薄微干，脉沉细。拟归芍地黄汤合四君子汤加味，随症微调。到 2017 年 9 月，一年期间每月复查肾功能维持在 CR 220 mmol/L 以下。患者精神、纳食、大小便均可，生活质量可。患者自觉病情稳定要求停用口服中药,改中成药肾衰宁内服。

按语：糖尿病肾病属于糖尿病患者的严重并发症,随着患者病情的发展,会出现肾血管或者肾小球硬化受损情况,如不及时治疗可发展为尿毒症以及肾衰竭等疾病,最终使患者出现死亡,所以在临床上早期诊断,及早治疗就变得十分重要了。目前西医治疗 DN 尚无特效药物疗法,主要通过降糖、降压、调脂、控制饮食、合理运动和休息等生活方式的改变,控制各种危险因素、延缓糖尿病肾病的发展进程。终末期肾病,只能透析和肾移植,本人对临床糖尿病肾病已经出现肾功能损害的患者,在降糖、降压、调脂、扩血管改善肾循环、营养支持的基础治疗上,结合辨证施治中药内服和(或)中药灌肠疗法,很多都取得了单用西药难以取得的临床效果。该患者一直就诊于我科,肾功能不全早期一直表现为气阴两虚,浊瘀内阻。治用益气养阴化瘀泄浊,拟参芪地黄汤加味,方中太子参、黄芪、淮山药、熟地、山萸肉益气养阴、健脾滋肾以培其本,茯苓可健脾利湿,生大黄通腑泄浊,茯苓合黄芪健脾益气利水消肿,当归配黄芪益气补血,配丹皮补血活血,寓补血于行血活血之中,使补而不滞,利于健脾滋肾,肾络疏通;菟丝子温补肾阳,补而不燥,寓补肾阳于滋肾阴之中。全方共奏益气养阴、化瘀泄浊,兼健脾滋肾、养血活血之功,与糖尿病肾病气阴两虚、浊瘀内阻发病机制甚为相符,故而奏效良好。化瘀泄浊之后,即予益气养阴,健脾滋肾,恢复机体气血失衡、脾失渐运、肾失封藏之功能,患者浊瘀内阻、气血两虚之症逐渐好转。继用四君子汤合归芍地黄汤加味健脾滋肾、补气养血,或滋阴温阳,调节肾之阴阳平衡,故效果维持较好。

临证中糖尿病肾病病症病因表现多样,早期多有气阴两虚,后则多有阴阳两虚,病程中可兼湿、瘀、浊毒伴随,有诸多研究表明早期用益气养阴化瘀中药方治疗糖尿病肾病比用西药效果好,有效率明显高。本人体会不仅是在早期,临床糖尿病肾病期同样效果明显。临证有阳虚水泛、浊瘀内阻选用真武汤温阳利水,待阳虚水泛症解,再用健脾益肾(如四君子合地黄汤等),化瘀通络泄浊(加用丹皮、水蛭、大黄等),让脾气健运,肾有所养,肾络疏通。另有湿热壅滞,邪恋肾络,治用清利湿热,补肾通络,拟八正散化裁加味玉米须、蒲公英、白茅根等,待湿去热化,再予补肾泄浊,化瘀通络,恢复肾功等等。总之,辨病辨证相结合,随症调方,灵活应用,但总体原则以滋肾健脾,泄浊化瘀,疏通肾络,恢复机体气血和肾之阴阳平衡为关键。学习名医经验,后期肾功能损害明显,检查血肌酐、尿素氮较高(达 300 mmol/L 以上者)多配合中药保留灌肠,药效通过肠道吸收更快速有效达到通腑泄浊、解毒护肾之效,同样可以达到肾功好转之效。在治疗过程中,教育患者合理饮食营养也是非常重要之一环,糖尿病肾病患者要求低盐低脂低嘌呤优蛋白饮食,告知患者具体食物种类和重量选择及食物搭配很重要,尤其对已经有肾性贫血及营养不良者更应重视,另外劳逸结合注意休息等等,配合药物治疗奏效更好更快。

参考文献

［1］方朝晖.中西医结合糖尿病学［M］.北京：学苑出版社，2011.

［2］包海鹏，于梅，郝迎秋.糖尿病肾病的研究进展［J］.黑龙江中医药，2015，44(1)：84.

［3］李航.糖尿病肾病早期诊断中生化检验指标的临床研究［J］.临床医药文献电子杂志，2020，7
　　(30)：142-143.

［4］李晓萍.浅谈糖尿病肾病的中医病因病机［J］.世界最新医学信息文摘(连续型电子期刊)，
　　2019，19(42)：214.

［5］陈志强，方敬，王月华，等.益气养阴消癥通络中药治疗早期糖尿病肾病的临床观察［J］.中国
　　中西医结合肾病杂志，2015，16(11)：962-964.

［6］徐潇蓉，唐英，赵洁，等.益气养阴化瘀汤联合胰激肽原酶肠溶片治疗早期糖尿病肾病的临
　　床疗效观察［J］.中国初级卫生保健，2016，30(8)：78-80.

［7］程森华，陈安，方朝晖，等.丹蛭降糖胶囊对早期糖尿病肾病患者血 NF-κB 和尿微量蛋白排
　　泄率及中远期疗效的影响［J］.中华中医药学刊，2014，32(10)：2338-2341.

［8］安徽省中医药管理局，安徽省中医药学会.安徽国医名师临证集萃［M］.合肥：安徽科学技
　　术出版社，2017.

吴丽敏

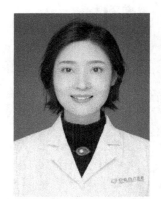

医家小传

  吴丽敏,女,1977年出生于安徽省歙县,中国共产党党员。中国科学技术大学附属第一医院(安徽省立医院)妇产科副主任、研究员,安徽省学术和技术带头人后备人选,安徽省立医院首届青年技术骨干。安徽省中西医结合学会妇产科学专委会常委、安徽省医学会妇产科学分会委员、中国中西医结合学会妇产科学术委员会委员、中国医药教育协会生殖内分泌专业委员会委员、中国康复医学会生殖健康专委会委员、世界中医药联合会生殖医学专委会常务理事。

  从事中西医结合工作20余年,在不孕不育、优生优育、复发性流产、多囊卵巢综合征、闭经、卵巢储备功能下降、围绝经期综合征等妇产科疾病的中西医结合诊治等方面积累了独到的临床经验。结合清代医学大家叶天士的"女子以肝为先天"的女性生理特性和当今压力骤增的社会环境对女性情志的影响,提出"疏肝法"在调理现代妇女的生理功能和病理变化中的重要意义。主持国家自然科学基金3项、省科技攻关项目1项、省自然科学基金和教育厅基金各1项,共承担国家级、省厅级课题10余项。相关成果发表中西医结合论文50余篇,包括中国中西医结合杂志、北京中医药大学学报、中华中医药杂志、中华中医药学刊、时珍国医国药等中医中文核心期刊论文10余篇,以及PNAS、Neuropsychopharmacology、Human Reproduction等杂志SCI论文10余篇;副主编医学著作2部,参编著作6部;主持省中医药科技二等奖1项,获省科技进步二等奖1项、三等奖2项。

临证经验

一、闭经

1. 现代医学认识

  闭经是由多种病因影响到生殖内分泌功能发生紊乱和卵泡发育障碍而出现的严重月经失调,可分为原发性闭经和继发性闭经两类[1],原发性闭经指女子年龄超过14周岁,第二性征未发育;或年龄超过16周岁,第二性征已发育,月经尚未来潮。继发性闭经指正常月经建立后月经停止6个月,或按自身原有周期计算停止3

个周期以上者。青春期前、妊娠期、哺乳期以及围绝经期的月经不来潮以及月经初潮后 1 年内月经数月停闭不行,均属于生理性闭经,不属于闭经范畴。西医对闭经多采用激素人工周期疗法,但长期激素治疗患者依从性差,而且除了因心理因素引起的闭经有见恢复者外,其他类型闭经停药以后往往又出现闭经[2]。

2. 中医病因病机

闭经首载于《黄帝内经》,《素问·评热病论》称"月事不来",《素问·阴阳别论》称"女子不月"。现代中医名家以《内经》"女子以七为律"作为理论基础,并结合中医理论和临床经验进行了创新和发展,形成了以"肾—天癸—冲任—胞宫轴"为核心,兼顾心、肝、脾的中医女性生殖轴理论体系[3],指出月经是肾气、天癸、冲任、气血协调作用于胞宫,并在其他脏腑、经络的协同作用下使胞宫定期藏泻而产生的生理现象。肾为主导,天癸为促进生长、发育和生殖的阴精与动力,冲任汇集脏腑气血下达于胞宫,胞宫藏泻有期,则月经按时来潮。《素问·上古天真论》云:"女子……二七而天癸至,任脉通,太冲脉盛,月事以时下,故有子……七七,任脉虚,太冲脉衰少,天癸竭,地道不通,故形坏而无子也。"显然,女性月经的出现与闭绝,与天癸、冲任相关。盖天癸是促进性器官发育、生殖机能成熟的物质,而"冲脉任脉皆起于胞中"(《灵枢·五音五味》)。因此,当天癸盈泌、冲任盛畅,则月经应时而至,并能受孕怀子;反之,天癸、冲任竭绝,则月经闭绝,亦不能受孕怀子。后世所谓"冲为血海,任主胞胎"(王冰语)、冲任为"月经之本"(《景岳全书·妇人规》)等认识均由此而来。《素问·评热病论》云:"月事不来者,胞脉闭也。胞脉者,属心而络于胞中,今气上迫肺,心气不得下通,故月事不来也。"《素问·阴阳别论》曰:"二阳之病发心脾,有不得隐曲,女子不月。"《素问·至真要大论》曰:"冷泄腹胀,溏泄瘕水闭,病本于脾。"指出了月经病的发生与心、脾、肺有密切关系,心主血,脾统血,肺主气,脾为后天之本,气血生化之源。

中医将闭经的病机概括为气血虚弱、肾气亏虚、阴虚血燥、气滞血瘀、痰湿阻滞或虚实夹杂等[4],其病因病机归纳起来不外乎虚实两端,虚者多因先天不足或后天损伤,以致经源匮乏,血海空虚,无血可下;实者则为气滞血瘀、痰湿阻滞冲任胞宫,血海阻隔,经血不得而行。中医须谨守"虚者补而充之,实者泻而通之"的治疗原则,虚实夹杂者治疗时当补中有通,泻中有养。

典型病案

王某某,女,21 岁,未婚,2017 年 10 月 15 日就诊。患者以停经 7 个月余为主诉就诊。月经史:既往月经周期规律,14 岁月经初潮,28～32 天一行,经期 4～6 天,经量正常,色红,无痛经,无血块。有性生活史,0-0-0-0,暂无生育要求。末次月经 2017 年 3 月 10 日。患者自诉 2016 年 11 月体重较前明显增加后,月经周期逐渐推迟,约 45～60 天一行,后月经突然停滞。刻下症:形体肥胖,神疲倦怠,胸胁满闷,带下量多,色白质稀,无异味,二便尚可,纳寐欠佳。舌淡胖,边有齿痕,苔白腻,脉沉滑。身高 162 cm,体重 67.5 kg,BMI 25.7 kg/m^2。

辅助检查: 2017 年 10 月 15 日查血 HCG<5.3 IU/L;性激素检查示:FSH 6.12 U/L,LH 18.69 U/L,T 0.82 ng/mL;空腹血糖 5.4 mmol/L;空腹胰岛素 194.52 pmol/L。阴超提示:子宫大小正常,子宫内膜厚度 7.0 mm,双侧卵巢增大,双侧卵巢各有 12 个以上直径为 2～9 mm 的窦卵泡。

西医诊断: 闭经,多囊卵巢综合征。

西医处方: 地屈孕酮片 10 mg,一天 2 次,口服,连用 10 天后停药;盐酸二甲双胍片 0.5 g,一天 2 次,口服。

中医诊断: 闭经(脾虚痰湿证)。

中医治法: 健脾化痰除湿。

中医处方:

党参 10 g	白术 10 g	茯苓 10 g	甘草 6 g
薏苡仁 15 g	苍术 10 g	厚朴 6 g	陈皮 12 g
砂仁$^{(后下)}$6 g	神曲 10 g	香附 10 g	当归 10 g

16 剂,每日 1 剂,水煎服,早晚温服。

嘱患者控制饮食,增加运动量,保持心态平和,建立规律的作息时间。下次月经来潮第 3 天就诊。

二诊: 就诊时间 2017 年 10 月 30 日,LMP:2017.10.28,D3。患者诉此次月经量少,色暗红,夹杂少许血块,轻微腹痛。带下量较前减少,神疲乏力较前稍有好转,二便调,纳寐一般,舌质淡,边有齿痕,苔白腻,脉沉弦。近期体重无明显变化。

辅助检查: 性激素六项示:E$_2$ 57.0 pg/mL,FSH 6.74 U/L,LH 15.69 U/L,P 0.86 ng/mL,T 0.95 ng/mL,PRL 19.91 ng/mL。

西药处方: 炔雌醇环丙孕酮片(达英-35)月经第 3 天开始,每日按时 1 粒,口服,连用 21 天,下一个月经周期第 3 天继续治疗,连续服用 3 个月经周期。

中医处方: 上方去健脾和胃之神曲;加消食健胃、行气散瘀之山楂 10 g,疏肝理气、燥湿化痰之佛手 10 g。且山楂与白术配伍,亦可增强其健脾功效。

28 剂,每日 1 剂,水煎服,早晚温服。

嘱患者继续控制饮食,控制主食摄入,增加运动量,规律作息。

三诊: 就诊时间 2017 年 11 月 27 日,LMP:2017.11.22,D6。此次月经量少,色暗红,无痛经,无血块。患者诉近期体重减少 2.0 kg,神疲乏力好转,纳可,寐差,小便清长,大便调,偶有腰酸,舌淡胖,无明显齿痕,苔白微腻,脉沉缓。继续服用西药。

中医处方：上方去山楂、佛手、苍术、厚朴；加补益肝肾、固精缩尿之菟丝子，补肾阳、益精血之肉苁蓉，养心补肝、宁心安神之酸枣仁。

党参 10 g	白术 10 g	茯苓 10 g	甘草 6 g
薏苡仁 15 g	陈皮 12 g	砂仁(后下) 6 g	菟丝子 10 g
肉苁蓉 10 g	香附 10 g	当归 10 g	酸枣仁 10 g

28 剂，每日 1 剂，水煎服，早晚温服。

嘱患者继续控制饮食，增加运动，规律作息。

四诊：就诊时间 2017 年 12 月 24 日，LMP：2017.12.17，D8。患者诉此次月经量如前，腰酸改善，无明显神疲乏力，二便调，纳可，夜寐改善不明显，舌淡，苔白，脉细。继续服用西药。

中医处方：上方去陈皮、砂仁、薏苡仁、肉苁蓉、茯苓，加滋阴补血之熟地，安神益智之远志，养血敛阴柔肝之白芍，滋补肝肾之女贞子、墨旱莲，交通心肾之夜交藤，宁心安神之茯神，共奏健脾补肾、养血安神之效。

党参 10 g	白术 10 g	甘草 6 g	菟丝子 10 g
香附 10 g	当归 10 g	白芍 10 g	熟地 10 g
酸枣仁 10 g	远志 10 g	女贞子 10 g	墨旱莲 10 g
茯神 10 g	夜交藤 15 g		

24 剂，每日 1 剂，水煎服，早晚温服。

嘱患者高蛋白、低碳水化合物饮食，增加运动，规律作息，下次月经来潮第 3 天就诊。

五诊：就诊时间 2018 年 1 月 13 日，LMP：2018.01.11，D3。患者诉此次经量较前稍增多，色红，二便调，纳寐可，舌淡红，苔薄白，脉平缓。患者现体重 61 kg，BMI 23.2。辅助检查：复查性激素检查示：E_2 58.0 pg/mL，FSH 5.47 U/L，LH 9.73 U/L，P 0.95 ng/mL，T 0.62 ng/mL，PRL 19.52 ng/mL。空腹血糖 4.9 mmol/L；空腹胰岛素 88.62 pmol/L。

停用西药达英-35。停用上方中药。改服中成药八珍颗粒，每次 1 袋，每日 2 次。患者继续减重。随访，患者现月经 35～40 天一行，量中，色红，无血块，无痛经。

按语：本文所述医案属继发性闭经范畴。随着现代生活水平的不断提高和生活方式的变化，如肥腻油炸食物的过多摄入、运动的缺乏、工作及生活压力过大，加之女性喜食甘美，而喜食甘美者多肥，致使现代女性过度肥胖[5]。而肥人多生痰湿，痰湿内盛，日久脾失健运，痰湿日盛，壅塞冲任，阻碍气血运行，血海不能按时满溢而发闭经。正如《妇女切要》所说"肥人闭经，必是痰湿与脂膜壅滞之故"；故痰湿阻滞型闭经在临床上最为常见。四诊合参,本案辨病为"闭经",辨证为"脾虚痰湿证",证属虚实夹杂,治疗当扶正祛邪并重,故当健脾祛湿化痰。

方中茯苓、薏苡仁健脾补中、利水渗湿;陈皮、砂仁、白术理气健脾、燥湿化痰;党参味甘性平,补脾益肺,养血生津;苍术燥湿运脾,芳香化浊,厚朴燥湿行气除满,二药合用,燥湿运脾,行气和胃,使湿去脾健,中焦气机通畅而诸证自除;香附疏肝解郁、理气调经;当归活血补血,为妇科调经之要药;甘草调和诸药。全方健脾益气以绝痰湿之源,燥湿化痰以消积滞实邪。积滞已除,故经血自通。

在临床上,闭经是一种常见而又疑难的病症,有性生活史的闭经患者需首先排除妊娠可能。其次,明确是原发性闭经还是继发性闭经。在初步判断闭经类型后,通过系列检查进一步明确病因、病理环节和病变部位,有针对性地确定治疗方案。目前,西医对于继发性闭经的治疗,仍以激素类药物为主,单用激素人工周期疗法治疗本病经常会出现停药后月经周期却未建立的弊端。中医药根据其独特的理论体系,在辨证论治的基础上,运用中药等方法治疗闭经,疗效可靠,副作用小,且停药后复发率低[2],因此临床越来越多患者选择中西医结合治疗,取得较好疗效[6]。中医治疗主张辨证论治、分证论治。月经周期亦可分为经前期、月经期、排卵期、经后期。对于脾虚痰湿型闭经而言,经前期当以健脾化痰祛湿为主,促进月经正常来潮;月经期,在化痰祛湿基础之上,酌加活血化瘀之品,以促使子宫内膜正常剥脱;经后期,适当增加滋阴补肾,调养冲任之品,避免经血化生乏源。本案中采取中西医结合疗法治疗闭经,弥补了单用西药治疗停药后复发的弊端。

纵观本案,谨守病机,药证契合,虽取得一定疗效,但仍需叮嘱患者务必注意饮食结构,减少主食摄入量,加强运动,控制体重。

参考文献

[1] Jones G E, Nalley W B . Amenorrhea: a review of etiology and treatment in 350 patients [J]. Fertility & Sterility, 1959, 10(5): 461-479.

[2] 史同霞,王学华.中医药治疗闭经的研究进展[J].中央民族大学学报(自然科学版),2015,24(2):50-53.

[3] 闫菲,史云,赵琦,等.中西医女性生殖轴互参探讨继发性闭经的辨治思路[J].环球中医药,2020,13(7):1178-1181.

[4] 孙艳明.继发性闭经的中医药研究进展[J].长春中医药大学学报,2011,27(5):869-870.

[5] 赵晓南,刘国良.肥胖——代谢综合征的源头[J].实用糖尿病杂志,2016,12(3):6-7.

[6] 葛杏林.中西医结合治疗继发性闭经[J].中国实用妇科与产科杂志,1994,10(3):148-149.

二、不孕症

1. 现代医学认识

随着社会经济的发展,社会生活节奏加快,工作压力增大,加之二胎政策全面放开,晚婚晚育逐年增加,不孕症发病率呈逐年上升趋势,约占育龄期夫妇的10%～15%[1]。不孕症是指育龄夫妇同居,性生活正常,未避孕未孕1年而未妊娠者[2]。女性不孕症并非一种独立的疾病,而是诸多妇产科疾病的后遗症或结局。卵泡发育不良是指卵泡发育到一定程度停滞不前或闭锁,其生长速度、大小、数量、形态、位置及功能均不能达到正常卵泡水平,是不孕症、复发性流产的常见原因之一。

卵泡的发育主要受下丘脑-垂体-卵巢生殖内分泌轴的调控,下丘脑分泌适量的促性腺激素释放激素,使垂体分泌的促卵泡素、黄体生成素,卵巢分泌的雌二醇、孕酮、睾酮等激素比例协调,从而促使卵泡正常发育、排出。此外,卵巢局部存在的微调节因子以自分泌、旁分泌的方式参与调节卵泡的募集、颗粒细胞和卵泡膜细胞的增生分化、类固醇合成、卵母细胞的成熟、排卵等多个方面也发挥了重要作用[3]。故而上述中任何一个环节出现异常都可以导致卵泡发育不良。其机制复杂,治疗相当棘手,目前,西医多应用促排卵药物来促进卵泡的生长发育,促使其发育成熟,进而达到正常排卵的目的。但应用此类药物进行治疗时常见卵巢低反应等问题,并易引起诸多不良反应[4],如卵巢过度刺激综合征、降低子宫内膜的容受性、排卵期宫颈黏液分泌减少、卵泡黄素化未破裂综合征、双胎或多胎妊娠等。而在中医学理论的指导下,中医药治疗卵泡发育不良具有无创性、灵活性、低不良反应等特点,特别是充分利用现代医学理论衔接和揉和中医基础、诊断、治疗方法,因势利导治疗卵泡发育不良渐渐成为特色。

2. 中医病因病机

中医古代医学无"卵泡发育不良"相关记载,根据体征及临床表现归属于"月经过少""月经后期""闭经""不孕症"等范畴。中医学普遍认为该病的发生与肾、肝、脾、天癸、气血、冲任失调密切相关,主要病因在于肾虚、肝郁、血瘀及痰湿[5]。小卵泡排卵性不孕症的中医证候调查发现该病相关证型比例依次为:肾虚相关证型＞肝郁相关证型＞血瘀相关证型＞脾虚痰湿相关证型[6]。《素问·上古天真论》:"女子七岁,肾气盛,齿更发长;二七而天癸至,任脉通,太冲脉盛,月事以时下,故有子……七七,任脉虚,太冲脉衰少,天癸竭,地道不通,故形坏而无子也。"祖国医学认为肾为元气之根,"经水出诸肾",肾藏精主生殖。天癸之"至与衰"、肾气之"盛与竭"、冲任之"通与损"均可决定月经的"潮"与"竭"。天癸的产生取决于肾中精气的充盈,肾精不足,天癸不能按期而至,冲任不盛,血海不充,胞宫失于濡养;肾中真阴失滋,卵子无以濡养,故难以发育成熟;同时肾气虚弱,推动无力,不能重阴必阳促发排卵,导致排卵障碍,故只有肾中精气充盛,天癸至,阴阳和,方能有子。

典型病案

宋某,女,31岁,已婚,2018年12月20日初诊。主诉:未避孕未孕2年。病史:患者平素月经尚规律,每次行经3~4天,月经周期26~30天,经量偏少,无痛经,无血块,经行腰部酸胀。末次月经(LMP):2019年12月18日,4天净,经量偏少,无痛经。0-0-1-0,2013年行药流+清宫一次。刻下症:平素偶感腰膝酸软,头晕耳鸣,经前乳房胀痛,舌淡红,胎薄,脉细弦。另患者诉近期工作原因压力大,精神较抑郁。自诉2018年5月开始外院不规律监测排卵3周期,未服用促排药,卵泡期卵泡不发育或排卵期未见直径18 mm或以上成熟卵泡。

辅助检查:2018年12月20日阴道彩超示:子宫前位,子宫大小47 mm×41 mm×30 mm,子宫内膜(EM)4.7 mm,左侧卵巢大小30 mm×24 mm,内见AFC 7-8枚,右侧卵巢大小36 mm×21 mm,AFC 8-9枚。性激素6项提示:E2 47.2 pg/mL,FSH 7.85 IU/L,LH 6.44 IU/L,P 0.72 ng/mL,T 0.58 ng/mL,PRL 12.5 ng/mL。FT3、FT4、TSH及甲状腺过氧化物酶抗体(TPOAb)、甲状腺球蛋白抗体(TGAb)均未见异常。

西医诊断:继发性不孕症(卵泡发育不良)。

中医诊断:不孕症(肾虚肝郁证)。

中医治法:补肾活血,疏肝解郁。

中医处方:

枸杞子10 g	墨旱莲10 g	女贞子10 g	菟丝子10 g
山药10 g	山萸肉10 g	熟地10 g	当归10 g
川芎6 g	醋香附10 g	柴胡12 g	炙甘草3 g

7剂,每日1剂,水煎服,早晚分服。嘱患者舒畅情志,饮食起居有节。

二诊:2018年12月28日,月经第11天,我院阴道彩超示:EM 7 mm,左侧卵巢13 mm×15 mm,右侧卵巢≤5 mm。

上方继服,3剂,每日1剂,水煎服,早晚分服。

三诊:2019年1月1日,月经第15天,阴道彩超示:EM 10 mm,左侧卵巢18 mm×20 mm,右侧卵巢未见优势卵泡。西医予注射绒毛膜促性腺激素(HCG)10 000 IU,嘱患者注射HCG后1~2天同房。

中医处方:上方去墨旱莲、女贞子,加王不留行10 g、三棱10 g、莪术10 g,破泡促排。

3剂,每日1剂,水煎服,早晚分服。

四诊:2019年1月3日,月经17天,阴道彩超示:EM 10 mm,左侧卵巢已排,右侧卵巢未见优势卵泡。西医黄体期予以地屈孕酮10 mg,每日两次,连续14天,中药予寿胎丸加逍遥散为基础方的温肾益气舒肝方。

处方： 菟丝子 10 g　　桑寄生 15 g　　续断 10 g　　杜仲 10 g

炒白术 10 g　　炒白芍 10 g　　当归 10 g　　茯苓 10 g

醋香附 10 g　　柴胡 6 g　　白芍 10 g　　炙甘草 3 g

14 剂，每日 1 剂，水煎服，早晚分服。嘱患者 14 天后自测尿 HCG，若阳性即刻前来我院门诊就诊，若阴性下次月经 2～3 天就诊。

五诊： 患者 2019 年 1 月 18 日门诊就诊，自诉 2019 年 1 月 16 日月经来潮，未孕，与患者交谈过程中发现患者心情极度沮丧抑郁，通过幽默的言语与患者交谈，排除患者内心顾虑，使患者畅所欲言，处于轻松的就医环境。

再予上述药物周期治疗一周期，上方中药酌情加郁金 10 g、佛手 10 g。

2019 年 3 月 1 日，患者因月经定期未潮，自测尿 HCG（＋），遂就诊于我院门诊，查 HCG 14668.7 IU/L，P 17.32 pg/mL。后多次回访患者 B 超提示宫内胎儿发育正常。

按语： 卵泡期即经后期血海空虚，以补肾阴为大法，自拟滋肾养血方加减促进卵泡发育成熟。方中善用女贞子、墨旱莲、枸杞子、山萸肉、山药、熟地黄入肝肾经，滋补肾精，充盈血海，为肾精血气生化之基础物质。女贞子、墨旱莲又合为二至丸，平补肝肾，补而不滞，润而不腻。此外，"善补阳者，必于阴中求阳，阳得阴助，则生化无穷；善补阴者，必于阳中求阴，阴得阳升，则泉源不竭"，故滋阴少佐温补之药，以菟丝子为先，正如《本草正义》中言菟丝子："其味微辛，则阴中有阳，守而能走。"排卵期为阴长至极，此期以补肾活血为主，中药加王不留行、三棱、莪术疏通经络，使卵泡离巢而出。黄体期即经前期是阴阳转化、阳气发动之期，此期以促阴阳转化、温煦胞脉为主，自拟以寿胎丸为基础方的温肾益气舒肝方，桑寄生、菟丝子、杜仲、续断共为君药，桑寄生补肝肾、固冲任；菟丝子能阴阳并补，阳中求阴；"凡下焦之虚，非杜仲不补"，杜仲乃补益肝肾，调理冲仁，固胎元之良药；续断补肝肾，行血脉，补而不滞，行而不泻。白术、白芍、茯苓补气健脾生血，后天之源化源不竭，先天肾精源泉不断。全方阴阳并补，阳生阴长，补肾壮阳，温煦子宫。

患者长期求子不得，承受巨大经济及精神负担，面临很大的生殖压力及生活压力。祖国医学认为，女子多情志病，"女子两先天（指肝肾）""万病不离乎郁，诸郁皆属于肝""女子以肝为先天"（叶天士《临证指南医案》）。该患者心情抑郁，情志失调，肝失疏泄，疏肝以香附、柴胡为用。香附为血中气药，疏肝行气，李时珍在《本草纲目》中誉香附为"气病之总司，女科之主帅"。柴胡善疏泄肝气而解郁结，为治肝气郁结要药[7]。患者第一周期促排失败后再诊时发现患者工作及生殖压力极大，心情抑郁，治疗过程中强调身心同治，注重心理疏导，且必劝以良言，重视语言交流，与患者进行心灵交流，使其在轻松的就医环境中尽吐其情，追本溯源，在交流过程中全面了解其发病原因及过程,以便有的放矢地进行言语开导,减轻就医及对疾病的恐惧心理。此外,嘱患者放松心情的同时,建议患者多看一些轻松喜剧片以及听轻松欢快的音乐,诱导病人开怀而笑,平衡不良情绪,发挥情志的正性效应。中药酌情加用郁金、佛手活血行气解郁。

根据女性生理特点,在治病求本和辨证论治的基础上,根据月经周期之经后期、经间排卵期、经前期阴阳消长转化的特点[8],制定相应的治疗措施,益肾为主,兼顾活血、疏肝等论治卵泡发育不良性不孕症已收到良好疗效。同时强调以"心"治"心"、身心同治治疗女性情志障碍。

参考文献

[1] 高峻,高尔生.中国育龄妇女不孕率及其影响因素分析[J].中国卫生统计,2005(1):26-28.

[2] 陈建明.实用不孕不育诊断与治疗[M].广州:广东科技出版社,2013.

[3] 赵秀萍.小卵泡排卵中医证候学调查及分析[D].北京:北京中医药大学,2011.

[4] 陈秋霞.中医药治疗排卵障碍性不孕的系统评价及 ART 中医药研究[D].广州:广州中医药大学,2013.

[5] 鲍蔓蔓,吴丽敏,韩辉,等.卵泡发育不良的病因病机及中医药治疗研究进展[J].中华中医药学刊,2016,34(2):280-283.

[6] 杨静.不孕症中小卵泡排卵的中医证候分布规律研究[D].北京:北京中医药大学,2012.

[7] 方之中.柴胡、川芎用药一得[J].浙江中医杂志,2010,45(10):769.

[8] 李鑫,谭丽,孟瑶,等.卵泡发育不良的中医药治疗综述[J].中华中医药杂志,2019(6):2612-2616.

三、多囊卵巢综合征

1. 现代医学认识

多囊卵巢综合征(polycystic ovarian syndrome,PCOS)是妇科内分泌临床常见疾病,是一种具有高度异质性,以雄激素过高的临床或生化表现、卵巢多囊形态、持续无排卵等为特征的内分泌性妇科疾病,它困扰着 5%~15% 的生育期患者[1]。而随着病程研究发展,心血管疾病、高脂血症、代谢综合征、妇科恶性肿瘤、精神心理疾病等远期并发症的发生率也凸显出来[2]。对患者的身心健康和生活质量产生了极大的影响。迄今为止,PCOS 发病因素仍不甚清晰,多数学者认为 PCOS 发病与不同环境及遗传因素间的相互作用有关[3-4]。胰岛素抵抗、雄激素分泌激活、炎症因子等相关基因在其中起重要作用[5-6]。

2. 中医病因病机

古代医学中并无"多囊卵巢综合征"病名的记载,依据其临床表现,将本病归属于中医学"月经后期""闭经""不孕症"等范畴。如《内经》中对于闭经的描述,称为"月事不来""女子不月";《金匮要略·妇人杂病脉证并治》首次提出"月经后期"的病名,张仲景称本病为"至期不来";《备急千金要方》中首见"断绪""全不产"的病名。宋代许知可《本事方》云"脏腑下血,膈中停饮……久之成癖囊",提出"窠囊"一说,朱丹溪云"肥盛妇人,躯脂满溢,闭塞子宫,自积成痰……痰瘀互结,而成窠囊",可见 PCOS 临床表现相似方面。而《寓意草》中提出"窠囊……如蜂穴于房,如莲子于蓬,易长难剥",其描述"窠囊"形态在一定程度上与 PCOS 卵巢多囊态类似,而后逐渐形成"窠囊理论"。

多囊卵巢综合征的发病因素和病机至今尚未完全明确,诸医家众说纷纭,但大都认为此病的发生与肾、肝、脾三脏功能失调及痰湿、血瘀等病理产物密切相关[7]。肥胖、痰湿血瘀等病理因素与不孕和月经不调密切相关,肥人多痰,挟痰者,脂痰凝塞,膏胎充满,则易经闭无子。《女家正宗》谓:"有肥白女子不能成胎,或痰滞血海,子宫虚寒,不能取精,尺脉沉滑而迟,温其子宫时,补气化痰为主。"或病久脾肾亏虚,血行无力,因虚致瘀,阻滞气机,冲任不畅,因瘀重虚,形成恶性循环,则见经水不行、不孕。张子和曰:"有妇人年三十四,一十五年,竟无妊娠……知胸中有实痰也,凡三涌、三泄、三汗,一月而有娠。"

典型病案

潘某某,女,31 岁,已婚,2019 年 2 月 13 日初诊。因月经稀发十余年,3 个月未行经就诊。患者 15 岁月经初潮,2~5 个月一行,经行 7~14 天,量少,色淡。婚育史:患者婚后 2 年未孕,夫妻性生活正常。既往无妊娠史。2017 年因月经停闭 4 个月至当地医院就诊,口服达英-35 治疗 4 个月,停药后月经仍不规则,末次月经 2018 年 11 月 5 日。刻下:形体消瘦,面部痤疮,心烦寐差,性情急躁易怒,五心烦热,腰膝酸软,带下量少,纳食一般,二便正常。舌红苔薄黄,脉细数。

辅助检查:

(1) 2018 年 6 月,外院检查输卵管造影及男方精液常规均未见明显异常;

(2) 2019 年 2 月 13 日,B 超检查示双侧卵巢多囊样改变。

西医诊断:多囊卵巢综合征。

中医诊断:闭经;不孕症(肝肾阴虚证)。

中医治法:滋养肝肾,养血调经。

中医处方:

熟地黄 10 g	菟丝子 10 g	山茱萸 10 g	怀牛膝 10 g
白芍 10 g	当归 10 g	续断 10 g	女贞子 10 g
墨旱莲 10 g	香附 10 g	杜仲 10 g	麦冬 10 g
炙甘草 6 g			

7 剂,每日 1 剂,水煎服,早晚两次分服。嘱其规律作息,保持心情愉悦。

二诊: 患者自诉服药后腰酸、心烦较前减轻,白带稍多,仍有夜寐不安,舌红苔薄黄,脉细弦。

处方: 上方去杜仲、麦冬,加酸枣仁 15 g。

7 剂,水煎服,日一剂,早晚两次分服。

三诊: 诉月经来潮,现经期第 2 天,量少,夜寐可,乳房胀痛,舌红苔薄,脉细涩。西药治疗:炔雌醇环丙孕酮片(达英-35)月经第 3 天开始,每日按时一粒,口服,连用 21 天,下一个月经周期第 3 天继续治疗,连续服用 3 个月经周期。

处方: 上方去酸枣仁、续断,加川芎 6 g、桃仁 10 g、红花 5 g、柴胡 6 g。

7 剂,煎用法同前。

四诊: 自诉服药后经量较前增多,腰酸、情志较前均有好转,但经后常感精神疲惫,少气乏力。

处方: 上方去柴胡、桃仁、红花,加山药 10 g、黄芪 20 g、白术 10 g。

14 剂,煎用法同前。

后患者每 2 周复诊一次,方药随证加减,连续调理 3 个月。停上述方药和西药后,以益气养血之中成药八珍颗粒维持服用,每次 1 袋,每日 2 次。月经逐渐正常,经量尚可。2019 年 10 月,患者月经未按期来潮,自测早孕试纸阳性,2 周后行 B 超提示宫内早孕,见孕囊,有胎芽,胎心搏动正常。

典型病案

王某,女,已婚,28 岁,2019 年 6 月 10 日初诊。以近半年月经来潮 2 次为主诉就诊。患者 14 岁月经初潮,30~70 天一行,经期 5~7 天,量少,色暗,无痛经,无血块。近 1 年来体重增加明显,未予重视,1 月前开始出现肢体困重、疲倦乏力、不欲饮食等症状。刻下:月经 2 个月未来潮,形体肥胖,面部痤疮,肢体困重,口干纳差,带下量多质稀,口中甜腻,舌胖大、夹有齿痕,苔白腻,脉沉滑。身高 162 cm,体重 83 kg。

辅助检查: ①2019 年 6 月 10 日门诊妇产科彩超:双侧卵巢呈多囊改变;②实验室检查提示睾酮、雄烯二酮、空腹及餐后胰岛素水平均升高。

西医诊断: 多囊卵巢综合征。

中医诊断: 月经后期(脾虚痰湿证)。

中医治法: 祛湿化痰,健脾和胃。

处方:

当归 10 g	白术 10 g	党参 10 g	泽兰 10 g
茯苓 10 g	葛根 10 g	苍术 10 g	厚朴 10 g

山药 10 g　　　　　陈皮 12 g　　　　　砂仁^(后下)10 g　　薏苡仁 30 g

炙甘草 6 g

14 剂,每日 1 剂,水煎服,分早晚两次温服。

嘱患者饮食节制,少食米面,忌食生冷,规律作息,加强体育锻炼,控制体重。

二诊:诉月经已来潮,现经期第 3 天,经量较前稍多,夹有血块,口干纳差较前改善,常感手足不温,舌胖大有齿痕,苔白,脉沉滑。体重 80 kg。

西药处方:炔雌醇环丙孕酮片(达英-35)月经第 3 天开始,每日按时一粒,口服,连用 21 天,下一个月经周期第 3 天继续治疗,连续服用 3 个月经周期。

中医处方:上方去苍术、厚朴、葛根,加肉桂 9 g、附子 8 g、川芎 12 g。

14 剂,煎用法同前,继续节食、运动,控制体重。

三诊:2019 年 8 月 6 日。末次月经 7 月 27 日,经量总体偏少,色暗红,血块较前减少,面部痤疮较前明显缓解,手足温,二便尚可,舌质偏暗,齿痕减轻,苔白,脉沉滑。体重 75 kg。

处方:上方去薏苡仁、附子,加黄芪 20 g、益母草 15 g。

14 剂,煎服法同前,继续节食运动,控制体重。

四诊:经期第 4 天就诊,经量中等,色暗红,偶夹血块。面部痤疮、肢体困重较前明显缓解,自诉近日工作压力大,情志不遂,二便尚可,舌红,苔白,脉弦滑。体重 71 kg。

处方:上方去泽兰、砂仁,加柴胡 12 g、香附 10 g、郁金 10 g。

14 剂,煎服法同前,继续节食、运动,控制体重。

五诊:经期第 3 天就诊,经量中等,色红,无血块,舌质红,苔薄白,脉滑。上述症状均较前明显好转,体重 64 kg,复查睾酮、雄烯二酮、胰岛素水平均在正常范围。月经 30～40 天一行。嘱继续节食、运动,控制体重。

按语:肾虚是多囊卵巢综合征发病的主要机理。肾藏精,主生殖,"为月经之本""经水出诸肾"。肾阴是月经的物质基础,若先天肾精亏损,精血不足,冲任胞宫失于充养,则致不孕;冲任失调,血海无以充盈,则致月经量少、月经后期。朱丹溪指出:"妇人久无子者,冲任脉中伏热也……其原必起于真阴不足。真阴不足,则阳胜而内热,内热则荣血枯。"肾阴不足,胞宫干涩,难以摄精受孕。肝与肾同居下焦,乙癸同源,若肾阴亏虚水不涵木,肝阳上亢,阴虚火旺则见面部痤疮;再者若妇女月经失调,久难受孕,肝气郁结,气血失和,冲任失资,亦致月事不行,故"求子之道,莫如调经"。脾为后天之本,有运化水液之能,若脾失健运,则痰湿内生,膏脂充溢,则见形体肥胖,肢体困重;阴邪痰湿,阻滞冲任、胞宫,则见月经稀发、闭经,故"肥人经闭,必是痰湿与脂膜壅塞之故"。

上述方中菟丝子、山茱萸、熟地黄、女贞子、墨旱莲、杜仲等可补益肝肾,并有阳中求阴之意;当归、白芍、白术、茯苓、薏苡仁等共奏渗湿利水,调和气血之效;陈皮行气祛湿,砂仁芳香化湿,苍术、厚朴加强燥湿健脾之能;香附、柴胡、郁金疏肝解郁;泽兰、益母草、川芎等达活血调经之功。

因此临床治疗本疾病时应仔细辨证分型,标本同治,灵活运用补益肝肾、健脾祛湿、活血调经等治疗方法,注意肝脾肾三脏同调,脏腑和则经调水顺,月经自来,方能有子。

参考文献

[1] Blasco V, Pinto F M, Fernández-Atucha A, et al. Altered expression of the kisspeptin/ KISS1R and neurokinin B/NK3R systems in mural granulosa and cumulus cells of patients with polycystic ovarian syndrome[J]. Journal of Assisted Reproduction and Genetics, 2019,36(1): 113-120.

[2] 张美微,侯丽辉,李妍,等.多囊卵巢综合征相关并发症的研究进展[J].现代中西医结合杂志,2020,29(2): 214-219.

[3] Cupisti S, Häberle L, Dittrich R, et al. Smoking is associated with increased free testosterone and fasting insulin levels in women with polycystic ovary syndrome, resulting in aggravated insulin resistance[J]. Fertility and Sterility, 2010,94(2): 673-677.

[4] Glintborg D, Andersen M. An update on the pathogenesis, inflammation, and metabolism in hirsutism and polycystic ovary syndrome[J]. Gynecological Endocrinology, 2010, 26 (4): 281-296.

[5] Goodarzi M O. Looking for polycystic ovary syndrome genes: rational and best strategy [J]. Seminars in reproductive medicine, 2008, 26(1): 5-13.

[6] Deligeoroglou E, Kouskouti C, Christopoulos P. The role of genes in the polycystic ovary syndrome: Predisposition and mechanisms[J]. Gynecological Endocrinology, 2009, 25 (9): 603-609.

[7] 王燕.多囊卵巢综合征病因学文献研究及情志致病病因探讨[D].北京:中国中医科学院,2009.

四、卵巢储备功能下降(DOR)

典型病案

余××,女,42岁,2018年5月24日初诊。患者拟受孕2+年未孕,拟生育二孩,既往IVF助孕2次,均未获得可移植胚胎。月经先期,月经量少色暗,腰膝酸软,性欲淡漠,经行少,腹隐痛不舒,头晕耳鸣,面色萎黄,气短乏力,精神抑郁,善太息,食少纳呆,大便稀软,小便清长,舌质暗,边有瘀斑,脉沉涩。

辅助检查：HSG 示双侧输卵管扭曲，通而极不畅；月经第 3 天激素测定：FSH 17.1 mIU/mL，LH 2.89 mIU/mL，E2 18 pg/mL；双侧卵巢窦卵泡左侧 2 个，右侧 2~3 个，AMH 0.56 ng/mL。男方精液常规显示轻度弱精子症。

西医诊断：继发性不孕，输卵管性不孕（双侧输卵管通而极不畅），卵巢储备功能下降。

西医处方：予以拮抗剂方案 IVF-ET。

中医诊断：不孕症（脾肾两虚、肝郁血瘀证）。

中医治法：补肾健脾，疏肝活血。

中医处方：进入促排之前。

菟丝子 10 g	枸杞子 10 g	熟地 10 g	杜仲 10 g
肉苁蓉 10 g	党参 10 g	白术 10 g	茯苓 10 g
当归 10 g	赤芍 10 g	柴胡 12 g	香附 10 g
川芎 6 g	甘草 6 g		

14 剂，每日 1 剂，水煎服，早晚分服。嘱患者规律作息，调畅情志。

二诊：患者用药 2 周后复诊，腰膝酸软好转，纳可，情绪可，气短乏力有好转，二便调。舌质偏暗，边有瘀斑，苔薄白，脉涩。

处方：上方去柴胡、杜仲，加活血化瘀之桃仁 10 g、红花 5 g。

14 剂，每日 1 剂，水煎服，早晚分服。嘱患者调畅情志，适度运动。并嘱患者月经期 1~3 天复诊。

三诊：患者月经第 3 天复诊，经量尚可，周期正常，乏力，纳可，二便调。患者舌淡红，苔薄白，脉细弱。

西药：于月经周期第 3 天起开始肌肉注射促性腺激素 HMG 225 IU/天，定期监测阴道 B 超及生殖激素结果酌情调整剂量，注射 5 天后加 GnRH-A（促性腺激素释放激素拮抗剂）以防止早发 LH 峰，促排 9 日后，经阴道 B 超显示有 20 mm、18 mm、14 mm 卵泡共 3 枚，内膜 9A，停用 Gn，并使用 GnRH-a（促性腺激素释放激素激动剂）0.2 mg 联合 HCG 6 000 IU 扳机，扳机后 36 h 取卵，于阴道 B 超引导下取卵，抽吸所有>14 mm 的卵泡，回收卵母细胞 3 枚。

处方：上方去桃仁、红花、赤芍、肉苁蓉，加滋阴补肾之女贞子 10 g、墨旱莲 10 g、白芍 10 g，加黄芪 20 g 增强益气之效。

每日 1 剂，水煎服，直至取卵日。

四诊：患者取卵后第 3 日观察胚胎发育情况，获可移植胚胎 2 枚（8CF3S1×1，5CF4S1×1），予以移植新鲜胚胎。患者自觉近日抑郁不舒，夜寐差，偶有腰酸，乏力好转，纳可，二便调，舌淡苔白，脉细弦。

西药：取卵后每日西药常规黄体酮支持：肌肉注射 40 mg 黄体酮，每日 1 次，并口服达芙通 10 mg,每日 3 次,补佳乐每次 2 mg,每日 2 次,疗程 17 天。

处方:寿胎丸加逍遥散为基础方的补肾安胎益气舒肝方,具体方药如下:

菟丝子 10 g	桑寄生 15 g	续断 10 g	阿胶^(烊化)6 g
肉苁蓉 10 g	枸杞子 10 g	熟地 10 g	党参 10 g
白术 10 g	当归 10 g	白芍 10 g	柴胡 12 g
茯苓 10 g	甘草 6 g		

14 剂,水煎服,每日 1 剂,早晚分服。嘱患者自我调畅情志。

五诊:患者移植后 14 天,自测尿 HCG(+),血 β-HCG 285.92 U/L,纳可,偶觉口渴,轻微便秘。嘱继续西药黄体酮支持。

处方:

菟丝子 10 g	桑寄生 15 g	续断 10 g	阿胶 6 g
肉苁蓉 10 g	杜仲 10 g	枸杞子 10 g	熟地 10 g
党参 10 g	白术 10 g	白芍 10 g	黄芩 10 g
甘草 6 g			

14 剂,每日 1 剂,水煎服,早晚分服。

移植后 1 个月随访,经阴道 B 超检查示:见孕囊,见胎芽,胎心搏动正常。上方继服 14 天。继续西药黄体酮支持。移植后 2 个月 B 超见成形胎儿,停黄体酮支持,嘱产科就诊,常规产检。

典型病案

徐××,女,23 岁,2018 年 10 月 22 日经期第 2 天初诊。患者拟受孕 4+年未孕,无生育史,IVF 助孕移植 2 次均未着床。月经量少,带下量多,质黏稠,形体偏胖,纳寐可,二便调。患者舌淡胖,边有齿痕,苔白腻,脉弦滑。

辅助检查:HSG 示双侧输卵管梗阻,月经第 3 天激素测定 FSH 14.76 mIU/mL,LH 5.24 mIU/mL,E2 12 pg/mL,双侧卵巢窦卵泡左侧 2~3 个,右侧 1~2 个,AMH 0.45 ng/mL。男方精液常规无明显异常。

西医诊断:原发性不孕,输卵管性不孕,卵巢储备功能下降。

西医处方:微刺激方案 IVF-ET。

中医诊断:不孕症(脾虚湿盛证)。

中医治法:健脾祛湿,养血调经。

中医处方:(进入微刺激 IVF 方案之前)

党参 10 g	白术 10 g	茯苓 10 g	陈皮 12 g
砂仁^(后下)6 g	山药 10 g	薏苡仁 15 g	苍术 8 g
厚朴 8 g	当归 10 g	熟地 10 g	白芍 10 g

川芎 6 g　　　　　　甘草 6 g

14 剂,每日 1 剂,水煎服,早晚分服。

嘱患者节制饮食,勿过食膏粱厚味及生冷,规律作息,增加运动,控制体重。并嘱患者经期 1～3 天复诊。

二诊:上述方药用 2 周后患者于药店自续原方药 10 剂。经期第 3 天复诊,诉减重约 4～5 斤,经量有所增加,白带量减少,质清稀,纳寐可,二便调。患者舌淡红,有齿痕,苔薄白,脉细弱。

西医处方:于月经周期第 3 天起开始口服 LE(来曲唑),1 片/天,连服 5 天后停用,同时开始肌肉注射重组促卵泡素 r-FSH,150 IU/天,并定期监测阴道 B 超及血生殖激素 E2、LH、P 结果,酌情调整剂量。促排 10 日后,经阴道 B 超显示有 19mm、18 mm、16 mm、14 mm 卵泡共 4 枚,内膜 10A,停用 Gn,并使用 HCG 10000IU 扳机,扳机后 36h 取卵,于阴道 B 超引导下取卵,抽吸所有大于 14 mm 的卵泡,回收卵母细胞 4 枚。取卵后每日西药常规黄体支持,肌肉注射 40 mg 黄体酮,每次 1 次,并口服达芙通 10 mg,每日 2 次,疗程 17 天。

中医处方:上方去苍术、厚朴、薏苡仁、陈皮、砂仁、川芎,加补益肝肾之枸杞子 10 g、菟丝子 10 g、山萸肉 10 g、肉苁蓉 10 g,加活血养血之鸡血藤 10 g,茯苓、山药加量为 20 g 以增强健脾之效。

14 剂,每日 1 剂,水煎服,早晚分服,直至扳机取卵日。

嘱患者节制饮食,勿过食膏粱厚味及生冷,规律作息。并嘱取卵后第三日复诊。

三诊:患者取卵后第 3 日观察胚胎发育情况,移植新鲜优质胚胎 2 枚(6CF4S1×1,8CF4S1×1)。患者纳寐可,二便调,舌淡苔白,脉缓弱。

西药:移植后每天肌肉注射 40 mg 黄体酮,1 次/天,并口服达芙通 10 mg,2 次/天,进行黄体支持,疗程 14 天。

处方:寿胎丸为基础方的补肾益气安胎方。

菟丝子 10 g　　　桑寄生 15 g　　　续断 10 g　　　阿胶^(烊化)6 g

肉苁蓉 10 g　　　枸杞子 10 g　　　熟地 10 g　　　党参 10 g

白术 10 g　　　　茯苓 10 g　　　　山药 10 g　　　白芍 10 g

香附 10 g　　　　甘草 6 g

14 剂,每日 1 剂,水煎服,早晚分服。嘱患者调畅情志。

四诊:患者患者移植后 14 天复诊,自测尿 HCG(+),测血 β-HCG 547.36 U/L,气短乏力,纳寐可,便秘明显,小便调。嘱继续西药黄体酮支持。

处方:菟丝子 10 g　　　桑寄生 15 g　　　续断 10 g　　　阿胶^(烊化)6 g

枸杞子 10 g　　　熟地黄 10 g　　　党参 10 g　　　白术 10 g

茯苓 10 g	山药 10 g	白芍 10 g	黄芪 10 g
黄芩 10 g	甘草 6 g		

14 剂,每日 1 剂,水煎服,早晚分服。

五诊：移植后 1 个月随访,经阴道 B 超检查示:见孕囊,见胎芽,胎心搏动正常。气短乏力好转,上方黄芪减量为每日 10 g,继服 1 个月。继续原西药黄体酮支持。移植后 2 个月复查 B 超,见成形胎儿,停黄体支持,嘱产科就诊,常规产检。

按语：卵巢储备功能下降(DOR)是育龄女性不孕的重要原因之一,也是 IVF 助孕过程中的难点焦点。DOR 是指女性卵巢中卵母细胞形成成熟卵泡的能力下降,主要表现为卵巢产生卵母细胞质量和数量的下降,致使每周期可募集的卵子数目减少,同时伴有性激素的异常,进而导致患者对促排卵药物不敏感,体外受精(IVF/ICSI)获卵数及优质胚胎数目减少,从而导致患者妊娠结局不尽如人意。在中医学中虽并无此病名,但关于该病的论述主要见于"不孕""绝经前后诸症""月经过少""月经不调"等疾病中。

目前西医治疗 DOR 主要采用激素周期疗法结合促性腺激素(Gn)促排卵,激素周期疗法的优点是可使患者出现规律周期性月经,改善相关伴随症状,改善卵泡质量。缺点是长期应用此法会导致 DOR 患者子宫内膜容受性下降,降低自然周期和 IVF-ET 治疗后的妊娠率。中医药在 DOR 的治疗上显示出其独特的优势,中药对 DOR 的治疗也成为研究热点,中医学在"整体观念"以及"辨证论治"的基本原则上,以补肾健脾填精、调脏腑气血为基本治法,采用补肾健脾活血中药治疗卵巢储备功能下降,可以明确改善患者卵巢功能,显著提高临床疗效,且毒副作用较小。

吴老师通过临床实践发现,DOR 的病因病机与肾气虚、肾阴虚、肾阳虚、肾虚肝郁、肾虚血瘀、脾肾两虚等病机有关,其中肾虚血瘀脾虚是 DOR 的基本病机;治法主要以补肾精、调肾气、健脾化湿、化瘀调经为主。肾为先天之本,藏精,主司生长、发育和生殖。《素问·六节藏象论》云:"肾者主蛰,封藏本,精之处也。"《素问·上古天真论》亦云:"肾脏衰,形体皆极。"《医学正传》曰:"肾元盛则寿延,肾元衰则寿失。"整个生命过程中的生、长、壮、老、已都与肾中所藏之精气密不可分。吴老师认为肾精亏耗、天癸不足是 DOR 发病之根本。肾精充足,气血条畅,经血化生有源,女性的经、孕等物质基础得以有源。肾所藏之精是否充沛与卵泡的生长发育密切相关。肾之精气,是卵子生发之本源,为卵母细胞的生成、生长及成熟提供物质基础。肾精化肾气,肾气是机体发挥各种功能活动的原动力,肾气又分阴阳,无论肾阴虚或肾阳虚,均可影响卵泡的生长、发育、成熟及排出,进而导致不孕。

上述方中运用我国传统医学"肾主生殖"的理论,采用补肾填精,益气健脾,活血化瘀之法,提高卵巢对 Gn 的敏感性,改善卵巢功能,调节患者内分泌水平,同时减轻患者的经济负担,方中桑寄生、菟丝子、续断、墨旱莲、枸杞子、肉苁蓉、山萸肉补肾精,固根本;山药、党参、白术、黄芪健脾益气,固本培元;当归、川芎、桃仁、鸡血藤活血化瘀通络;柴胡、香附疏肝理气解郁。

值得关注的是,求助辅助生殖技术助孕的患者长期求子不得,承受巨大经济及精神压力,多情志不畅、肝郁气滞。祖国医学认为,女子多情志病,认为"万病不离乎郁,诸郁皆属于肝""女子以肝为先天(叶天士《临证指南医案》)"。故女性不孕症患者常以香附、柴胡入药。香附为血中气药,疏肝行气,《本草纲目》中誉香附为"气病之总司,女科之主帅";柴胡善疏泄肝气而解郁结,为治肝气郁结要药。

DOR 发病因素繁杂,年龄、免疫因素、遗传因素、医源性损伤、化学毒物、环境污染、精神因素等均是导致 DOR 的危险因素。中医主要以肾虚、脾虚、血瘀为主要病机,吴老师认为 DOR 在治疗上,多以补肾填精、益气健脾、补肾活血为主要治法,佐以疏肝理气解郁。在临证遣方上注重审因论治,辨证与辨病结合,补益疏导同用,具有独特的优势和疗效,可明显改善临床症状,调节性激素水平,改善卵巢功能,提供子宫内膜容受性,提高 DOR 患者受孕率。

李中南

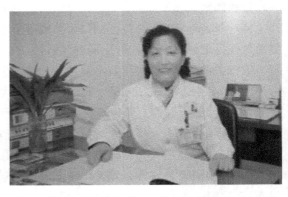

医家小传

李中南,女,1953 年 12 月出生于河南许昌,中国共产党党员,毕业于安徽中医药大学,为国家级名老中医韩明向教授、王正雨主任医师的高级学徒,安徽中医药大学第一附属医院内分泌科主任医师(三级),安徽省名中医,硕士研究生导师。曾担任省中医院干部保健办主任,现为华东老年医学联盟常委,安徽省老年医务工作者协会秘书长,省中医药学会内分泌学会常委,安徽省老年医学会常委,安徽省健康管理学会常委,省、市保健委会诊专家,《中华医学实践》《中国临床保健杂志》的常务编委。

李中南于 1978—1988 年跟随安徽名老中医王正雨主任医师学习中医。王老先生勤奋阅读,学术广博,医术精湛,医德高尚,门诊病人很多,对来家求医的患者也从不推辞,认真诊疗。李中南帮助抄方,记录病案,总结经验,发表论文。王老要求格外严格,以他的经历为借鉴,力求让李中南少走弯路,临床经验和盘托出,为其指点迷津。他要求学生对中医经典著作刻苦钻研,掌握精髓,如《内经》《伤寒》《温病》《金匮》等重要内容,要熟记,揣摩领会;熟背《汤头歌》,指导学生理论结合临床,写出心得体会、学习笔记、掌握辨证分析的要点。至今李中南还保留 10 多本病案,常常翻阅,启迪思维,受益匪浅。从安徽中医药大学毕业后,李中南于 1989 年考取安徽中医药大学和省卫生厅联合举办的首届 3 年制脱产中医高徒班,完成研究生课程后,有幸成为韩明向教授的学生。韩师中医功底深厚,思维敏锐,科研创新意识超前,对学生循循善诱,勤于笔耕,总结创新;对患者始终保持一颗仁爱之心,问诊细致,处方用药从不敷衍,每次复诊,均注意调整处方用药。通过学习,李中南理论和临床得以迅速提升。毕业后一直在安徽中医药大学第一附属医院的门诊及干部病房工作,主攻内分泌代谢类疾病。1998 年评为副主任医师,2006 年评为主任医师。2017 年评为安徽省名中医。2020 年安徽省卫健委批准建立安徽中医药大学第一附属医院李中南名中医工作室。她研制出 3 种院内制剂,即治疗痛风的草苓去痛方;治疗反复发作尿路感染的尿路清;治疗糖尿病的基础方降糖饮。

在两位名师的精心指导下,李中南以"大医精诚""救死扶伤"为医德准绳,"智欲圆、行欲方、胆欲大、心欲细"为行医座右铭,不断学习、刻苦钻研,在传承精华、守正创新、发挥中医特色上下工夫,多次获得安徽省中医院先进个人、优秀共产党员、优秀教师、省保健先进工作者的称号。

学术上李中南主编了《名医论治糖尿病》《王正雨内科临床精华》和《甲状腺疾病的中医诊疗》3 部著作,100 余万字,并由安徽科技出版社出版发行。合作编著书籍 6 部。在《中医杂志》《中成药》《中国实验方剂学》及《中国中西医结合杂志》等国家级、省级杂志上发表论文 120 多篇。在继承、总结、创新的基础上不断探索,取得了一定的成绩。

科研上,李中南主持了两项安徽省教委课题——"尿路清治疗慢性尿路感染的临床与实验观察"与"尿路清免疫学研究";2007 年获省卫生厅课题 1 项——"王正雨老中医经验辑要",从中医理论、临床总结、医案等方面作了进一步深入探讨,这些课题均结题并获奖。2008 年获得安徽中医药大学资助课题——"草苓祛痛方治疗痛风的机理研究",2011 年完成课题。2012 年获得国家中管局课题——"益气养阴活血法对糖尿病亚临床血管病变炎症因子的影响",2017 年结题。

2015 年"国家级名老中医韩明向扶正祛瘀学说在内科慢性疾病的临床应用"获得省科技成果三等奖,2015 年"中医药防治重大疑难疾病糖尿病前期临床服务能力建设"获省科技成果三等奖(排名第四),2017 年"益气养阴活血法对糖尿病血管病变中炎症因子的机理探讨"获省中医药科技二等奖(排名第一),2019 年"益气养阴活血法对糖尿病临床血管病变炎症因子影响及临床研究"获得省科技进步三等奖(排名第一)。

目前国家尤为重视中医事业的发展,给了我们继承发展中医的最好机遇。李中南主任强调要创新提高,首先要总结老中医经验,在继承及大量临床基础上研发新制剂,启迪后学者,为推动中医药在创新高质量发展,做出应有贡献。

临证经验

一、糖尿病(不含并发症)

1. 现代医学认识

糖尿病是一组以长期高血糖为主要特征的代谢综合征。是由遗传因素和环境因素长期相互作用所引起的胰岛素分泌不足或作用缺陷,以血中葡萄糖水平升高为生化特征以及多饮、多食、多尿、消瘦乏力为临床表现代谢紊乱综合群。

2. 中医病因病机

消渴病(糖尿病)的病因主要有:体质因素、饮食、情志、遗传因素、房事不节、药石所伤、毒邪外侵、瘀血阻滞等,是由肺、胃、肾三脏热灼津亏,水谷转输失常而致。其基本病机是阴虚燥热,阴虚为本,燥热为标,两者互为因果。燥热甚则阴愈虚,阴愈虚则燥热愈甚。病变在肺、脾、胃、肾,但各有偏重,互相影响。上焦肺燥阴虚,津液失于输布,则胃失濡润,肾失滋助;中焦胃热炽盛,上灼肺津,下耗肾阴或脾虚失运致邪浊内阻;下焦肾阴不足,虚火上炎肺胃,致使肺燥、胃热、脾肾虚同病。按期分别是:早期阴虚火旺,中期伤气,出现气阴两虚,晚期阴损及阳,导致阴阳双亏。由于气虚不能帅血而行,阳虚寒凝血滞,阴虚火旺灼伤津液,最终导致瘀血痰浊等病理产物形成,出现消渴病的兼证(如糖尿病多种慢性并发症)。

疾病的特点:糖尿病始于微而成于著。病程中应充分注意气阴虚血瘀的存在,阴虚津血不能载气,则气耗,血虚燥热煎熬营血或气虚无力运血,均可形成瘀血。瘀血又可阻滞气机,更伤气阴,形成气阴两虚,血瘀阻络的病理变化,阴虚、燥热、气虚、血瘀、痰湿之恶性循环,使病情缠绵,变证丛生,终致气血阴阳俱虚。

李师将消渴分为阴虚火旺、气阴两虚、阴虚血瘀、气虚血瘀、阴阳两虚、脾虚湿热型。

典型病案

高某,男,44 岁,2018 年 5 月 10 日初诊。口渴欲饮 1 年,饮不解渴,每日饮水量 2 500~3 000 mL,消谷善饥,小便频数,形体偏瘦,舌质红,苔薄,脉细数,查:空腹血糖 14.5 mmol/L,尿糖(+++),餐后血糖 18.5 mmol/L。

西医诊断:2 型糖尿病。

西医处方:予胰岛素调整,甘精胰岛素 12 U,每晚一次;格列齐特缓释片 60 mg,每日 1 片;阿卡波糖 50 mg,每日 3 次。

中医诊断:消渴(阴虚火旺型)。

中医治法:清胃润肺,养阴增液。

中医处方:玉女煎加减。

生石膏(先煎)30 g	黄连 10 g	天花粉 15 g	芦根 20 g
生地黄 10 g	地骨皮 30 g	苦参 15 g	知母 10 g
麦冬 10 g	玄参 15 g	地龙 15 g	僵蚕 10 g

10 剂,每日 1 剂,水煎服,早晚各 1 次。

二诊:2018 年 5 月 20 日,诸症渐减,每日饮水量降为 1 000 mL,主食控制在 300~350 g,空腹血糖下降至 10.8 mmol/L,餐后血糖 14.1 mmol/L,尿糖(++),小便量明显减少,仍觉疲乏无力。

处方:上方去石膏,加玉竹 10 g、怀山药 20 g、黄芪 20 g、栀子 10 g。

7 剂,每日 1 剂,水煎服,早晚各 1 次。

三诊:三消症状基本消失,尿糖转阴,空腹血糖控制 7.0 mmol/L,餐后血糖 10 mmol/L。

处方：上方继进 20 剂，煎服法同前，以资巩固。

按语：本例患者"三多一少"症状兼具，故以养阴润肺清热为主，方中麦冬、玄参、生地等养阴增液以治本；石膏、黄连清肺泻胃之火治其标。二诊胃火减轻，故去生石膏以防寒药伤胃，加玉竹、山药滋养阴液，加栀子清热泻火，黄芪益气扶正。现代药理学研究与临床观察证实：麦冬、玄参、生地、黄连、知母、芦根、地骨皮等均有降血糖作用。

典型病案

> 王某，女，50 岁，2015 年 9 月 2 日初诊。患消渴病 6 个月，久治未愈，口渴、多饮多尿、多食，体倦乏力。视其形体虚胖，声音低微，舌质红，苔微黄，脉弦而数。在外院查空腹血糖 8.6 mmol/L，餐后血糖 14 mmol/L，糖化血红蛋白 8 %。

西医诊断：2 型糖尿病。

西医处方：二甲双胍 0.5 g，每日 3 次；吡格列酮 30 mg，每日 1 次。

中医诊断：消渴病（气阴两虚，津液内耗）。

中医治法：滋阴降火，益气生津。

中医处方：自拟连苓方。

黄连 10 g	茯苓 12 g	天花粉 15 g	党参 15 g
五味子 10 g	山药 15 g	白芍 10 g	菝葜 30 g
淡竹叶 15 g	生黄芪 30 g	山萸肉 15 g	麦冬 10 g
生地 10 g			

7 剂，每日 1 剂，水煎服，早晚各 1 次。

二诊：2015 年 9 月 10 日，渴止尿少，食量亦减，精神爽适，体力增加。

处方：上方加葛根 15 g。10 剂，煎服法同前。

三诊：2015 年 9 月 20 日，自觉体力恢复正常，查尿糖示（＋），空腹血糖 7.2 mmol/L、餐后血糖 9 mmol/L，之后皆以此方加减，计服 50 余剂。复查尿糖（－），血糖正常。

按语：李医师认为，消渴病，初起以阴虚燥热为主，症见口渴喜饮、多食、多尿，苔黄，脉细数。之后渐出现阴虚津亏不能载气则气耗，证见体倦乏力；燥热又加剧阴虚，形成气阴两虚。该患者神疲乏力，声音低微，舌质红，苔薄，脉数软而无力，为脾气虚弱，气血无化源之候。李医师治消渴病重调理脾胃，符合李用粹《证治汇补·消渴》"五脏之精华，悉运于脾，脾旺则心肾相交，脾健而津液自化"之意。方中黄芪、党参、茯苓、山萸肉、怀山药健脾益气，使脾健血充盛；黄芪甘温补中，益气升阳，治诸虚不足，怀山药，甘平，益脾阴，固肾精，两药相伍，气阴兼顾；天花粉、五味子、麦冬、生地养阴生津,现代药理学实验证明此类药有降糖作用;黄连、竹叶,清热利湿,除烦泻火,使燥热得除,阴津自复,黄连苦寒清热,是治疗糖尿病胃热炽盛的首选药物,与山药配伍可避免大剂苦寒药物伤阴碍胃,淡竹叶利尿导热下行;菝葜清热解毒,具有抗炎症反应的作用;葛根不但能生津止渴,且升胃中清阳之气,使胃阴得气濡养而胃气又不致壅塞。

典型病案

　　陶某,女,35岁,2018年4月5日初诊。自诉反复多饮、口渴1年,小便多而混,易饥饿,纳食多,身体却渐感疲倦。检查,空腹血糖12 mmol/L,餐后血糖16.9 mmol/L,尿糖示(+++),诊断糖尿病,已服二甲双胍,格列齐特,服药血糖降,停药则血糖即升而且尿混浊。视其形体丰润,舌质红,舌下筋脉紫暗,苔薄黄,脉细数。

西医诊断:2型糖尿病。

西医处方:格列齐特60 mg,早上口服,每日1次;甘精胰岛素12 u,晚上皮下注射1次。

中医诊断:消渴病(阴虚血瘀型)。

中医治法:养阴清热,活血化瘀。

中医处方:自拟降糖方。

大生地15 g	黄连10 g	北沙参30 g	怀山药30 g
天花粉20 g	杭白芍15 g	麦冬15 g	全当归10 g
知母12 g	玄参25 g	丹参20 g	生石膏30 g
阿胶(另炖冲)15 g	地龙10 g		

7剂,每日1剂,水煎服,早晚各1次。

二诊:2018年4月12日,诉口渴饥饿感均减,小便亦少,体力较前增强。舌质红,苔薄黄,脉弦而较前缓和。查尿糖示(++),空腹血糖9.0 mmol/L,餐后血糖11.5 mmol/L。药既生效,基、继予上方。

中医处方:继服15剂,煎服法同前。另以黄芪100 g、菝葜300 g,分5日煮水当茶饮。

西医处方:甘精胰岛素减量,每晚10 U皮下注射。

三诊:2018年4月29日,诉口不渴,食量如常,小便次数亦恢复正常,尿液清。舌略红,苔薄润,脉弦而细。查尿糖示(-),血糖7.2 mmol/L。之后,均以上方加减。先后计服40余剂而精神体力恢复。复查尿糖、血糖均为正常。

按语:该患者病史虽短,但口渴多饮多尿多食,神疲乏力,属胃中积热。胃热则多食易饥,由于脾弱胃强,水谷精微不能化生气血,濡养筋脉,则易体倦;胃热灼津,阴液受损,故见口渴多饮;久病多有瘀血存,阴虚津液易亏,加重血瘀,出现舌红,舌下筋脉紫暗,脉细数等阴虚血瘀之象。本案先以胃火炽盛,阴液亏虚为当务之急。故用天花粉、玄参、怀山药、大生地、麦冬等益胃阴而兼顾肺肾阴分;杭白芍酸甘化阴;知母、生石膏清泻胃火;怀山药、北沙参健脾补气以化阴,使养而不碍胃。阴虚则血热,取丹参、阿胶以养阴活血补血,地龙、丹参配伍则凉血化瘀力更强;善用菝葜清热解毒,重用黄芪补气虚,全方合用,使肺胃燥热得清,气血阴阳得以调济。

典型病案

刘某,男,52岁,2016年10月8日初诊。糖尿病病史2年,现口干、饮水较以往明显增多,小便次频数而浊,食量未减,但身体逐渐消瘦,神疲乏力,大便溏薄。体重减轻30余斤,查尿糖示(+++),空腹血糖15 mmol/L。口服二甲双胍、格列美脲2周,效果极微,但停药则血糖上升极快。视其形体枯瘦,容颜憔悴,舌瘦色紫、苔薄黄腻,脉弦濡而数。

西医诊断: 2型糖尿病。

西医处方: 格列美脲2 mg,每日早上1次;加甘精胰岛素12 U,晚餐前皮下注射1次。

中医诊断: 消渴病(气虚血瘀证)。

中医治法: 治宜益气健脾,活血通络。

中医处方: 自拟参葛方。

茯苓12 g	生白术12 g	党参10 g	炙甘草6 g
广木香6 g	粉葛根15 g	麦冬12 g	五味子10 g
山药15 g	赤、白芍各12 g	阿胶^(烊化)10 g	菝葜30 g

7剂,每日1剂,水煎服,早晚各1次。

二诊: 2016年10月15日,诉服药后便溏除,口渴止,食量正常,小便次数减少,体力精神好转,查空腹血糖降至10 mmol/L。此乃脾运之功能渐复,津液之散布好转,但肺脾肾之郁热未除。

治法: 益气养阴,清热活血。

处方: 生黄芪30 g	黄芩12 g	全当归12 g	川芎10 g
白芍12 g	生地15 g	竹叶15 g	生石膏^(先煎)30 g
麦冬12 g	粉葛根15 g	菝葜50 g	潞党参12 g
阿胶^(另炖冲)20 g			

14 剂,煎服法同前。

三诊:2016 年 10 月 29 日,自感一切如常,视其面色逐渐红润,舌淡红,苔薄白,脉弦而细。空腹血糖 7.2 mmol/L,餐后血糖 10 mmol/L。

处方:上方去石膏以防寒凉伤胃,以后即以此方加减出入,先后服 40 剂,化验结果基本正常。

按语:李师认为,本例患者年过五十,脾气渐虚,脾虚津液运化失常,上不能布津达肺,中不能运脾升清,下不能固肾,故见形体消瘦、口干舌燥、大便溏薄,尿频数。脾虚水湿不运,蕴而成湿热中阻;气血生化无源,则见神疲乏力,身体消瘦,久病气血不充则舌质紫红,舌下静脉紫暗。自拟参葛方,方中茯苓、白术、党参、山药、甘草健脾益气为主药,葛根、麦冬、五味子养阴生津;广木香、赤、白芍理气活血,使脾气健,气血充。正气恢复后,加入黄芩、生石膏、竹叶清肺胃之火。配黄芪、川芎、阿胶益气养血,使气血和调,血运得畅,五脏六腑、四肢百脉得以充养。

典型病案

方某,男,52 岁,2019 年 6 月 9 日初诊。糖尿病史 4 年,近 3 月出现多饮多尿,每日小便 20 余次,清白而长,少顷,尿凝结如脂,色油光,腰膝酸软,神疲乏力,夜间尿频,舌质淡暗,苔白,脉细滑。查空腹血糖示 10.2 mmol/L,甘油三酯 4.6 mmol/L。

西医诊断:2 型糖尿病。
西医处方:格列美脲 2 mg,每日 1 次;非诺贝特胶囊(力平之)0.2 g,每日 1 次。
中医诊断:消渴病(阴阳两虚型)。
中医治法:益气补肾,养阴活血。
中医处方:右归丸加减。

熟地黄 10 g	鹿角胶 10 g	山茱萸 10 g	桑螵蛸 15 g
人参 10 g	茯苓 10 g	枸杞子 10 g	菟丝子 10 g
怀山药 10 g	益智仁 10 g	附片 8 g	丹参 20 g
山楂 20 g			

7 剂,每日 1 剂,水煎服,早晚各 1 次。

二诊:2016 年 6 月 16 日,服药后小便次数减少,每天 12～14 次,精神较前好转,空腹血糖 8.1 mmol/L,血糖下降,效不更方。

处方:上方继服 10 剂,煎服法同前。

三诊:2016 年 6 月 26 日,多饮、多尿症状基本消除。查空腹血糖7.4 mmol/L,甘油三酯 2.4 mmol/L。疗效满意,继续服用 20 余剂以固疗效。

按语：消渴病多为阴虚内热之证，然下元虚惫，肾阴、肾阳两虚者亦不少见。本例患者病由下元不足，无气升腾，故渴而多饮多尿，尤其患者夜间小便频数，清白而长，腰膝酸软，治疗重在温补下元，使阳气充盛，升腾于上，阳气旺则可生阴精；温补之中又重视补阴精以化气，方中熟地、山茱萸、桑螵蛸、枸杞子滋阴补肾；鹿角胶、菟丝子、附片温补肾阳；人参、茯苓、山药健脾补气；益智仁补脾之肾，固气涩精，因谨守病机，治疗得法，故疗效突出。

戴某，男，59岁，2018年7月10日初诊。发现血糖升高3年，当时查空腹血糖8.0 mmol/L，餐后血糖13 mmol/L，尿糖（＋＋＋），身高168 cm，体重85 kg，诊断糖尿病，予二甲双胍、格列齐特、吡格列酮治疗。每月复查血糖一次。空腹血糖控制在6～7 mmol/L，餐后2小时血糖9～10 mmol/L。视其形体肥胖，神疲乏力，头昏，胃脘痞闷，食欲较好，口中黏腻，小便混浊，舌体胖大，舌苔白腻，脉滑数。查胆固醇7.1 mmol/L，甘油三酯1.92 mmol/L。肝胆B超示重度脂肪肝、胆囊炎、胆结石。

西医诊断：2型糖尿病。

西医处方：二甲双胍0.5 g，1日3次；格列齐特缓释片60 mg，每日1次。

中医诊断：消渴病（脾虚湿热证）。

中医治法：益气健脾，化浊祛瘀。

中医处方：温胆汤加减。

陈皮10 g	茯苓15 g	法半夏10 g	枳壳10 g
竹茹10 g	苍、白术各10 g	佩兰^(后下)10 g	鸡内金10 g
丹参20 g	川芎10 g	生黄芪40 g	荔枝核10 g
泽泻15 g	山楂20 g		

7剂，每日1剂，水煎服，早晚各1次。

二诊：2018年7月17日，头昏、胃脘痞闷症状缓解。

处方：上方去苍术，加枸杞子15 g，连续服药1个月，体力增强，体重减轻3 kg，空腹血糖下降至6 mmol/L，餐后血糖8 mmol/L。嘱加强体育运动。

按语：糖尿病患者合并肥胖多见，李师认为这与饮食生活习惯有关，湿痰形成，责之于脾。脾居中焦，中焦湿热明显，重用温胆汤、平胃散。李用粹在《证治汇补·消渴》中指出："五脏之精华，悉运于脾，脾运则心肾相交，脾健而津液自化。"《诸病源候论》云："脾胃虚弱，不能克消水浆，故为痰饮也。"治法上当益气健脾，化浊祛痰。方选茯苓、半夏、苍白术健脾燥湿；枳壳、陈皮行气祛痰；黄芪益气升提；丹参、川芎、荔枝核理气活血化瘀；鸡内金、山楂、泽泻降脂消痰，共奏健脾化痰，化浊祛瘀之功。

3. 临证体会

（1）重视滋养肺肾，清理胃火

典型糖尿病症状以多饮、多尿、多食及身体逐渐消瘦为主要症状，与祖国医学"消渴病"相类似。其病机以阴虚为本，燥热为标，治疗以养阴增液，润燥清热为大法。养阴增液当以滋养肺肾为主。肺居上焦，喜润降，主宣发而布散津液，司肃降而通调水道。若燥热伤肺，布散津液失司，则口渴多饮，肺燥津伤，津失散布，则胃失濡润，肾失滋源，致阴虚津伤更甚。肾在下焦，内藏真阴，为脏腑阴液之本，肾阴不足，封藏失司，则尿多而浑；肾虚精亏，津不上承，则口干舌燥。肾阴不足，水亏火旺，上炎肺胃，致肺燥热更甚，故肺肾阴虚实为本病的根本所在[1]。李师多用北沙参、麦冬、玉竹等养阴生津：北沙参味甘淡而性寒，养阴又清肺；麦冬性寒味甘微苦，既养阴润肺又泻肺中之伏火，清胃中热邪，对消渴肺燥兼胃热者尤宜；玉竹质润，补养肺脾之阴，补而不腻，对消渴伤阴兼脾虚者尤佳。

（2）力倡益气健脾

糖尿病脾虚成因，或源于先天禀赋不足，脾气虚弱；或源于后天饮食不节，脾胃受伤；或源于长期的情志失调，木不疏土，脾土受伤，此与患者生活环境、病毒感染、免疫、饮食等密切相关。脾虚在糖尿病的发病中占有极其重要的地位，病机上脾虚气弱不能为胃行其津液，胃阴不足，虚火内生则消食善饥，脾虚水谷不运，痰湿积于体内形成肥胖。

脾主运化，为气血津液生化之源，脾胃虚弱，则气血津液生化乏源，脾气不能散精上输于肺，肺津无以输布，则口渴多饮；脾虚不能为胃行其津液，燥热内盛，消杀水谷，则消谷善饥；脾虚不能转输水谷精微，水谷精微下输膀胱，则小便频多而味甘；水谷精微不能濡养肌肉故形体日益消瘦。近代名医施今墨曾明确指出：消渴病的治疗除滋阴清热外，健脾益气实为关键的一环。补益脾气之法临床主要用于消渴病中期阴伤及气、气阴两虚者。此外，即使没有明显的脾虚征象亦可适当加用一两味益气健脾之品，以期气复津生。益气健脾常用药有黄芪、苍术、白术、怀山药、党参等。怀山药味甘，性凉而润，补而不聚，既能补气又能养阴，对气阴两虚者尤宜。黄芪补气升阳，益气固表，有摄气升津的作用。

（3）温补肾阳强壮少火

此是糖尿病常用治法之一，尤其是对消渴病后期下消为主，小便量多，混浊如膏，伴有腰膝酸软，形寒怕冷，舌淡白，脉沉细等阳虚之象较著者常用。温补肾阳以金匮肾气丸为代表方，常用药如熟附子、仙茅、淫羊藿等温肾之品，生地、山萸肉、怀山药等滋补肾阴，阴中求阳。李师认为消渴病，热证十居八九，阳虚者十居一二，并且大多是阴损及阳,单纯阳虚者鲜见,病变至此,多属于晚期之重证,常见于年老阳虚之辈,必须审慎施治。切不可以过投寒凉之药,造成阳尽阴消。

（4）化瘀通脉,活血生津

消渴病的病程中,多有瘀血的病理改变。津血同源,互为资生转化,阴虚者血必不足,燥热者必消烁液耗伤阴血,使阴血更亏,阴血亏虚,脉道不充,而致血行不畅,瘀血内停。另外,病延日久,气虚鼓动无力或阴虚津亏均可伤及阴气,形成气阴两虚或阴阳两虚,使瘀血内停,瘀阻气滞,则津液难以输布而使消渴更甚。临床上常见舌下静脉怒张,舌有瘀斑、瘀点,肢体麻木疼痛,血液流变学异常等血瘀指征,治疗时必须采用活血化瘀的方法。常用药红花、丹参、桃仁、赤芍、当归、水蛭、地龙等,血行津布,燥热可解,瘀血可消[2]。

（5）临证用药特点,善用润上健中、滋阴活血、健脾祛痰药

常用的降糖药有北沙参、山药、当归、山萸肉、麦冬、天花粉、玄参、白术、阿胶、生地、知母、白芍、黄连、五味子、菝葜、水蛭、地龙。李师认为消渴病位在肺胃脾肾,在肺胃多为阴虚火旺;病在脾,气不升运;病在肾,多为阴精亏虚或阳虚运化不利。故治疗上应润上健中,补益脾肺,滋阴活血。处方中滋阴药常用生地、知母,李师认为生地入血分,乃补肾家之要药,益阴血之上品。《本草纲目》有"生地下则润肾燥而滋阴,上则清肺金而泻火;知母入气分,加麦冬、天花粉益气润肺;北沙参补益肺气;山萸肉滋补肾阴;山药既可补益脾气,又可益气生精,涩精止遗;阿胶为血肉有情之品,滋补阴血,以防阴血过虚;白术健脾祛痰,以行气活血之品与补益药相伍,一则可防伤正,二则可制补药呆滞之弊,寓补于通,旨在'疏其气血,令其条达',以祛'无形之瘀'而使血活;白芍养血敛阴,平抑肝阳,与阿胶配伍,养血补血,清退虚火;知母泄肺热、清胃火;湿重者配茯苓健脾祛湿,补中寓消,滋而不腻,使燥热清气阴复,肺脾肾诸脏功能恢复[3]。"《药品化义》曰:"茯苓,最为利水除湿要药。"而消渴证治又不可一味补虚,亦当泻实。消渴患者,气阴两亏,气虚血运无力,血行迟滞,阴虚营血亏少,则血行艰涩,故易成瘀血之候[4]。临床所见,消渴患者多见高黏血证、心脑血管病及微循环异常等瘀血现象,因此,可适当在方中加水蛭、地龙以破血化瘀,使瘀血去而新血生。其次,重视加入利湿解毒药,如菝葜药量高达30～60克,李师认为该药清热解毒作用较强,有很好的抗菌消炎作用,加入黄连泻火除烦,燥湿解毒,对心胃火盛,疗效尤佳。现代药理学研究也证实黄连有较强的消炎抗菌作用,水煎液可引起血糖下降,对糖尿病肾脏病变疗效显著[5]。五味子敛耗散之正气,滋肾固小便,且与泻心火之黄连相伍又可交通心肾。诸药合用,旨在益气滋阴,清火解毒,养血活血。近年来,越来越多的证据支持炎症反应在2型糖尿病发病机制中的作用。研究表明,高血糖可以刺激炎症细胞因子的释放,选用菝葜、黄连清热解毒[6-7],李师认为与现代医学的炎症因子学说不谋而合。

（6）消渴应注意辨虚实，辨气血

新病燥热属实，久病气阴两伤属虚。病初口干咽燥，饮不解渴为肺燥津伤；胃脘嘈杂，消谷善饥为胃热内盛；便秘为热在肠腑属实；头昏、视物模糊为肝肾失养；若面黄形瘦，肢倦乏力，大便溏薄，属脾气虚；气短懒言，心悸易出汗为肺气虚损病久；头痛、胸闷、肢痛属瘀血征象[8]。

参考文献

[1]中国医师协会中西医结合医师分会内分泌与代谢病专业委员会,庞国民,倪青,等.2型糖尿病病症结合诊疗指南[J].中国杂志,2021,62(4)：361-368.

[2]范婷婷,李新华.2型糖尿病中医诊疗研究进展[J].湖南中医杂志,2018,34(8)：217-220.

[3]张洪梅.糖尿病（消渴）中医病因病机及治疗研究[J].世界最新医学信息文摘,2018,18(87)：155,161.

[4]王丽芹,李振南,隋博文.2型糖尿病的中医药研究进展[J].中医药信息,2017,34(3)：121-124.

[5]甘佳丽.中医药治疗糖尿病肾病研究近况[J].广西中医药大学学报,2019,22(4)：58-61.

[6]刘德山,李茹,安春耀,等.从血浊理论探讨2型糖尿病的发生发展[J].河北中医,2017,39(8)：1253-1257.

[7]马宁宁,王小勇,何雄.中医治疗糖尿病肾病研究进展[J].云南中医中药杂志,2016,37(11)：87-89.

[8]李中南.名医论治糖尿病[M].合肥：安徽科学技术出版社,2013.

二、糖尿病肾病

1. 现代医学认识

糖尿病肾病是糖尿病最主要的微血管并发症之一，是目前引起终末期肾病（end-stage renal disease，ESRD）的首要原因。

2. 中医病因病机

中医历来认为糖尿病肾病与禀赋不足、脏腑柔弱、饮食不节、情志失调、房事伤肾等原因密切相关。李师指出本虚标实、虚实夹杂是本病最明显的特点。其主要病机为气阴两虚或脾肾亏虚夹瘀血痰浊，常常交互为患，互为因果，使病情缠绵难愈。病变脏腑主要在肺、脾、胃、肾，上焦肺燥阴虚，津液失于输布，则胃失濡养，肾失滋助；中焦脾失健运，湿浊内生，或胃热炽盛，上灼肺津，下耗肾阴；下焦肾阴不足，上灼肺胃，后期可致阴阳俱虚。对糖尿病肾病应注意病证结合，对病情、病势、预后及治疗效果进行客观评价，用药才能得心应手。

李中南医师将本病分早、中、晚三期进行辨证。

（1）早期重防治

早期多为糖尿病肾病Ⅰ、Ⅱ期，多为气阴两虚型，肾脏损伤较轻，损害可逆，是保护肾脏功能的最佳期,也是延缓病人发展至晚期的关键,故早预防、早诊断、早治疗,对提高糖尿病肾病患者生存率,改善生活质量具有重要意义[1]。李师强调防重于治的理念,要求患者同时配合合理的饮食、适当的体育锻炼,出现蛋白尿者及时调整药物。

(2)中期重视补肾固脾,从湿痰瘀论治

中期多为糖尿病肾病的Ⅲ、Ⅳ期,诸虚渐重,寒热夹杂,虚实相间,机体阴阳失衡明显,蛋白尿增加,下肢浮肿,此时开始出现血瘀、湿毒等病理因素。肾为先天之本,主藏精而寓元阴元阳,消渴病日久易发生多种病变,肾脏首当其冲,肾阴伤则气耗,阴阳互根互用,阴损及阳,终致肾阴阳俱虚,《石室秘录》曾言"消渴之证虽分上、中、下,而肾虚以致渴无不同也,故治消渴之法,以治肾为主,不必问其上、中、下三消也",由此我们也可以看出肾虚在 DN 发生中的重要地位[2]。

(3)晚期强调扶正祛邪,补气温阳,活血利水,祛湿解毒

此期属于糖尿病肾病的Ⅴ期,肾功能已严重损害,血肌酐、尿素氮等指标明显升高,下肢浮肿更为明显,尿蛋白大量漏出,本虚标实的症状尤为突出[3]。"久病入络""久病及肾",阴虚内热,耗伤津液,血行不畅又致瘀阻肾络,气虚不足以推动血液运行,亦可致瘀阻肾络。且糖尿病肾病患者多身体虚胖,常伴有高胆固醇血症、高脂血症,水肿,属脾失健运,痰湿内停。随着病程的进展,患者常虚、瘀、湿互为因果,相互影响,故益气健脾、利湿活血法为常用方法。

李中南医师辨治不同阶段的病证有明显的自有特色。

早期(糖尿病肾病的Ⅰ、Ⅱ期):此期无明显蛋白尿,常见神疲乏力、口渴欲饮、自汗气短、舌淡边有齿痕或以手足心热、咽干口燥、渴喜冷饮、大便燥结、苔少、脉沉细等阴虚燥热之症,临床多属气阴两虚型,治法以健脾益气养阴为主。方药选用参芪地黄汤加减,即太子参 30 g,黄精 30 g,山茱萸 20 g,熟地 10 g,玄参 15 g,乌梅 15 g,苍术 15 g,白术 15 g,茯苓 15 g,山药 15 g,全方有益气健脾,滋补肝肾之功效;若胃火旺盛、便结难出者加火麻仁 10 g,生大黄 5～10 g;若口渴加知母 10 g,石斛 10 g;若肾阴虚加枸杞子 10 g,女贞子 10 g;肾阳虚加菟丝子 10 g,杜仲 10 g。

中期(糖尿病肾病的Ⅲ、Ⅳ期):此期出现蛋白尿,下肢不同程度水肿,伴有神疲乏力、喜暖畏寒、四肢不温、口淡纳呆、舌质淡红苔白腻、脉细滑无力。中医辨证为脾肾亏虚,治法以温肾健脾,利水消肿为主。方药用五苓散合二仙汤加减,即黄芪 30 g,仙灵脾 10 g,仙茅 10 g,苍术 10 g,白术 10 g,菟丝子 10 g,杜仲 10 g,肉苁蓉 20 g,巴戟天 10 g,当归 10 g,茯苓 15 g,桂枝 10 g,丹参 20 g,益母草 20 g,全方有利水渗湿,温阳化气之功效;若阳虚不显,以气虚为主,湿瘀互结、全身浮肿者可用补阳还五汤加减;大量蛋白尿者加芡实 15 g,补骨脂 20 g,五味子 10 g;脾虚湿盛者可合用参苓白术散以补益脾胃。

晚期(糖尿病肾病的Ⅴ期):此期出现大量蛋白尿,水肿程度常更明显,同时常伴有严重高血压,既有神疲乏力、消瘦、倦怠、纳差、腰膝酸软等本虚之症,又有水肿、尿浊、关格、舌质紫暗、脉涩等标实之症。中医辨证为脾肾亏虚、痰浊内蕴、瘀血阻络,治法以补肾固本、健脾利湿、化瘀通络为主。方药以二仙汤合肾气丸加减,即仙灵脾10 g,仙茅10 g,淫羊藿10 g,龟板10 g,生地10 g,熟地10 g,茯苓15 g,猪苓10 g,当归10 g,牛膝10 g,丹参20 g,水蛭3 g,全方有温肾阳,补肾阴,活血利水之功效;若蛋白尿过多,可加用五味子10 g,芡实10 g,金樱子10 g;阴虚明显者加女贞子10 g,墨旱莲10 g;湿重加泽泻15 g,玉米须30 g。

典型病案

刘某,男,60岁,2017年10月20日初诊。患者有糖尿病病史10年,诉反复口渴多饮,多汗,伴头昏乏力2年余。诊断为2型糖尿病,予胰岛素治疗,血糖控制尚可。近2年口渴多汗,消瘦,易饥,伴头昏乏力,大便干结,2天一次,舌质红,苔黄腻,脉沉细。近期复查空腹血糖7.8 mmol/L,餐后2 h血糖11.2 mmol/L,尿常规PRO(+)。

西医诊断:2型糖尿病。

西医处方:二甲双胍0.5 g,每日3次;甘精胰岛素10 U,每日1次,睡前注射1次。

中医诊断:消渴,肾消(早期,气阴两虚证)。

中医治法:益气养阴。

中医处方:参芪地黄汤合生脉饮加减。

黄芪30 g	太子参15 g	山药20 g	天花粉10 g
葛根20 g	麦冬15 g	丹参20 g	五味子10 g
生地10 g	山茱萸20 g		

7剂,每日1剂,水煎,分早晚两次服用。

二诊:2017年10月27日,治疗7天后口渴多饮、多汗明显减轻,乏力改善,大便正常,舌质红,苔白腻,脉沉细。查尿常规PRO(+)。

处方:内服上方加金樱子10 g,芡实10 g以滋肾固小便,苍术10 g以健脾燥湿。继服10剂,每日1剂,水煎,分早晚两次服用。

三诊:2017年11月6日,经前两次治疗,口渴多饮、消谷善饥、头昏乏力等症状完全消失,复查空腹血糖6.5 mmol/L,餐后2 h血糖8.9 mmol/L,尿常规PRO(-)。

处方:原方续服,嘱患者控制血糖,定期复诊,调整处方。

按语:患者有糖尿病病史10年,近2年出现口渴多饮,多汗,消谷善饥,消瘦,伴头昏乏力等气阴两虚之症,遂以益气养阴之剂,方选参芪地黄汤合生脉饮加减,方中黄芪补气固表,麦冬养阴生津,山茱萸、五味子敛肺生津止汗,一补一润一敛,益气养阴,生津止渴,敛阴止汗;山药、太子参益气健脾、养阴润肺,葛根、天花粉生津止渴、清热泻火,生地滋阴清热,丹参清心除烦,三补三泻,补中寓泻,益气养阴又清热泻火。三诊时患者气阴两虚之症已消,检查结果正常,药症相符,故疗效显著,嘱其控制血糖,定期复查。

典型病案

郑某,男,68 岁,2016 年 11 月 8 日初诊。患者有糖尿病病史 12 年。双下肢浮肿,伴腰酸、乏力 2 年余。两年前反复出现双下肢浮肿,腰膝酸软,乏力自汗,泡沫尿,多次复查空腹血糖 10～11 mmol/L,餐后 2 h 血糖 13～14 mmol/L,血 Cr130 μmol/L,尿常规 PRO(＋＋＋),就诊于某三甲医院,诊断为糖尿病肾病Ⅲ期,住院 2 周予以降糖、改善循环、护肾等对症治疗后好转出院。此后反复出现上述症状,近一周劳累后再次出现双下肢浮肿、神疲乏力、泡沫尿,遂就诊于我院。刻下症:双下肢轻度浮肿,腰膝酸软,晨起尤甚,伴神疲乏力,口渴多饮,手足心热,耳鸣,纳可,眠差,尿频,尿中泡沫多,大便干,舌质红,少苔,舌下静脉紫暗,脉细滑。当日查空腹血糖 8.9 mmol/L,餐后血糖 11.2 mmol/L,尿蛋白(＋＋＋)。

西医诊断:2 型糖尿病。

西医处方:人胰岛素 30 R,10 U 早餐前注射,8 U 晚餐前注射。

中医诊断:消渴,肾消(中期,湿瘀互结兼有气阴两虚)。

中医治法:益气养阴、祛湿活血。

中医处方:参芪地黄汤合五苓散加减。

北沙参 15 g	太子参 15 g	黄芪 30 g	生地 10 g
山药 20 g	山茱萸 10 g	牡丹皮 14 g	泽泻 15 g
白术 15 g	丹参 20 g	猪苓 15 g	茯苓 15 g
桂枝 10 g	地龙 10 g	苍术 10 g	当归 10 g
川芎 10 g			

10 剂,每日 1 剂,水煎,分早晚两次服用。

二诊:2016 年 11 月 17 日,双下肢浮肿减轻,神疲乏力明显改善,大便偏干,舌质红苔薄,脉象细数。当日查空腹血糖 8.0 mmol/L,餐后 2 h 血糖 10.2 mmol/L。

处方:内服上方去当归,加大黄 5 g、芡实 15 g 以增加解毒通便摄精之功。

10 剂,每日 1 剂,水煎,分早晚两次服用。

三诊: 2016 年 11 月 29 日,乏力,口干,双下肢不肿,大便通畅,舌红苔薄白,脉细。查血 Cr 112 μmol/L,尿常规 PRO(+)。

处方: 上方调整继服 3 个月,复查血 Cr 97 μmol/L,尿常规 PRO(-),嘱其定期复查,合理饮食,适当锻炼,防止复发。

按语:《古今录验方》指出"消渴,病有三:渴而饮水不能多,小便数,阴痿弱,但腿肿,脚先瘦小,此肾消病也"。该患者患消渴病十余年,近又出现神疲乏力,自汗,双下肢水肿,腰膝酸软,口渴多饮,手足心热,耳鸣,舌质红少苔,舌下静脉紫暗,脉细滑。属肾消范畴,多以气阴两虚为原由,阴虚则生内热,燥热内生易耗气伤阴,终致气阴两虚加血瘀痰湿[4]。综合该患者特点,既有气阴两虚之本虚,又有湿毒、血瘀之标实,为虚实夹杂之症,遂以益气养阴、祛湿活血之剂,方选参芪地黄汤合五苓散加减,方中黄芪补气固表,利水消肿,加太子参、北沙参益气健脾,养阴生津;生地入肾经,滋阴清热凉血;泽泻利水湿而泄肾浊,配合茯苓、猪苓之淡渗,增强其利水渗湿之力;山茱萸酸温收敛,有滋养肾精之意,牡丹皮凉血,可制山茱萸之温涩;山药补益脾阴,亦能固肾;"病痰饮者当以温药和之",桂枝温化膀胱之气以利小便,合白术、茯苓取"苓桂术甘汤"之意,合用加强温阳健脾、利水消肿之功;川芎、当归、地龙活血通经,行气利水;苍术为燥湿健脾之要药,治疗水湿内停之痰饮、水肿,凡湿邪为病,不论表里上下皆可配伍。诸药合用标本兼治,共奏益气养阴、祛湿活血之效。患者服药 10 剂后,浮肿减轻,神疲乏力明显改善。二诊时患者大便偏干,在原方之基础上去当归,加大黄既泄热通便又逐瘀通经,芡实以益肾固精,减少蛋白尿。服药 30 剂后患者水肿已消,大便通畅,湿邪渐去,原方调整继服 3 月后,诸症皆消,血肌酐降至正常,尿蛋白消除,嘱其定期复查,合理饮食,适当锻炼,防止复发。

3. 临证体会

李医师指出糖尿病肾病病机错综复杂,证候变化多端,往往虚实并见,寒热错杂,故为本虚标实之证[5]。糖尿病肾病早期多气阴两虚,气虚不足以推动血液运行,阴虚燥热煎熬营血,均可致血瘀;中、后期脾失健运,水湿内停,久病及肾,肾阳不足,气化温煦功能失常,亦可导致湿浊内停[6]。阴虚与湿热相互交结,水湿与瘀血也相互影响,水阻则气不利,血不利则为水,水湿瘀三者互结进一步阻滞气机,损伤脏腑功能,破坏体内阴阳平衡,加重体内代谢的紊乱[7]。故李师指出糖尿病肾病多虚实夹杂,本虚以脾肾两虚为主,标实以瘀血痰湿为主,阴虚、燥热、气虚、血瘀、痰湿交互为患,形成恶性循环,使病情缠绵难愈,变证丛生。故治疗时要明确病因病机,辨证论治,分清虚实正邪,轻重缓急,既要补肾健脾,又要活血化湿,祛邪不忘扶正,扶正不碍祛邪。气阴复,湿浊祛,瘀毒除,则诸症消。

参考文献

[1] KDOQI. KDOQI Clinical Practice Guideline and Clinical Practice Recommendations for

anemia in chronic kidney disease：2007 update of hemoglobin target[J]. American Journal of Kidney Diseases，2007，50(3)：471-530.

[2] 张蕾，马建伟.滋肾通络法在早期糖尿病肾病治疗中的运用[J].中华中医药学刊，2013，31 (12)：2649-2651.

[3] 仝小林，周强，赵林华，等.糖尿病肾病的中医辨治经验[J].中华中医药杂志，2014，29(1)：144-146.

[4] 李军辉，程东生，王锋，等.糖尿病肾病患者血脂异常与尿蛋白关系[J].上海交通大学学报，2016，50(3)：478-482.

[5] 李中南.王正雨内科临证精华[M].合肥：安徽科学技术出版社，2011.

[6] 吕树泉，张淑芳，苏秀海，等.健脾固肾、化瘀通络论治糖尿病肾病Ⅳ期经验[J].中医药导报，2018，24(1)：121-123.

[7] 李中南.名医论治糖尿病[M].合肥：安徽科学技术出版社，2013.

三、痛风

1. 现代医学认识

痛风是由于嘌呤代谢中有关酶活性的先天性或者后天性缺陷，引起嘌呤代谢紊乱，从而导致尿酸生成过多，或排出过少，又或二者兼备，最终使血液中尿酸盐浓度超过饱和限度。临床常发生间歇性发作的急性关节炎，或慢性痛风石性关节炎，可表现为痛风石、关节强直或者畸形，或出现痛风性肾病，肾实质损害，尿路结石等多种慢性症状。

2. 中医病因病机

（1）痛风的特点

分为急性发作期和间歇发作期。

① 急性发作期特点：浊、毒、瘀互结

浊邪，重浊之邪气也。可视为污浊、浑浊之物[1]。对于浊邪的特点，古籍早有论述，《素问·阴阳应象大论篇》曰："清阳出上窍，浊阴出下窍……清阳实四肢，浊阴归六腑。"《金匮要略·脏腑经络先后病脉证》曰："清邪居上，浊邪居下。"表明浊邪归阴，趋于下行。现代《中医基础理论》指出"浊"即秽浊不清，表现为由湿邪导致机体的排泄物、分泌物浑浊、垢腻。产生"浊邪"的原因有二，外因责为湿邪侵袭，阻滞中焦，脾失健运，产生浊邪；内因多为饮食不节，如过食膏粱厚味、海鲜、醇酒等物，损及脾肾，或情志不畅，肝气犯脾，或患者禀赋不足，年老体衰，脾肾亏虚。脾主升清降浊，肾可蒸腾气化，脾肾功能受损，清浊代谢失常，浊邪由此产生，随血液运达周身，从而引起机体多系统受损。李师分析指出，痛风的病理基础为嘌呤代谢障碍引起的高尿酸血症，尿酸浊邪积聚，阻于脏器经络关节，长期发展引起痛风石沉积，骨节溃破流脂，严重者可引起关节畸形、活动障碍及肾损害等。

毒邪，物之能害人者，泛指对一切对人体有严重影响、损害的病理因素。清代尤在泾注《金匮要略》云："毒者，邪气蕴蓄不解之谓。"《外台秘要》曰："热毒气从脏腑中出，攻于手足，则赤热肿痛也，人五脏六腑井荥输，皆出于手足指，故此毒从内而生，攻于手足也。"指出热毒内蕴致手足红肿热痛的特点。产生毒邪的原因有两种，一是外感六淫，侵袭脏腑经脉，蓄蕴为毒；二是脏腑功能障碍，三焦气化失司，水液代谢失常，湿痰壅滞成毒。从临床观察分析，痛风病人多为过食肥甘、饮酒无度，使湿热浊毒蕴结，毒邪侵及筋骨、肌肉，引起关节肿胀、疼痛、畸形[2]。毒邪难解，机体感受诱因易发，故痛风常常缠绵难愈。

瘀血，血行失畅也，指血脉阻滞不畅。《临证指南医案》有"血流之中，必有瘀滞，故致病情缠绵不去""内结成瘀"等论述，王清任在《医林改错》中提出"久病入络为瘀""痹有瘀血"，其成因包括外邪侵袭、饮食不节、情志所伤、劳逸失度以及外伤等。瘀血不仅为邪气致病产生的一种病理产物，而且能反过来作为致病因素作用于机体。《素问》中有："内舍于其合也。"人体肌肉、筋脉与脏腑功能联系紧密，如肾主骨，肝主筋，脾主肌肉。李医师指出，痛风日久，一方面病邪由浅入深势必影响脏器功能，脏腑受损，水液代谢失常，痰湿内生，壅滞血脉为瘀，客于肌肉筋骨，不通则痛；另一方面"久病必瘀"，气血瘀滞，筋络失养，不荣则痛，故症见骨节疼痛、僵硬。饮食不慎、外伤、劳累等外界因素诱发体内浊毒积聚，阻碍血液运行，脉中营阴运达，反致血瘀更甚，故痛风发作夜半居多，疼痛难以耐受。

"浊""毒""瘀"三者并非单一存在，各致病因素之间可相互转化，常交织为患，或湿浊内蕴为毒，或痰浊聚而为毒，或久毒化瘀。病变过程中，浊瘀可互生，瘀血内阻，浊易内生，痰湿浊邪难化，阻滞血脉又致浊瘀互结；浊瘀胶着成毒，浊毒阻滞血脉为瘀，又随气血运行流注全身，侵犯脏器、肌肉、筋骨。浊、毒、瘀三者性质相似，同气相求，易互生互助，缠绵交杂，进一步加重病情，导致痛风迁延反复[3]。

② 间歇期特点：肝脾肾亏虚

李医师认为，痛风的形成与肝脾肾关系最紧密。脾虚生痰湿，聚而为浊，久蕴成毒，肾虚蒸腾气化无力，清浊代谢失常，肝失调达则气滞血瘀，筋脉失养，日久则浊、毒、瘀互结，阻滞脏腑、经络、关节，致使关节疼痛、畸形，甚或溃浊流脂。本病的诱因多为饮食不节，过食油腻，或大量饮酒，浊毒之邪留滞于机体，即体内高尿酸不能排出，使气血受阻，又进一步损伤脏腑经络，二者互为因果，引起恶性循环，致病情反复，经久不愈。由此看出，肝脾肾亏虚是本病产生的根本原因，浊毒瘀是肝脾肾功能失调的病理产物，同时是引起痛风急性发作的病理因素。

（2）痛风的辨证施治

李医师将痛风病程分为急性期和间歇期。急性期多为久食肥甘厚腻辛热之品,脏腑积热,浊毒已生,外邪引动内伏之浊毒,阻滞经脉,浊毒瘀互结,攻于脏腑、肌肉、关节,致关节疼痛变形、尿酸盐沉积等。间歇期多为肝脾肾亏虚,清浊代谢失常,浊毒内蕴,久病入络,筋脉失养。基于痛风浊毒瘀蕴结、肝脾肾虚损的病机特点,结合临床实践,李师指出痛风急性期应以泻浊解毒通络为治则,间歇期则需注重调补肝脾肾,从而正本清源,标本兼顾,使浊化毒解,气行血畅,阴阳调和[4]。痛风的症状繁多,治疗上应辨证施治,随证加减。

痛风急性期主要有湿热蕴毒型和浊瘀痹阻型。

湿热蕴毒型症见:关节红肿热痛,起病急,伴发热,口渴喜饮,汗出不解,躁扰不宁,小便短黄,舌质偏红,苔黄腻,脉滑数。治则:清热利湿,解毒止痛。方药:加味四妙散。组成:苍术10 g、黄柏10 g、怀牛膝10 g、生苡仁30 g、土茯苓20 g、银花20 g、萆薢20 g、秦皮10 g、威灵仙20 g、虎杖15 g、白芍15 g、川芎10 g、蚕砂10 g、当归10 g。热毒明显者加丹皮、石膏、知母;祛风加白芷;便秘者加大黄。

浊瘀痹阻型症见:关节反复出现肿胀疼痛,甚或僵硬变形,指(趾)或耳轮可触及结节,严重者痛风石破溃流渣,舌质淡暗或有瘀斑,苔腻,脉弦细或细涩。治则:健脾利湿,泻浊通络。方药:自拟萆苓汤。组成:萆薢20 g、土茯苓20 g、泽泻15 g、丹参20 g、虎杖15 g、苍术10 g、黄柏10 g、威灵仙15 g、桑枝10 g、山慈菇10 g。若瘀血重加当归、桃仁;疼痛剧烈加制乳没、全蝎、地龙;关节肿胀加金钱草、车前草。

痛风间歇期主要有脾肾两虚型和肝肾亏虚型。

脾肾两虚型症见:痛风日久,关节酸痛重着、屈伸不利,时轻时重,或肿大畸形,活动受限,怕冷,面色少华,倦怠乏力,腰膝酸软,肢体浮肿,多痰,纳差,便溏,舌质淡,边有齿痕,苔薄白,脉沉细无力。治则:补肾健脾、益气养血、解毒除湿。方药:自拟益肾健脾方。组成:杜仲10 g、黄芪20 g、白术10 g、独活10 g、怀牛膝20 g、桂枝10 g、土鳖虫10 g、土茯苓20 g、川萆薢20 g、白芍15 g、苡仁20 g、丹参15 g。关节活动受限严重者加宣木瓜、伸筋草、鸡血藤;痰瘀互结加王不留行、山慈菇;湿热重加苍术、冬葵子;瘀重加虎杖、桃仁;肾阳虚加附片、仙灵脾、巴戟天;肾阴虚加生地黄、山茱萸。

肝肾亏虚型症见:痛风已久,关节肿痛畸形,屈伸不能,活动不利,五心烦热,腰膝酸软,肢体麻木,时有低热,眩晕耳鸣,舌红,苔薄白,脉沉弦。治则:补益肝肾、除湿通络。方药:独活寄生汤加减。组成:独活10 g、防风10 g、川芎10 g、当归10 g、秦皮10 g、白芍15 g、杜仲10 g、川牛膝20 g、土茯苓15 g、鸡血藤15 g、甘草6 g、桑寄生20 g。湿浊重者加萆薢、泽泻、玉米须;疼痛剧烈加蜈蚣、全蝎。

典型病案

周某,男,48岁,2016年8月27日初诊。反复多关节肿痛10年,再发加重1周。患者10年前无明显诱因下出现右足第1跖趾关节红肿热痛,活动不利,自服止痛药后缓解。2007年3月再次出现上述症状,就诊于当地医院查血尿酸520μmol/L,诊断为痛风性关节炎,给予止痛药、碳酸氢钠等治疗,疼痛缓解,后患者自行停药。其后患者饮食作息不规律,症状反复发作并逐渐加重,右足跖趾关节、右踝关节、双膝、双手掌指关节、近端指间关节反复肿胀疼痛,自服止痛药物,未系统治疗。1周前患者于进食海鲜、饮酒后出现右足跖趾关节、右踝、双手掌指关节、近端指间关节肿痛,关节活动受限,伴乏力气短,腰膝酸软,纳可,睡眠欠佳,二便尚调。查体:右足第一跖趾关节、右踝关节肿胀,皮色发红,局部皮温高,压痛(+),双手掌指关节、近端指间关节肿大畸形,耳轮及多个关节面可见数枚大小不等的痛风石,舌质红有瘀点,苔黄厚腻,脉滑数。实验室检查:血尿酸612μmol/L,C反应蛋白10.7 mg/dL。

西医诊断:痛风。

西医处方:新癀片,每次3片,每日3次。

中医诊断:痹症(浊瘀痹阻证,兼有脾肾亏虚证)。

中医治法:清热利湿,泻浊解毒,活血通络。

中医处方:自拟草苓祛痛方加减。

草薢 20 g	土茯苓 20 g	泽泻 15	车前草 20 g
怀牛膝 20 g	黄柏 6 g	苍术 10 g	薏苡仁 10 g
威灵仙 10 g	延胡索 20	虎杖 10 g	土鳖虫 10 g
地龙 10 g	丹参 15 g	当归 10 g	

14剂,每日1剂,水煎,2次分服。患者拒服西药,嘱其低嘌呤饮食。

二诊:2016年9月11日,服药后诸症明显减轻,舌红,苔黄微腻,脉滑数。

处方:上方加山慈菇10 g,白术10 g。继服14剂,服法同前。

三诊:2016年9月25日,患者关节无明显疼痛,仍有腰膝酸软。复查血尿酸410μmol/L。

处方:上方去地龙、山慈菇,加杜仲10 g、白芍10 g。14剂,服法同前。患者病情稳定,未再复发。

按语:该患者痛风病程长,初诊时属痛风急性期,浊毒瘀痹阻关节,关节肿胀疼痛明显,且痛风反复发作,迁延难治,久病耗伤气血,损伤脾肾,虚实夹杂[5]。本着"急则治标,缓则治本"的原则,初诊以化浊解毒通络为主,方中土茯苓、泽泻、草薢、薏苡仁利湿泻浊,通利关节;威灵仙祛风湿,通经络,与土鳖虫配伍加强活血化瘀之效；黄柏、苍术清热解毒燥湿；虎杖活血定痛，解毒利尿；怀牛膝补肝肾、强筋骨、利关节、活血通经，配伍泽泻可加强利尿通淋的作用；延胡索、当归活血止痛。全方功效在于清热解毒，除湿消浊，化瘀通络，兼以补肾健脾、引火下行。二诊时加用山慈菇、白术增强解毒散结、健脾化湿之功。三诊患者腰膝酸软明显，考虑脾肾亏虚，久病入络，治疗上加用杜仲补肾健骨，白芍滋阴活血。全方攻补兼施，虚实兼顾，标本同治，疗效显著。

3. 临证体会

李医师提出痛风急性发作期以浊毒瘀互结为病机特点，并以此立论确立急性期的治则，间歇期兼顾调补脾肾以正本清源，临床疗效显著。

李医师认为，浊毒瘀是痛风发病的主要病理因素，亦是其病理产物。肝脾肾亏虚乃是痛风发病的根本。痛风发作多因饮食不节、劳逸失度、起居不慎，使得浊毒内伏，痰瘀互结，留滞脏腑、关节，引起关节肿胀疼痛、畸形、痛风石产生等[6]。痛风病程可分为急性发作期和间歇期，急性期当以祛邪为先，以泻浊解毒化瘀为主；间歇期以扶正为要，需注重调补肝脾肾。李师特别提出，应注意合理运用攻补之法，要根据"邪盛""正虚"的消长变化，把握攻邪与扶正之度。临床上应重点掌握痛风不同分期的病机特点，辨证施治，切忌拘泥于一证一方。经过多年临床实践，李师认为中药在治疗痛风及预防复发方面有着显著的疗效，而且可避免西药的毒副作用[5]。

参考文献

[1] 邢玉瑞.中医浊毒概念问题探讨[J].中医杂志,2017,58(14)：1171-1174.
[2] 陈慕芝,王伟.痛风患者中医证型及相关指标分析[J].长春中医药大学学报,2015,31(5)：1000-1003.
[3] 孟庆良,张子扬,苗喜云.朱良春泄浊化瘀法治疗痛风性关节炎经验[J].中医杂志,2017,58(16)：1368-1370.
[4] 李中南.王正雨内科临证精华[M].合肥：安徽科学技术出版社,2011.
[5] 曲悦.自拟痛风散治疗2型糖尿病合并痛风的临床观察[J].中外医疗,2011,30(24)：103.
[6] 汤菲,张先艳,徐卫东.银山丹方联合西药治疗痛风合并2型糖尿病的临床疗效观察[J].江西中医药大学学报,2017,29(6)：48-50.

四、甲状腺功能亢进症

1. 现代医学认识

甲状腺功能亢进症，是指由多种原因引起的甲状腺激素水平增多所致，作用于全身的组织器官，造成机体的神经、循环、消化等系统兴奋性增高和代谢亢进为主要表现的疾病总称，是内分泌系统的常见疾病。以怕热或面部烘热、自汗、心悸不宁、烦躁易怒、乏力消瘦、双手指震颤、甲状腺肿大等为主要表现。临床上以弥漫性毒性甲状腺肿伴甲亢最为常见,约占所有甲亢患者的85%,又称Graves病(GD)[1]。本病可发生于任何年龄,多见于中青年,尤以女性多见。

2. 中医病因病机

甲状腺功能亢进症属于中医学的"瘿气""瘿病"等范畴。甲亢的病因主要与情志刺激、劳累过度、饮食偏嗜、体质因素有关,病机多为肝火旺盛、痰瘀互结、心肝阴虚有关。李师结合临床总结出"气""痰""瘀"是导致甲亢发生、发展的关键因素[2]。

气:与肝气不舒、肝郁化火有关。情志刺激引动肝火,耗伤阴津,肝郁气滞,壅结于颈前。《诸病源候论·瘿候》云:"瘿者,由忧患气结所生。"《医学入门·瘿瘤篇》认为:"瘿气,今之所谓瘿囊者是也。"忧虑所生,忧虑伤心,心阴虚损,证见心悸失眠、多汗,七情不舒,则肝郁不达,郁久化火,证见性情急躁,眼球突出,面红脉弦,双手震颤,疲乏无力,舌质红,脉细数等。

痰:痰是人体水液痰湿代谢障碍的病理产物,又是重要的致病因素,易导致了各种疾病的发生、发展,也是形成本病的主要原因。《丹溪心法》曰:"痰之为物,随气升降,无处不到""痰之为患,为壅塞,……皆痰邪所致""凡人身上、中、下有块者,多是痰"。甲亢患者多伴有甲状腺肿大,大便次数多,黏滞不爽,舌红,苔黄腻,此为肝木旺乘脾土而造成,脾不健运,痰湿内生,气挟痰而上升,结于颈前形成痰阻[3]。

瘀:《济生方·瘿瘤论治》云"夫瘿病者,多由喜怒不节,忧思过度,而成斯疾焉。大抵人之气血,循环一身,常欲无滞留之患,调摄失宜,气凝血滞,为瘿为瘤"。《医林改错》指出"血管无气,必停留而瘀"。气为血之帅,血随之运行,气虚则无力推动血液,可见血液瘀滞。气虚、气滞日久,则血行涩滞,聚而生瘀,结于颈前,形成囊肿或结节。痰阻血行不畅又致痰瘀互结,形成本病。故理气化痰、软坚散结、化瘀通络为本病治则,祛除有形之邪,颈部肿块自然向愈。

综上本病病位虽然在颈部,但病变脏腑涉及心、肝、脾、胃。临证治疗当注意益气养阴以固本,清热泻火、化痰散结、活血化瘀、疏肝理气以治标。

李医师认为本病主要分为肝火旺盛型、痰瘀互结型、心肝阴虚型三型。

(1)肝火旺盛型

常见于甲亢发病期。症见颈部轻度或中度肿大,一般柔软光滑,烦热,容易出汗,食欲亢进,性情波动,烦躁易怒,眼球突出,手指颤抖,面部烘热,口渴,舌红,苔薄黄,脉弦数。检查甲状腺功能指标:T_3、T_4升高,TSH下降,甲状腺彩超示甲状腺弥漫性病变,或有结节、囊肿。治宜:清肝泻火。方用龙胆泻肝汤合二至丸加减:龙胆草10 g,黄芩10 g,炒栀子10 g,泽泻15 g,车前草20 g,生地黄10 g,女贞子15 g,旱莲草10,柴胡10 g。如见眼结膜充血、舌红绛者,常加牡丹皮、赤芍等。如见颈前肿大,伴有结节者,加三棱、莪术、水蛭、土鳖虫;若久病伤及气阴,气阴两虚者,加生黄芪、女贞子、墨旱莲等;眼球突出,视物不清者,加青葙子、决明子等;出汗较多加浮小麦、碧桃干、酸枣仁等。

（2）痰瘀互结型

症见颈前肿块经久不消，按之较硬或有结节，胸闷纳差，喉间有痰，吞咽不爽，食少便溏，舌质紫暗或有瘀点、瘀斑，苔白厚腻，脉沉涩。甲状腺指标多异常：TSH下降，T_3、T_4升高。治宜：化痰散结，活血祛瘀。方用自拟参甲汤：生牡蛎 30 g，鳖甲 10 g，北沙参 15 g，半夏 10 g，黄精 20 g，海藻 10，陈皮 10 g，夏枯草 20 g，昆布 10 g，白术 10 g，龟板 10 g，丹参 15 g，蜂房 20 g，茯苓 10 g。若胸闷不舒加柴胡、郁金、香附、陈皮；若结块较硬加三棱、莪术、橘核等以增强活血软坚，消瘿散结之作用[4]。

（3）心肝阴虚型

多见于甲亢中后期。症见颈前肿大，质软，表面光滑，心悸不宁，心烦少寐，怕热易汗出，消瘦，眼干，目眩，手指颤动，倦怠乏力，舌质偏红，少苔或苔薄黄，脉细数。治宜：滋阴益精，宁心养肝。方用天王补心丹合逍遥散加减：生地 10 g，玄参 15 g，麦冬 10 g，茯苓 15 g，当归 6 g，北沙参 15 g，丹参 20 g，酸枣仁 20 g，五味子 10 g，浙贝 10 g，柴胡 12 g，白芍 10 g，白术 10 g，甘草 6 g。若肝火偏旺者，加夏枯草、黄芩；肝郁偏重者，加香附、佛手片；肿块坚硬，移动性小甚或不可移动者，加山慈菇、丹参等；如出汗多者，加浮小麦、麻黄根、牡蛎；气虚明显者，加黄芪、太子参；痰湿较甚者，加半夏、白芥子、浙贝母。

典型病案

王某，男，60 岁，2017 年 1 月 10 日初诊。诉突眼 5 年余。患者于 5 年前无明显诱因，自觉眼突，时有心慌，遂就诊于外院，曾查甲状腺功能异常，未正规治疗。现患者情绪易波动，烦躁易怒，眼球突出，眼结膜充血，畏光、流泪，手颤抖，怕热，易出汗，口渴，舌质红，苔薄黄，脉弦数。2017 年 1 月 4 日在我院查甲状腺功能示：血清游离三碘甲状腺原氨酸（FT_3）4.42 pmol/L，血清游离四碘甲状腺原氨酸（FT_4）17.6 pmol/L，促甲状腺激素（TSH）0.023 mIU/L，甲状腺彩超示：右侧甲状腺实性肿块，最大约 10 mm×12 mm。

西医诊断：甲状腺功能亢进症伴眼突。

西医处方：甲巯咪唑 15 mg，每日 1 次。

中医诊断：瘿病（肝火旺盛证）。

中医治法：清肝泻火、消瘿散结。

中医处方：龙胆泻肝汤合二至丸加减。

夏枯草 30 g	黄芩 10 g	茯苓 15 g	泽泻 15 g
车前草 20 g	生地黄 10 g	丹皮 10 g	柴胡 10 g

黄芪 25 g　　　墨旱莲 10 g　　　女贞子 10 g　　　土鳖虫 6 g

蜈蚣 1 条　　　决明子 10 g

14 剂,每日 1 剂,水煎,分早晚两次服。

二诊: 2017 年 1 月 24 日,患者复诊,诉服药后流泪减少,眼部摩擦好转,仍有手颤,大便偏稀,夜寐尚可,舌质略红,苔薄黄,脉弦数。复查甲状腺功能示:FT$_3$ 3.81 pmol/L,FT$_4$ 19.20 pmol/L,TSH 0.027 mIU/L;肝功能示:丙氨酸氨基转移酶(ALT)199 U/L,天门冬氨酸氨基转移酶(AST)103 U/L。

中医处方: 中药原方去生地;加垂盆草 30 g、败酱草 15 g、五味子 10 g,保肝降酶。21 剂,煎服法同前。

西医处方: 甲巯咪唑 7.5 mg,每日 1 次,甘草酸二铵肠溶胶囊 150 mg,每日 3 次,多烯磷脂酰胆碱 3 粒,每日 3 次。

三诊: 诸症较前明显好转,眼突(+),双结膜轻度充血,手颤明显好转,复查 FT$_3$、FT$_4$,TSH 降至 1.710 mIU/L,肝功能:ALT 60 U/L,AST 40 U/L,偏高。

西医处方: 上方继服。

中医处方: 青葙子 10 g　　　菊花 10 g　　　决明子$^{(包煎)}$10 g 败酱草 20 g

垂盆草 20 g　　　五味子 10 g　　　虎杖 15 g　　　柴胡 10 g

仙鹤草 10 g　　　三七粉 3 g　　　石斛 20 g　　　女贞子 10 g

墨旱莲 10 g　　　珍珠母$^{(先煎)}$10 g

21 剂,每日 1 剂,水煎,分早晚两次服。

四诊: 复查肝功能恢复正常(ALT 11 U/L,AST 15 U/L)。甲巯咪唑 7.5 mg,每日 1 次;甘草酸二铵肠溶胶囊 150 mg,每日 3 次。之后以前方加减半年,随访至今病情平稳。

按语: 本病属于中医学"瘿病"范畴,该患者甲亢,病史较长,伴有"目珠突出",李师先予龙胆泻肝汤加减,方中龙胆草为大苦大寒之品,对于素体脾胃虚弱或久病脾虚之人,恐不能耐受,故李师用夏枯草代之,夏枯草既能清泻肝火,又能明目,散结消瘿肿,有一箭双雕之功;黄芩清热解毒;茯苓、泽泻、车前草健脾利湿,导湿热从肠道排出;黄芪益气健脾,补肝火耗散之气,又能缓解眼肌麻痹;《本草求真》曰"决明子,除风散热。凡人目泪不收,眼痛不止,多属风热内淫,以致血不上行,治当即为驱逐;按此苦能泄热,咸能软坚,甘能补血,力薄气浮,又能升散风邪,故为治目收泪止痛要药……谓之决明,即是此意";柴胡疏肝理气;生地黄、丹皮、墨旱莲、女贞子滋补肝肾,以培其本,滋阴清热以防阴液耗伤太过;土鳖虫、蜈蚣活血软坚,消瘿散结。全方以清肝泻火为主,佐以滋阴明目、消瘿散结之品。二诊时,患者症状明显好转,查肝功能 ALT、AST 升高,故加垂盆草、败酱草、五味子保肝降酶,继服 21 剂后复查,患者甲状腺功能、肝功能基本恢复正常水平,症状改善明显。三诊,患者病情趋于稳定,肝火之象不显,故李师重新调整处方用药,重在滋阴明目,保肝降酶。随诊至今,患者病情稳定。

李某,女,21岁,2016年7月10日初诊。诉甲状腺肿大半年余。患者于半年前因发现甲状腺肿大于外院诊治,诊断为"甲状腺功能亢进症"。刻下患者胸闷不舒,自觉有痰,心悸多汗,运动后易疲劳、乏力,食少便溏,甲状腺肿大Ⅱ°,质韧,压痛(-)。2016年7月10日在我院查甲状腺功能示:FT_3 4.79 pmol/L,FT_4 16.19 pmol/L,TSH 0.001 2 mIU/L;舌质偏暗红,苔白腻,脉细数。

西医诊断:甲状腺功能亢进症。

西医处方:甲巯咪唑 10 mg,1天3次(早、中、晚);普萘洛尔 10 mg,1天3次。

中医诊断:瘿病(痰瘀互结证)。

中医治法:化痰散结,活血祛瘀。

中医处方:自拟参甲汤。

生牡蛎(先煎)30 g	鳖甲(先煎)10 g	北沙参 15 g	半夏 10 g
黄精 20 g	浙贝母 10 g	陈皮 10 g	夏枯草 20 g
白术 10 g	龟板(先煎)10 g	丹参 15 g	蜂房 20 g
茯苓 20 g			

28剂,每日1剂,水煎,早晚分服。

二诊:2016年8月28日,患者诉胸闷、心慌较前明显好转,体力较前恢复,仍有多汗,纳食、睡眠尚可,舌质暗红,苔白腻,脉滑弦。复查TSH 0.047 4 mIU/L。

西医处方:甲巯咪唑 10 mg 1天2次;普萘洛尔 5 mg,1天3次。

中医处方:上方加五味子 15 g、浮小麦 30 g 敛阴止汗。21剂,煎服法同前。

三诊:诸症较前明显好转,TSH降至 1.762 6 mIU/L。甲巯咪唑减至 10 mg 1天1次,再服28天。随访1年,病情较为平稳。

按语:本病属于中医学"瘿病"范畴,辨证为"痰瘀互结型",主要病机为气机瘀滞,炼液成痰,痰气交阻,日久则血行不畅,血脉瘀滞;气滞痰凝血瘀互结壅滞于颈前,则颈前肿大难消;气滞痰瘀壅结颈前,则颈部出现肿块;痰阻脾胃,则胸闷不舒、纳差。李师方选自拟参甲汤,方中生牡蛎、浙贝化痰软坚,消瘿散结;陈皮理气健脾;白术、茯苓健脾益气;北沙参、黄精、龟板养阴生津;鳖甲、丹参养阴活血,软坚散结;夏枯草开郁散结。治法得当,药症相符,故获显效。二诊时患者诸症好转,仍有汗出,故加五味子、浮小麦收敛固涩,益气生津。三诊,患者病情趋于稳定,随诊至今,病情稳定。

典型病案

任某,男,53 岁,2016 年 5 月 6 日初诊。诉反复心慌心悸、乏力 1 年余。患者于 1 年前因体力劳动过重出现心悸,休息后不能缓解,来我院住院诊治,诊断为"甲亢性心脏病"。患者仍有心慌多汗,消瘦乏力,易饥饿,眼干,双手颤动,睡眠一般,2016 年 5 月 5 日在我院查甲状腺功能示:FT_3 13.59 pmol/L,FT_4 25.96 pmol/L,TT_3 33.52 nmol/L,TSH 0.000 4 mIU/L,TPO 294.11 IU/mL,TG 182.23 IU/mL;舌质偏红,苔薄黄,脉弦细数。

西医诊断:甲状腺功能亢进症合并慢性甲状腺炎。

西医处方:甲巯咪唑 10 mg,1 天 3 次,普萘洛尔 10 mg,1 天 3 次。

中医诊断:瘿病(心肝阴虚证)。

中医治法:滋阴益精,宁心柔肝。

中医处方:天王补心丹合逍遥散加减。

生地 10 g	玄参 15 g	麦冬 10 g	茯苓 15 g
当归 6 g	牡蛎(先煎)30 g	丹参 20 g	酸枣仁 20 g
五味子 10 g	浙贝母 10 g	柴胡 12 g	白芍 10 g
白术 10 g	夏枯草 10 g	珍珠母(先煎)20 g	

14 剂,每日 1 剂,水煎,早晚分服。

二诊:2016 年 6 月 14 日,患者复诊,诉心慌较前好转,体重较前有所增加,仍有汗出、双手颤动,睡眠尚可,舌质偏红,苔薄,脉细数。复查 TSH 0.000 1 mIU/L,甲状腺彩超示:甲状腺弥漫性病变,右侧叶实性结节,右侧叶见 7 mm×7 mm 大小的低回声结节。

西医处方:予甲巯咪唑 10 mg,1 天 2 次;普萘洛尔 10 mg,1 天 2 次。

中医处方:上方加浮小麦 30 g、生黄芪 30 g 益气固表止汗;山慈菇 15 g、法半夏 10 g 消瘿散结。21 剂,煎服法同前。

三诊:体力明显恢复,出汗减少,颈部肿块缩小,TSH 0.290 5 mIU/L。上方去珍珠母,再服 21 剂。随访半年,病情较为平稳。

按语:患者素体阴虚,加之后天调摄不当,致心阴亏虚,虚火妄动,煎熬津液成痰块,凝聚颈部成瘿病。心阴亏虚,心失所养,故心悸不宁,心烦少寐;肝开窍于目,目失所养,则眼干,目眩;肝阴亏虚,虚风内动,则手指颤动,舌体颤动。若不予重视、重感外邪或体力劳动过重等,则病情急剧恶化。此时,肝阳暴涨于上,阴液亏竭于下,故心悸心慌、神疲乏力、多汗、双手颤动。李师以天王补心丹合逍遥散加减,方中生地入心能养血,入肾能滋阴,故能滋阴养血,壮水以制阴虚火旺;玄参、麦冬滋阴清热;酸枣仁、五味子养心安神;珍珠母平肝潜阳,并有安神作用;白术、茯苓健脾益气宁心,与五味子合用补气养阴,以增源泉;山慈菇清热解毒;生牡蛎软坚散结;当归补血润燥,又助生地滋阴养血,养心安神;白芍酸苦微寒,养血敛阴,柔肝缓急;柴胡疏肝理气,使肝气得以条达;归、芍与柴胡同用,补肝体而助肝用,使血和则肝和,血充则肝柔;丹参清心活血,合补血药使补而不滞;夏枯草清泻肝火,散结消瘿;浙贝化痰散结。全方共奏滋养阴精,宁心柔肝之功。

3. 临证体会

(1)瘿病的各种证型之间存在相互联系

痰结血瘀为气郁痰阻的进一步发展,痰结血瘀日久,易耗气伤阴,故甲亢中后期常出现心肝阴虚,应注意滋阴降火[5]。通过临床观察,李师认为内因多由忧思恼怒,心情抑郁,或五志化火,与气痰瘀凝结而成;亦有肝肾阴虚,或肝肾之火与痰浊互结者。因此李师治疗甲亢的基本治则是清肝泻火、化痰散结、活血祛瘀、滋阴益精。

(2)局部化痰散结与整体辨证论治相结合

根据甲亢合并甲状腺肿大的程度、性质选用各种化痰散结药物,取"结者散之,留者攻之"之意[6]。常用药物生牡蛎、夏枯草、白僵蚕、连翘、浙贝母、黄药子。若为弥漫性肿大多为气滞痰凝,常配伍柴胡、青皮、陈皮等疏肝理气之品;若结节性肿大,多由痰瘀互结引起,常加丹参、当归、三棱、莪术;若急躁易怒,眼球突出,手指颤抖属肝火偏亢,风阳内动,可加龙胆草、丹皮、栀子、石决明;久病正气耗伤,精血不足,出现消瘦乏力,经少经闭者,加黄芪、党参、当归、熟地等。

(3)治疗甲亢,少用温阳补气药

"气有余便是火",对甲亢患者,少用大量温阳补气药物,如红参、仙茅、附片等;但对于短气、乏力明显的患者,在大量滋阴泻火药中,可适当加用少量益气药,如北沙参、太子参、黄芪以改善症状。

(4)权衡疾病轻重选择用药

对于甲亢伴有甲状腺一侧或两侧肿大,局部突起,质地较硬,多个不光滑结节的,宜软坚散结,常选牡蛎、浙贝母;若多个结节坚硬如石,高低不平的多为肿瘤,为顽疾,瘤与瘀血相搏,凝聚不散,此时可重用虫类药物炮山甲、僵蚕、鳖甲、水蛭,取其"咸能软坚,虫能搜剔"之意,必要时可合用破血的药物,如三棱、莪术等。

总之,本病初期多实证,病理因素为气滞、肝火、痰凝和血瘀;久病多虚或虚实夹杂,虚者以阴虚为主,治疗过程中当注意辨证施治、随症加减[7]。

参考文献

[1] 李中南.甲状腺疾病的中医诊疗[M].合肥:安徽科学技术出版社,2017.

[2] 张伯礼,薛博瑜.中医内科学[M].2版.北京:人民卫生出版社,2013.

［3］赵勇.陈如泉教授虫类药治疗甲状腺疾病相关眼病经验［J］.光明中医,2011,26（12）：
　　2411-2412.

［4］刘岩,曹旭焱,于志强.于志强治疗甲状腺功能亢进症之对药浅析［J］.中国中医药信息杂志,
　　2015,22（4）：108-109.

［5］李中南.王正雨内科临证精华［M］.合肥：安徽科学技术出版社,2011.

［6］孙博.化痰祛瘀调瘿方治疗甲状腺功能亢进症（痰结血瘀、毒损缨络证）的临床观察［D］.长
　　春：长春中医药大学,2018.

［7］魏子孝.中西医结合内分泌代谢疾病诊疗手册［M］.北京：人民军医出版社,2005.

五、亚急性甲状腺炎

1. 现代医学认识

亚急性甲状腺炎,是一种与病毒感染有关的非细菌性炎症,多见于中青年女性,临床表现以甲状腺自发性疼痛、触痛为主,疼痛常向颌下、耳后或颈部等处放射,咀嚼和吞咽时加重。通常于流感或感冒后1～2周发病,起病较急,是临床上易误诊的疾病之一[1]。

2. 中医病因病机

亚甲炎是最常见的甲状腺疼痛性疾病。目前认为其发病是由病毒感染所致,以局部疼痛的甲状腺组织破坏性损伤伴全身炎症反应为特征,病原体可以是流感病毒、柯萨奇病毒、腮腺炎病毒等,其次是免疫因素、遗传因素。亚甲炎持续日久常发生甲减[2]。目前,西医治疗以减轻炎症反应和缓解疼痛为主,糖皮质激素为常用药物,但过快减量、过早停药易使病情反复,加之疾病本身复发率高,临床疗效并不十分理想,而中医药治疗本病有标本兼顾、缓解后不易复发的特点,越来越受到患者青睐。

根据亚急性甲状腺炎的发病特点和临床表现,本病属于中医学"瘿瘤""瘿痈""瘿肿""瘿痛"范畴[3]。陈实功《外科正宗》提出其主要病理是痰、气、瘀壅结,"夫人生瘿瘤之症,非阴阳正气结肿,乃至五脏瘀血、浊气、痰滞而成"[4]。《济生方·瘿瘤论治》曰:"夫瘿瘤者多由喜怒不节,忧思过度而成斯疾焉。大抵人之气血,循环一身,常欲无滞留之患,调摄失宜,气凝血滞,为瘿为瘤[5]。"中医认为其病因不外乎外感与内伤两个方面,外感风寒、风热邪气,上犯颈咽;内伤可为情志不遂,肝失疏泄,气郁化火,火热炼津为痰,痰热搏结于颈部,或热毒邪气直中颈部而发病[6]。

李师指出,亚甲炎起病多由风温邪热袭表,热毒壅盛,灼伤津液,炼液为痰,痰阻气机,血行不畅,或气郁生痰,痰随气逆,蕴结于颈前所致,后期多见气阴两虚夹瘀。本病多属本虚标实之证,病变过程中,虚实夹杂贯穿始终。当今社会,人们生活压力与日俱增,过快的生活节奏导致生活起居失常,免疫功能低下。一则体虚感冒,认为患流感不用药抗一下就能痊愈,忽略体虚,可能因流感病毒而加重病情或变生他病。二则脾虚影响气血的正常运行,气滞痰凝,壅结颈前,或有疼痛或成包

块。三则生活压力的增加,情志不舒,忿郁恼怒或忧思太过,加之外感,伤及肝脾[7]。由于病因多变,临床表现必然具有多变性。

李医师将本病分为发病期和恢复期。

(1)发病期以风火热毒型和气郁痰凝型较常见

风火热毒型 症见起病急骤,发热咽痛,心慌汗出,急躁易怒,口干唇燥,倦怠乏力,甲状腺肿痛明显,甚至多食易饥,失眠多梦,舌质红,苔薄黄,脉浮数。实验室检查血沉升高。治宜疏风清热,泻火解毒。方选五味消毒饮加减:野菊花15 g,金银花15 g,蒲公英20 g,紫花地丁20 g,连翘20 g,大青叶20 g,淡竹叶15 g,丹皮10 g,乳香、没药各10 g,板蓝根20 g,夏枯草20 g。软坚散结者加龙骨、牡蛎、浙贝各30 g;咽喉肿痛者加射干、山豆根各10 g;阴虚甚者加玄参、石斛各15 g;瘀血重者加蜈蚣1条。

气郁痰凝型 症见颈部肿大,质韧,颈痛不舒,时有低热,胸胁胀痛或胸闷不舒,咽部发闷,纳差,易怒,善太息,口中多黏腻痰,舌红,苔白腻,脉弦滑。治宜理气化痰,散结活血。方选消瘰丸合柴胡疏肝散加减:浙贝母15 g,牡蛎30 g,玄参15 g,夏枯草20 g,柴胡10 g,黄芩10 g,陈皮10 g,白芍15 g,枳壳10 g,川芎10 g,香附20 g,栀子10 g,竹茹10 g,茯苓15 g,蒲公英20 g。胸闷不舒者加瓜蒌皮15 g;急躁易怒者夏枯草加至30 g;疼痛甚者加乳香、没药、土鳖虫各10 g;胁肋胀满者加川楝子、郁金各15 g;阴虚者加北沙参、枸杞子、石斛各15 g。

(2)恢复期以阴虚火旺型和脾肾阳虚型为主

恢复期特点是正气虚弱,邪毒存在。随着病程不断进展,滤泡内甲状腺激素消耗殆尽,新合成的甲状腺激素不足,甚至出现甲状腺功能减退症状,如倦怠乏力、食欲减退。治宜健脾温阳,行气活血。

阴虚火旺型 症见颈前肿大,伴心悸,潮热多汗,腰酸乏力,烦躁不安,夜眠欠佳,舌质红,苔白少津,脉细数无力。查两侧甲状腺肿大,触摸疼痛,血沉增快。治宜养阴清热,散结止痛。方选六味地黄汤合一贯煎加减:生地黄15 g,山茱萸10 g,茯苓15 g,牡丹皮10 g,北沙参15 g,麦冬10 g,川楝子10 g,枸杞子10 g,浙贝母15 g,牡蛎30 g,白芍15 g,玄参15 g,地骨皮30 g。潮热盗汗者加龟甲10 g,浮小麦30 g;夜寐不安者加酸枣仁30 g;颈部痛加延胡索20 g,夏枯草20 g,另金黄散或芙蓉膏外用,敷于肿胀疼痛处。

脾肾阳虚型 症见甲状腺疼痛不甚,畏寒肢冷,精神萎靡,面色少华,小便清长,大便溏薄,舌苔白腻,脉沉迟。治宜温阳化痰,活血散结。方选肾气丸加减:熟地黄10 g,山茱萸10 g,茯苓15 g,山药20 g,黄芪30 g,白术15 g,桂枝10 g,附片6 g,杜仲10 g,泽泻15 g,白芥子10 g,昆布10 g,陈皮10 g。腹胀者加厚朴10 g、枳实10 g,砂仁6 g;纳差者加炒麦芽、炒谷芽各20 g,山楂10 g;恶心呕吐者加姜半夏、生姜各10 g。

典型病案

高某,女,32岁,于2016年6月21日初诊。诉颈前耳后部疼痛2周。患者2周前因受凉出现颈前耳后部不适,间断疼痛,疼痛较甚,易乏力,伴有发热,体温在38℃左右,无吞咽困难,自服对乙酰氨基酚片0.3g,每日3次,效果不佳。在我院查甲状腺彩超:甲状腺弥漫性肿大,左叶实质内见多个大小不等、回声不均的结节,质地较硬,伴有颈部淋巴结肿大;血沉89 mm/h;甲状腺功能未见异常,舌红,苔黄,脉浮滑。患者明确拒绝服用糖皮质激素治疗。

西医诊断:亚急性甲状腺炎。

中医诊断:瘿病(风火热毒证)。

中医治法:疏风清热,泻火解毒。

中医处方:五味消毒饮加减。

菊花15 g	金银花15 g	蒲公英20 g	紫花地丁20 g
连翘20 g	大青叶20 g	延胡索20 g	白芍15 g
乳香10 g	没药10 g	板蓝根20 g	夏枯草20 g

14剂,每日1剂,水煎,早晚分服。

二诊:2016年7月5日,患者复诊,诉颈前疼痛明显减轻,无发热,纳食较差,舌稍红,苔薄黄,脉细滑。复查血沉12 mm/h。

处方:患者疼痛减轻,故原方去制乳香、没药,加谷、麦芽各20 g顾护脾胃,青蒿10 g,地骨皮20 g清虚热。

14剂,煎服法同前。后诸症消失,血沉降至正常8 mm/h,去紫花地丁、大青叶,加生黄芪20 g益气固表,再服2周。随访3个月,病情未再复发。

按语:该患者2周前出现两侧甲状腺间断疼痛,低热,血沉升高。视甲状腺轻度肿大,压痛(+)。中医诊断为瘿病,风火热毒型。考虑患者素体虚弱,外感风热之邪,循经上扰,气血阻滞,故见颈前耳后部疼痛;邪正相争,阴阳失调,故见乏力、发热。方中配伍大量解毒消炎之品。野菊花、金银花、蒲公英、紫花地丁、连翘、大青叶、板蓝根清热解毒;颈前耳后部属肝胆经循行部位,故加夏枯草、青蒿清肝胆之热;延胡索、白芍、乳香、没药活血止痛;加炒二芽顾护脾胃;青蒿、地骨皮清退虚热。全方共奏解毒泻火、化瘀散结、活血止痛之功。

典型病案

黄某,女,28岁,轻度肥胖,2017年3月14日初诊。诉颈及耳后部胀痛伴咽部不舒2月余。2月前因感冒咳嗽加之工作压力大,患者出现颈前及耳后肿胀疼痛,咽部不舒,低热,体温在37.5~38℃,心烦胸闷,胁肋胀满,夜寐早醒等。在外院查甲状腺彩超：甲状腺右叶见数个片状低回声区，边界不清，内部回声欠均匀，血流较丰富；当时查血沉 63 mm/h，甲状腺功能正常。考虑起病初期治疗不彻底，近 1 个月病情反复发作，予激素治疗后疼痛虽有所缓解，但停药后即复发。患者来我院就诊时，仍诉颈部右侧隐痛，伴有咽部不适，喉间如有物阻，咽之不下，吐之不出，胸闷不舒，急躁易怒，纳差，舌质红，苔少，脉细滑，触诊甲状腺轻度压痛，复查血沉 43 mm/h。现拒绝激素治疗。

西医诊断： 亚急性甲状腺炎。

中医诊断： 瘿病（气郁痰凝证）。

中医治法： 理气化痰，散结活血。

中医处方： 消瘰丸合柴胡疏肝散加减。

浙贝母 15 g	牡蛎^(先煎)30 g	玄参 15 g	柴胡 10 g
黄芩 10 g	陈皮 10 g	白芍 15 g	枳壳 10 g
川芎 10 g	竹茹 10 g	甘草 6 g	蒲公英 20 g
瓜蒌皮 20 g	夏枯草 20 g	栀子 10 g	

14 剂，每日 1 剂，水煎，分早晚分服。

二诊： 2017 年 3 月 29 日复诊，患者上述症状基本消失，复查血沉 14 mm/h。

处方： 上方加虎杖 15 g，继服 14 剂，煎服法同前，之后不适症状完全消失。为防止复发，又用此方治疗 1 个月。随访一年无复发。

按语： 该患者近 5 月疼痛反复发作，性格急躁，伴有低热，血沉快。中医诊断为瘿病，气郁痰凝证。考虑风热上犯，痰瘀入经络，留而不去；其体形肥胖，属痰湿之体，湿性重浊黏腻，迁延难却，病久入络，渐变成痰浊，阻于少阳阳明经络，发为瘿病；痰郁化火，引动肝胆伏火，留于少阳气分，邪热以痰浊为依附，盘根错节，留而不去，以致低热起伏。方中柴胡、夏枯草、山栀子入肝胆经，透泄少阳之邪，疏泄气机之郁；加黄芩、蒲公英清热解毒；白芍、川芎、甘草活血止痛，陈皮、瓜蒌皮、竹茹理气散结、清热化痰；牡蛎、浙贝软坚散结。二诊加虎杖 15 g，意在行气活血。全方合用，有理气化痰、清热解毒、活血止痛之功。

3. 临证体会

（1）治疗亚甲炎注意辨病与辨证相结合

颈前疼痛当注意与桥本氏甲状腺炎相鉴别，依据患者症状、体征及辅助检查，如血沉指标要及时观察，仔细询问病情方可鉴别。治法上宜清宜疏，以疏肝清热，解毒散结为主。方中常用蒲公英、紫花地丁、黄芩清热解毒，直折火邪；菊花外透表邪，兼散风热。现代药理学研究证实，蒲公英、紫花地丁、黄芩有明显的抗病毒作用,能够抑制炎症递质的产生与释放。此外,李师特别注意阴虚内热的变化,部分患者除有颈前肿瘤外,还表现为潮热盗汗、手足心热、咽干口燥、神疲乏力、舌红少苔、脉细数等症状,多见于发病早、中期,此类患者单用清热解毒药疗效欠佳。因此,在疏肝泄热的同时,常加用青蒿、鳖甲、地骨皮、丹皮等滋阴清热凉血之品,使内热清除,疾病渐愈。同时注意血沉的变化,血沉明显增快为发病期特点,而血沉正常则为药物减量的指标。甲状腺 B 超多为体积数值增大,低回声相,甲状腺边界模糊。病情好转后,B 超可见体积下降,恢复正常。

(2)临证心法

对于亚甲炎的治疗,李师强调清热解毒为要,重视化痰活血,同时注意扶正固本。现代医学认为,亚甲炎多由病毒感染所致,可致甲状腺局部疼痛及伴全身的炎症反应,如发热、心慌等。李师认为,既然存在病毒感染,就要解毒祛毒。中医认为,亚甲炎的病因不外乎外感与内伤。外感指感受风热、风寒之邪气,内伤可因情志不舒,气郁化火,火热炼津为痰,痰热搏结于颈前,加之外感之邪,上犯颈咽,诱发本病。故在疾病的发病期,治疗强调清热解毒祛邪为要。

重视化痰活血。亚甲炎初期多有疼痛、发热,或见颈前结节,或有咽部肿痛。有形之邪,当责之于痰。痰为有形之物,是人体水液代谢障碍的病理产物,又可作为重要的致病因素,是亚甲炎直接病因。痰乃体内津液输布失常,痰湿内行,凝聚而成,其形成多归于脾,因脾主运化,具有输布水液,防止水液在体内停滞的作用。若脾失健运,则水液不能正常输布,停而为湿,聚而为饮,凝而为痰。痰随气而行,聚于颈前,则成结节。本病初起属于实证,痰瘀毒互结于颈前,病久易实中夹虚。瘀血阻于颈部易致疼痛,或形成包块。"结者散之,实者决之",故治疗上重视活血通络,祛瘀止痛。

注意扶正固本。《素问·刺法论》云:"正气存内,邪不可干;邪之所凑,其气必虚。"[8]而亚甲炎正是因为正气虚弱,免疫力低下,病毒邪气乘虚而入所致。故在疾病的恢复期,治疗强调扶正固本,常加入黄芪、白术、党参,提高免疫功能,助正气恢复[9]。李师强调中医药治疗亚甲炎疗效显著,富有特色。不仅可以避免糖皮质激素、非甾体类抗炎药等副作用,同时亦能缩短病程,尽早获益[10]。

参考文献

[1]王高元.中医内外结合治疗亚甲炎的临床观察[J].内蒙古中医药,2012,31(19):3-4.

[2]中华医学会内分泌学会《中国甲状腺疾病诊治指南》编写组.中国甲状腺疾病诊治指南:甲状腺结节[J].中华内科杂志,2008(10):867-868.

[3]时杨,高天舒,杨柳.富碘中药复方对甲亢大鼠甲状腺功能和形态的影响[J].辽宁中医药大学学报,2009,11(9):186-188.

[4]刘云云,潘春宇.逍遥散加减联合优甲乐治疗桥本氏甲减的临床观察[J].中国医学创新,

2011,8(12)：29-30.

［5］王福凯,梁舒晴,刘美红,等.亚急性甲状腺炎中医命名刍议[J].环球中医药,2017,10（12）：1511-1513.

［6］杜明,梅冬艳,王海涛.亚急性甲状腺炎的中医药治疗概况[J].河北中医,2010,12(11)：1741-1742.

［7］宿申,王东.亚急性甲状腺炎的中西医诊断与治疗[J].实用中医内科杂志,2013,27（12）：166-167.

［8］王东,宿申,李敬林.从痛瘿论治亚急性甲状腺炎[J].辽宁中医药大学学报,2015,17(11)：14-16.

［9］许天蕴.亚急性甲状腺炎诊治[J].上海医药,2015,15(7)：23-26.

［10］邹毅,周敏.抗病毒中药的研究进展[J].中国药物经济学,2015,10(z2)：258-259.

六、甲状腺结节

1. 中医病因病机

目前临床甲状腺结节较多见,属于中医"瘿病""瘿瘤"的范畴[1]。是由于情志内伤,饮食及水土失宜,以致气滞痰凝血瘀结于颈前所致,尤以女性多见。

李医师指出由于长期忿郁恼怒或忧思忧虑,使气机郁滞,肝气失于条达[2-3]。情志不畅则肝气郁结,木郁克土,脾气自虚,脾虚则水液运行失常,日久聚而为痰,痰阻气机,气滞痰凝,壅结颈前,则形成瘿病,日久导致血脉瘀阻,以气、痰、瘀三者合而为患。病机特点为脾肾亏虚为本,气滞、痰浊、血瘀为标[4]。其次,与现代社会的生活、工作、生态环境等因素有关。随着社会的进步,工作压力增大,人与人之间沟通减少等导致机体内分泌紊乱,更易引起此病。

典型病案

燕某,女,29岁,2010年11月14日初诊。因"体检发现甲状腺肿块1个多月"就诊。甲状腺彩超示,甲状腺结节,左叶10 mm×20 mm,右叶30 mm×50 mm,多个结节,最大者为40 mm×50 mm,彩色多普勒超声未见明显血流,考虑良性病变。诊断为结节性甲状腺肿。检查：三碘甲腺原氨酸（T_3）、甲状腺素（T_4）、游离三碘甲腺原氨酸（FT_3）、游离甲状腺素（FT_4）、促甲状腺素（TSH）、甲状腺球蛋白抗体（TG-Ab）、甲状腺过氧化物酶抗体（TPO-Ab）,甲状腺相关检查指标均在正常范围内。患者不愿手术,所以寻求中医治疗。患者近来自觉乏力,心情抑郁,稍怕冷,无心悸、汗出、手抖等症状,胃纳欠佳,夜寐尚安,咽喉部有黏痰,舌淡暗,苔薄白,脉濡。查体：颈前部可触及数个大小不等结节,右侧偏大,质地中等,表面光滑,皮色如常,可随吞咽动作上下活动,压痛（－）,双手振颤试验（－）。

西医诊断：结节性甲状腺肿。

中医诊断：肉瘿（肝郁脾虚、痰凝血瘀证）。

中医治法：疏肝健脾、化痰活血、软坚散结。

中医处方：消瘰丸加减。

　　内服：桂枝 10 g　　　　白术 15 g　　　柴胡 10 g　　　　白芍 10 g

　　　　　　黄芩 10 g　　　　当归 10 g　　　薏苡仁 10 g　　　浙贝母 10 g

　　　　　　生牡蛎^(先煎) 30 g　　露蜂房 15 g　　丹参 20 g　　　　法半夏 10 g

　　　　　　陈皮 10 g　　　　白芥子 15 g　　全蝎 4 g

14 剂，每日 1 剂，水煎，早晚分服。

　　外敷：生半夏 15 g　　生南星 15 g　　　乳香 10 g　　　　没药 10 g

　　　　　　丹参 20 g

打粉，取适量，蜜调外敷。

　　二诊：患者诉咽喉中黏痰易咯出，怕冷感消失，纳食、睡眠可，二便正常，舌稍暗，苔薄腻，脉细。

　　处方：上方中加入红花 10 g、昆布 10 g、蜈蚣（中）1 条，14 剂，煎服法同前。

　　三诊：药后肿块减小，咽部舒畅，舌淡红，苔薄，脉濡滑。

　　处方：上方中加入麦冬 10 g、生地黄 10 g。患者宗此方加减服用半年余，B 超示：双侧甲状腺内质地均匀，未见结节影。甲状腺肿块基本消失，至今无复发。

　　按语：方中浙贝母、牡蛎软坚散结、清热化痰；柴胡、黄芩清肝泻火；白芥子、陈皮行气化痰，兼有祛痰湿；白术强健脾气；丹参、桂枝、全蝎、蜂房活血化瘀，消癥攻坚；当归、白芍养血活血；薏苡仁健脾利湿；半夏燥湿化痰，消痞散结。合用共奏健脾化痰，软坚散结之功效。

> **典型病案**
>
> 　　王某，女，28 岁，2018 年 3 月 20 日就诊。平时性情急躁易怒，3 年前因颈前肿大，身热多汗，（我院）B 超提示：甲状腺结节，于当地医院检查 FT_3 16.5 pmol/L，FT_4 66 pmol/L，TSH 0.01 IU/L，予甲巯咪唑 10 mg，每日 3 次。2 个月后病情时好时坏，颈前肿大日渐增大，症状无明显改善。
>
> 　　就诊于我院，诉全身乏力，发热多汗，心悸心慌，易惊，颈前Ⅲ度肿大，质韧，目胀且突，夜梦多，心情焦虑、烦躁，饮食尚可，舌质嫩红，舌苔薄白，脉细数。

西医诊断：甲亢合并结节。

中医诊断：瘿病（痰瘀互结，气阴两虚证）。

中医治法：祛痰化瘀，益气养阴，软坚散结。

中医处方：自拟消瘿方。

北沙参 15 g	生地黄 10 g	麦冬 10 g	三棱 10 g
莪术 10 g	牡蛎（先煎）30 g	鳖甲（先煎）10	法半夏 9 g
海藻 10 g	夏枯草 20 g	连翘 20 g	白芥子 10 g
玄参 10 g	柴胡 10 g	陈皮 10 g	黄芩 10 g

14 剂，每日 1 剂，水煎服。

二诊：2018 年 4 月 2 日，诉服药后自觉症状改善，体力渐增，无明显心慌，目胀缓解，睡眠无明显改善，易惊醒。

处方：原方加酸枣仁 20 g、龙骨 20 g。继服 20 剂。

三诊：2018 年 4 月 22 日后复查 FT_3、FT_4 正常，TSH 0.6 IU/mL，服用上方 40 余剂，诸症基本消除，甲功化验正常，结节明显缩小变软，又间断服药，至今病情稳定。

按语：方中用龙骨、牡蛎、鳖甲滋阴潜阳熄风，散结安神；柴胡、陈皮疏肝脾之气，又可引诸药入肝脾之经。夏枯草、黄芩、山栀清心泄肝火；目胀者加菊花、桑叶、钩藤；颈前包块肿大、质韧加三棱、莪术、半夏、海藻、昆布、浙贝母、白芥子，活血祛瘀，化痰散结；若手颤抖加钩藤、石决明、全蝎、地龙以清热熄风止痉；气阴两虚合生脉散以益气养阴；睡眠差、多汗加酸枣仁、五味子，养心安神敛汗。

2. 临证体会

治疗甲状腺疾病各种证候之间存在一定的内在联系，重视肝脾，并以软坚散结为基础。《诸病源候论》云："瘿者，由忧恚气结而生""动气增患"。《济生方·瘿瘤论治》曰："夫瘿瘤者，多由喜怒不节，忧思过度而成斯疾焉……气凝血滞，为瘿为瘤。"李东垣《内外伤辨惑论·饮食劳倦》有云："内伤脾胃，乃伤其气，伤内为不足，不足者补之。"盖因"脾胃为后天之本，气血生化之源""脾为生痰之源"。可见此病与肝脾有着密切的联系。情志不畅则肝气郁结，木郁克土，脾气自虚，脾虚则痰生，更影响气机的运行，气行不畅，日久形成血瘀。气滞、痰浊、血瘀凝结于颈前，发为此病。因此疏肝理气，健脾化痰在甲状腺疾病的治疗中起着重要的作用。李医师认为甲状腺结节多由甲状腺腺瘤、甲状腺囊肿、亚急性甲状腺炎、桥本甲状腺炎、Graves 病等引起。在具体的治疗过程中辨证需与辨病相结合，对于甲状腺结节无明显症状者辨证为肝郁气滞，脾虚痰凝；对于甲状腺结节伴甲状腺功能亢进症者辨证为阴虚内热，气滞痰凝；对于甲状腺结节伴甲状腺功能减退症者辨证为脾肾阳虚，痰凝血瘀；对于甲状腺结节伴月经不调者辨证为肝郁气滞，冲任失调。无论何种原因引起，最终导致气滞、痰浊、血瘀凝结，治疗时活血行气，软坚散结贯彻始终[5]。

对于甲状腺结节性等无明显自觉症状的患者应以疏肝解郁、健脾化痰，佐以软坚散结之剂；对于伴月经不调的甲状腺肿块应配以疏肝理气、调理冲任之法；甲状腺结节伴甲状腺功能亢进症者应以养阴清热、理气化痰，佐以软坚散结之品；伴甲状腺功能减退症者应以健脾化痰温肾、理气活血。对于亚急性甲状腺炎伴结节的患者应以清热解毒为主，佐以软坚散结之品。对于甲状腺结节伴有声音嘶哑、呼吸困难，单发孤立结节触诊质硬且不均匀、形态不规则、界限不清且固定，吞咽时上下活动差，无触痛，伴有局部淋巴结肿大，固定或伴有周围组织结构如气管、喉返神经、颈丛等受侵的表现应考虑为恶性结节，应及时行手术治疗，以免延误病情。李师强调要注意西为中用，西医的检查手段，如甲状腺穿刺术、甲状腺功能测定、甲状腺超声检查都是帮助我们诊断治疗的必须手段，不可忽视。

李医师认为对于甲状腺结节无明显自觉症状的患者，应以郁金、柴胡、芍药等理气疏肝，抑木扶土[6]。健脾益气法常选六君子汤，用党参、白术、茯苓、黄芪等，配合化痰软坚散结药予浙贝母、半夏、牡蛎、白芥子、山慈菇、玄参等，诸药合用，攻补兼施，临证每收良效。如果患者兼有亚急性甲状腺炎，在原方基础上加入黄芩、玄参、板蓝根、金银花、连翘等清热解毒之品；如果兼有甲状腺机能亢进，在原方基础上加二至丸、生地黄、麦门冬、北沙参等养阴清热之品；如果兼有甲状腺功能减退，常加二仙汤、桂枝、附片等温肾阳之品；对于结节较硬者可加丹参、当归、红花等活血化瘀之品；若为弥漫性肿大，多为气滞痰凝，常配伍柴胡、槟榔、青皮、陈皮等疏肝理气之品；结节性肿大多为痰瘀之证，常加丹参、三棱、莪术；病久正气耗伤，出现消瘦乏力，常加黄芪、党参、当归、熟地黄等。李医师还强调甲状腺结节的外用治疗以软坚散结为基础，常取生半夏、生南星、乳香、没药、丹参、露蜂房，打成粉末，取适量蜜调外敷，内外同治，以加强软坚散结之功效[7]。

参考文献

［1］刘玲,余江毅.甲状腺结节的中医治疗优势[J].辽宁中医药大学学报,2011,13（1）：136-138.

［2］宋景贵.甲状腺良性结节的中医治疗近况[J].山东中医学院学报,1994(4)：279-281.

［3］孙世宁.程益春教授治疗良性多发性甲状腺结节的经验[J].广西中医药,2011,34(5)：44-45.

［4］邵迎新,陈志敏,许淑芳.浅述中西医结合防治甲状腺结节[J].世界中西医结合杂志,2008(9)：563-565.

［5］曹羽.小金胶囊治疗甲状腺结节86例临床观察[J].北京中医药大学学报（中医临床版）,2009,16(2)：36.

［6］曹琳,余江毅.肝脾同调法在内分泌疾病中的应用[J].中国中医药信息杂志,2011,18(5)：84.

［7］李中南.甲状腺疾病的中医诊疗[M].合肥：安徽科学技术出版社,2017.

七、甲状腺功能减退症

1. 现代医学认识

甲状腺功能减退症（hypothyroidism），简称甲减，是由于各种原因导致的甲状腺激素缺乏而引起的全身性代谢综合征。临床表现为乏力、畏寒、记忆功能减退、反应迟钝、大便干结、汗少、心率减缓，甚则出现黏液性水肿。有报道临床上甲减的患病率为1%左右。研究显示在各个年龄段均可发生[1-2]。目前西医使用甲状腺激素替代疗法，控制病情难，症状消除难，容易出现反复。

2. 中医病因病机

甲减是一个西医诊断病名，考证中医古籍中没有确切的病名，此病的记载多见于"虚劳""虚损""瘿病""水肿"等病[3]。李医师认为本病病因较复杂，多因自身禀赋不足、饮食失宜、过度劳累、遗传因素所致[4]，病机的关键是以脾肾阳虚为主，属于本虚标实之症。脾为后天之本，《灵枢·本神》云："脾，愁忧而不解则伤意，意伤则悗乱。"脾阳赖于肾阳之温养，肾阳亏于下，脾失健运，肢体肌肤失养，故出现倦怠无力，面色不华，嗜睡懒言，纳差腹胀等症状。"五脏之伤，穷必及肾"，脾虚日久伤及肾阳，肾主一身阳气生发，肾阳虚衰，易致温煦功能下降，出现畏寒肢冷；肾主水，全身水液代谢依赖于肾之蒸腾气化，气化无权，开阖失司，水液停聚，为痰为饮，发为水肿。心为阳脏，主血脉，心阳赖于肾阳鼓动，肾阳亏虚，无以温煦心阳，运血无力可致脉络瘀阻，表现为肌肤甲错，舌质暗红，脉沉迟等，若水饮凌心，还可出现心悸气短等，证属心肾阳虚。肝主疏泄，调畅气机，情志不遂，肝失条达，气机郁滞，可出现心情郁闷，情绪低下等，证属肝郁痰阻。久病多由瘀血存在，甲减日久，血脉不畅，又可出现胸闷，心前区不适，心悸气短，肢体浮肿等，证属瘀血阻滞。

李医师将甲减辨证分为四个主要的证候类型，分别为脾肾阳虚、心肾阳虚、肝郁痰阻和痰血阻滞，针对不同证型进行治疗。

（1）脾肾阳虚

临床表现：四肢不温，肢体浮肿，腹胀纳差，眼睑、下肢浮肿，畏寒少汗，神疲乏力，大便秘结，男性阳痿，妇女可见月经紊乱，或合并不同程度贫血。面色萎黄，舌淡红，苔白腻，脉细弱。治宜健脾益肾，温阳活血，利水湿。方选参芪附桂汤合肾气丸加减：党参、黄芪、附片、桂枝、淫羊藿、枸杞子、甘草、茯苓、益母草、丹参、当归、白术、泽泻。其特点为补气而不气滞，温阳而不遏阳。若有舌苔腻者可另加车前草、薏苡仁、冬瓜仁以健脾祛湿。

（2）心肾阳虚

临床表现：四肢不温，心悸怔忡，胸中憋闷，神疲乏力，记忆减退，反应迟钝，心率缓慢，耳鸣，嗜卧，腰膝酸软，下肢浮肿，舌淡红或淡紫，脉细弱或沉细。治宜温通心肾,补肾利水。方选真武汤加减:附片、茯苓、白术、白芍、生姜、丹参、山萸肉、桂枝、淫羊藿、党参、泽泻、车前草、葶苈子、防己。对心阳虚的心动过缓者加麻黄6 g、细辛5 g以鼓动心阳;脉结代者加炙甘草汤。

(3)肝郁痰阻

临床表现:眼睑肢体浮肿,心烦失眠,胸闷犯恶,呕吐痰涎,月经紊乱,腹部胀满不舒,便秘,舌体胖大,边有齿印,苔黄腻或白腻,脉滑数。治宜化痰利湿,开郁散结。方选温胆汤合疏肝散加减:陈皮、茯苓、法半夏、炙甘草、全瓜蒌、淫羊藿、附片、薏苡仁、泽泻、白芥子、丹参、全蝎、柴胡、郁金。若性功能减退者加巴戟天,川断;阳虚者加肉苁蓉。

(4)瘀血阻滞

临床表现:肢体浮肿或颈部肿块固定不移,心悸不宁,胸闷不舒,气短,肌肉关节疼痛,舌质紫暗或暗红,苔厚腻,脉细涩或细滑。治宜理气化痰,活血化瘀。方选桃红四物汤加减:黄芪、党参、白术、茯苓、附子、桂枝、海藻、陈皮、当归、川芎、香附、桃红、红花、熟地。

典型病案

管某,男,35岁,2019年5月23日初诊。主诉:平素畏寒,四肢不温,神疲乏力,全身浮肿,晨起眼睑浮肿,颈部发紧发胀,大便溏薄。查体可触及甲状腺Ⅱ度肿大,质韧,舌质淡红,苔微黄,边有瘀点,脉滑数。辅助检查:甲功五项 FT_3 0.48 ng/mL、FT_4 4.178 ng/mL、TSH 25.069 3 μIU/mL、TPO 726.16 μIU/mL。甲状腺超声显示甲状腺弥漫性病变。

西医诊断:甲减合并桥本氏甲状腺炎。

西医处方:左甲状腺素钠片50 μg,每日1次。

中医诊断:瘿病(脾肾阳虚兼血瘀证)。

中医治法:理气化痰,活血化瘀。

中医处方:参芪桂附汤加减。

附子10 g	黄芪20 g	浙贝母15 g	牡蛎(先煎)30 g
党参15 g	法半夏9 g	薏苡仁30 g	红花10 g
丹参20 g	海藻10 g	柴胡10 g	白芥子15 g
蜂房10 g	陈皮10 g	桂枝10 g	泽泻15 g
茯苓15 g			

14剂,每日1剂,水煎500 mL,分两次早晚温服。

二诊:2019年6月13日,诉面部、下肢水肿减轻,神疲乏力好转,近两日又感

冒,自觉咽部不舒。查咽充血（＋）,舌脉同前。检查甲功 TSH 14.50 μIU/mL,
TPO 602 μIU/mL。

处方：上方加板蓝根 15 g、连翘 20 g。

14 剂,每日 1 剂,煎服法同前。继用左甲状腺素钠片,药量如前。

三诊：2019 年 6 月 29 日,患者诉咽部不适症状消除,体力明显增强,舌质红润,苔薄白,脉滑数。检查 TSH 4.64 μIU/mL,FT_3、FT_4 正常。

处方：上方去板蓝根,加昆布 10 g。14 剂,煎服法同前。

四诊：2019 年 7 月 15 日,患者诉颈部不适缓解。复查 TSH 3.25 μIU/mL,中药上方继服,14 剂,煎服法同前;左甲状腺素钠片减为 25 μg,每日 1 次。此后应用上方加减治疗 2 月余,每隔 3 月随访一次,至今指标正常,体力增强,甲减症状全无。

按语：该患者体内阳气不足,温煦失司,则见畏寒肢冷,阳气不足,肾阳虚不能暖脾,脾阳虚,运化失职,最终出现脾肾阳虚兼夹血瘀,症见神疲乏力,眼睑浮肿。阳虚不能鼓动气血运行,气血运行不畅,挟体内宿痰,痰瘀互结于颈部,久则形成瘿块。舌有瘀点,苔微黄,脉滑数,为有痰瘀之症。方中党参、黄芪补气升阳;白术健脾益气;附片、桂枝、法半夏、白芥子温运脾阳,祛痰消肿;泽泻、薏苡仁、茯苓健脾利湿;海藻、昆布消瘿散结,同时加入丹参、蜂房、红花意在活血化瘀。二诊中因感冒咽喉部有充血,则加入板蓝根、连翘清热解毒散结,凉血利咽。三诊时咽部充血消除则减去板蓝根。全方共奏健脾益气、温煦脾肾、理气化痰、活血散瘀之功。本方通过益气健脾,补肾温阳,提高基础代谢率调整阴阳平衡,补益精髓,促进或调节机体的内分泌系统,从而起到改善临床症状以及恢复甲状腺的功能的作用[5-6]。

参考文献

[1] 中华医学会内分泌学分会《中国甲状腺疾病诊治指南》编写组.甲状腺疾病诊治指南:甲状腺功能减退症[J].中华内科杂志,2007(11):967-971.

[2] 张美英,寇子祥.扶正祛邪治疗甲状腺功能减退[N].中国中医药报,2018-05-04(005).

[3] 罗琦,方朝晖.中医治疗甲状腺功能减退症的临床研究进展[J].中医药临床杂志,2019,31(11):2181-2184.

[4] 焦婷婷,娄锡恩.甲状腺功能减退症中医药研究概况[J].内蒙古中医药,2019,38(3):92-94.

[5] 李中南.王正雨内科临证精华[M].合肥:安徽科学技术出版社,2011.

[6] 孙霞.老年甲状腺功能减退症中医治疗的思路研究[J].中国医药指南,2013,11(12):454-455.

八、甲亢性心脏病及其兼证

1. 现代医学认识

甲状腺功能亢进症是指由多种原因导致的甲状腺激素增多,作用于全身的组织器官,引起机体的循环、神经、消化等多系统兴奋增高和代谢亢进为主要表现的疾病。甲亢性心脏病则是甲亢最常见的并发症之一,该病极大影响患者的日常生活,严重者可危及生命。

2. 中医病因病机

甲亢性心脏病归属中医学"心悸""怔忡""水肿"等范畴[1]。李师认为中医中药治疗本病有很好的疗效。一是能较迅速减轻甲亢症状,如乏力、疲倦、出汗多、纳食多等症状,缩短西药的起效时间,缓解病情;二是能够减轻甲亢性心脏病如心悸、胸闷等症状;三是能够减少抗甲状腺药物的毒副反应,如白细胞减少、药疹、药物性肝损伤等[2]。

李师常将甲亢性心脏病分为肝郁火旺型、心肝阴虚型、心肾阴虚型和心肾阳虚型四种证型。由于临床疾病多错综复杂,治疗上需注意当有合并症存在时,应随症立法,灵活用药[3-4]。

（1）肝郁火旺型

症见颈前轻中度肿大,烦躁,心悸,失眠,易出汗,性情急躁易怒,双手颤抖,面部烘热,口干渴或口苦,舌红,苔黄,脉弦数。治宜清肝泻火,疏肝解郁。方选酸枣仁汤合小柴胡汤加减。药物组成:酸枣仁、知母、浮小麦、茯苓、川芎、甘草、夏枯草、黄芩、半夏、北沙参、柴胡、白芍、丹参、牡蛎等。

经曰"肝藏魂""人卧则血归于肝""肝者,罢极之本""阳气者,烦劳则张,精绝",故罢极必伤及肝,烦劳则精绝,致虚劳虚烦不得卧。酸枣仁性平味酸,应少阳木化,治肝极者,宜收宜补,用酸枣仁补养心肝之血,即以酸收之、补之。川芎性质辛散,辅酸枣仁通肝调营,乃为以辛补之。肝急欲缓,用甘草之甘缓,防川芎之疏泄肝气。而知母崇水,茯苓通阴,壮水清火而能宁魂安神;加柴胡疏肝,使半表之邪从外宣;黄芩清火,使半里之邪从内彻;半夏能化痰结,祛浊气,合用以清肝火、散郁结、安心神。

（2）心肝阴虚型

症见形体消瘦,情绪波动,心悸、心慌,乏力,目眩,眼干,指颤,舌质偏红,脉细弦。治宜滋阴柔肝,养心安神。方选逍遥散二至丸加减。药物组成:白术、茯苓、白芍、当归、柴胡、丹参、女贞子、墨旱莲、生牡蛎、鳖甲、浮小麦、麦冬、五味子、酸枣仁、山栀子等。

《黄帝内经》曰:"肝苦急,急食甘以缓之;心苦缓,急食酸以收之。"盖肝性急易怒,其气上行则顺,下行则郁,郁则火动,而生诸病。故常表现为情绪急躁、眩晕、眼干、面赤、耳鸣、心悸、指颤。且肝属木,需靠土培、水涵以养。若心阴虚,则心悸、心慌;若阴血少,则木无水润,肝遂以枯。方用白术、茯苓,培土以升木;当归、丹参补营活血以养肝;鳖甲滋阴清热,软坚散结;白芍养血敛阴,柔肝止痛,平抑肝阳;女贞子、旱莲草清热养肝阴;山栀子清火于下;酸枣仁、五味子酸收养心;配牡蛎重镇安神;酌加柴胡,一以厥阴报使,一以升发诸阳,常为关键药物。

（3）心肾阴虚型

症见颈部瘿肿,常见心悸不宁或心动过速,少寐,怕热,盗汗,易饥饿,眼干,手指颤动,乏力消瘦,舌红苔薄,脉弦细滑。治宜滋心肾之阴,养血安神[5]。方选天王补心丹合二至丸加减。药物组成:北沙参、女贞子、墨旱莲、生地、夏枯草、酸枣仁、五味子、天麦冬、当归、丹参、玄参、生牡蛎、远志等。

张景岳《类经》中言:"情志之伤,虽五脏各有所主,然求其所应,则无不从心而发。"《杂病源流犀烛》曰:"其症皆隶五脏,其源皆由肝火。"情志刺激过于强烈,必心神受损,怒动于心而应于肝,引动肝火,乙癸同源,继而出现烦躁心悸、失眠健忘等。天王补心丹中生地黄为君药,滋阴生水,水盛则可伏火,补以心神。凡果核之有仁,犹心之有神也。清气加柏子仁,补血入酸枣仁,皆取其安神之功。北沙参可补心气,五味子酸敛心气,天冬、麦冬性寒能清气分火,心气缓和而神自归;当归养心血,女贞子、墨旱莲滋心阴、养肾阴,玄参入心补血,丹参清心祛火,心血充盈而神自藏;远志入心而安神明,生牡蛎镇心安神。诸药合用,共奏滋养肾阴、养心安神之效。

（4）心肾阳虚型

症见疲劳乏力,精神不振,心悸气短,自汗,畏寒肢冷,水肿,舌质淡,苔白滑,脉沉缓。治宜温补肾阳,健脾利湿。方选真武汤加减。药物组成:附片、白芍、生姜、黄芪、白术、猪苓、茯苓、车前草、泽泻、红花、赤芍、冬瓜仁等。

中医认为[6],"人之一身,阴阳是也。上焦属阳而主心肺,下焦属阴而主肝肾。肝藏阴血,肾兼水火。真武方,为北方行水而设"。用三白(白术、白芍、白附片)者,因其燥能治水,淡能伐肾邪以利水,酸能泄肝而疏水。水之所制者在脾,所行者在肾,肾为胃之关,聚水而从其类。附子辛温大热,取火能生土,使水有所归;肾中得附子,则坎阳鼓动,而水有所摄。加用芍药酸敛收肝,生姜温散和胃。此外辅以猪茯苓、车前草、泽泻等加强利水之功,黄芪、白术补气,红花、赤芍行血,如此则气调血和,阴阳平衡,君相安位。

当甲亢性心脏病合并其他并发症时常需灵活加减用药。房颤是甲亢性心脏病中最常见的心律失常表现[7]。甲亢合并房颤可加生脉散或定律汤加减,药物选择党参或太子参、北沙参、黄芪、五味子、甘草、生龙牡、麦冬、丹参、玄参、黄连、柏子仁等。合并血液病,如白细胞下降等,常予八珍汤加味,常加黄芪、当归、党参、白术、茯苓、甘草、熟地、白芍、川芎、黄精等。合并焦虑证者,多兼肝郁气滞,予柴胡疏肝散加减,药物加用夏枯草、郁金、生龟板、生鳖甲、白芍、北沙参、麦冬、五味子、柴胡、陈皮、枳壳、合欢皮等。合并自汗盗汗,多为气虚不固或阴虚火旺所致,常用当归六黄汤加减,加浮小麦、五味子、黄芩、黄连、煅龙牡、黄芪、白术、碧桃干、山萸肉、夏枯草、酸枣仁等。合并肝损害,肝酶指标升高,加用败酱草、垂盆草、五味子、乌梅、虎杖、柴胡、香附以保肝降酶。

典型病案

任某,男性,58 岁,2016 年 5 月 6 日初诊。主诉"反复心慌、多汗 1 年"就诊。患者近 1 年反复出现心慌、心悸、多汗,急躁易怒,口干口苦,双手颤抖,伴甲状腺肿大,睡眠欠佳,舌红,苔薄黄,脉弦细,2016 年 3 月 5 日查 FT_3 13.5 pmol/L,FT_4 25.96 pmol/L,TT_3 3.52 nmol/L,TSH 0.000 4 mIU/L,TPO 294.11 IU/mL,TG 182.23 IU/mL,ALT 80 U/L;血常规示白细胞计数 3.0×10^9 个/L;心电图示心房纤颤,心率 106 次/分。

西医诊断:甲状腺功能亢进症。

西医处方:甲巯咪唑 10 mg/次,每日 3 次;甘草酸二铵肠溶胶囊 3 粒/次,每日 3 次;普萘洛尔 10 mg/次,每日 3 次;利可君 20 mg/次,每日 3 次。

中医诊断:心悸(肝郁火旺兼心肝阴虚证)。

中医处方:

柴胡 10 g	夏枯草 20 g	女贞子 15 g	牡蛎(先煎)30 g
墨旱莲 20 g	北沙参 15 g	黄芪 30 g	酸枣仁 20 g
浮小麦 30 g	丹参 20 g	黄精 15 g	三棱 10 g
浙贝母 15 g	玄参 10 g		

14 剂,每日 1 剂,水煎,早晚分服。

二诊:2016 年 6 月 14 日,患者诉心慌明显好转,舌质红,苔薄黄,脉弦细。复查 FT_3、FT_4 正常,TSH 0.001 mIU/L,ALT 77 U/L,GGT 100 U/L,心率 90 次/分,律齐。考虑肝功能异常,转氨酶较高。

处方:上方减三棱,加五味子 10 g、乌梅 10 g、垂盆草 30 g。14 剂,煎服法同前。西药继服。

三诊:2016 年 7 月 19 日,患者服药后心慌减轻,汗出减少,体重增加 2 kg,舌质红,苔薄,脉弦细。复查 FT_3、FT_4 正常,TSH 0.001 mIU/L,ALT 72 U/L,心率 70 次/分。

中医处方:

败酱草 20 g	垂盆草 30 g	五味子 10 g	乌梅 10 g
虎杖 10 g	柴胡 10 g	香附 20 g	知母 10 g
夏枯草 20 g	牡蛎(先煎)30 g	浙贝母 15 g	黄芩 10 g

14 剂,每日 1 剂,水煎,早晚分服。

西医处方:减量为甲巯咪唑 5 mg/次,每日 3 次;普萘洛尔 5 mg/次,每日 3 次;利可君 20 mg/次,每日 2 次;甘草酸二铵肠溶胶囊继服。

四诊：2016 年 8 月 22 日，患者诉心慌好转，体力改善，纳寐可，舌红，苔薄白，脉细滑。复查 TSH 3.25 mIU/L，ALT 38 U/L，提示甲状腺功能、肝功能正常；血常规示白细胞计数 3.69×10^9/L。

处方：上方加黄芪 30 g、当归 10 g。14 剂，煎服法同前。西药甲巯咪唑改为 10 mg，每日 1 次，停用普萘洛尔。嘱患者定期复查甲状腺功能、血常规、肝功能。后本方调整半年余，诸项指标正常，未再复发。

按语：患者素体阳盛，加之长期忧郁恼怒，气郁化火，损伤津液，致心肝之阴暗耗，发为本病。《内经》云"五志皆从火化"，虚火上扰则发为心悸，本病病位在心，属虚实夹杂，与肝肾有关，肝藏血，肾藏精，精血同源，为五脏之本。阴虚火动，故见手颤、性情急躁；心阴亏损，则见心悸、失眠；心阴虚，心液不守则多汗，盗汗，舌红，苔薄黄，脉弦细。四诊合参，辨证属肝郁火旺兼心肝阴虚证。故拟滋养心肝之阴、清火养血，补益心气，选用小柴胡汤合二至丸加减。方中柴胡疏肝解郁，夏枯草辛能散结，苦寒泄热，既清泄肝胆之火，又可化痰散结；重用牡蛎平肝潜阳，镇心安神；北沙参、黄芪补气生津；女贞子、墨旱莲滋阴、清虚热；丹参清心活血，酸枣仁养心安神；三棱、浙贝、牡蛎散结活血。本方祛邪扶正，清补兼施，诸药共奏滋阴泻火，清火平肝，养心安神之效。二诊时注意到患者转氨酶仍较高，肝功能受损，故加用五味子、垂盆草、乌梅联用保肝降酶。三诊时易方，予败酱草、虎杖清热解毒，祛瘀通经，柴胡、香附疏肝解郁，黄芩、知母清热泻火。四诊时考虑久病致虚、致瘀，故加用黄芪、当归益气养血。调整数月后患者病情稳定，渐趋康复。

本案选方用药体现出李师的诊治思路，首先注意疾病的虚实变化，初诊时症见烦躁易怒，双手轻颤，多食易饥，属火郁伤阴，心肝阴虚，治疗上注意虚实兼顾，李师在清火的同时常加用北沙参、黄芪以益气养阴。其次，治疗甲亢病时，注意他脏的变化，如若出现肝功能受损、转氨酶升高等情况，李医师善用垂盆草、五味子、乌梅酸敛养阴，降酶保肝；若出现睡眠障碍，常用酸枣仁、五味子宁心安神。该患者发病时气火有余，耗气伤阴，故见神疲乏力，多汗盗汗，夜寐不安，故加用女贞子、墨旱莲滋阴清热凉血，煅牡蛎、五味子、酸枣仁收敛止汗，养心安神。

3. 临证体会

李医师认为甲亢合并心脏病的病机特点以五脏真阴亏虚为本，阴虚火旺为标，阴虚日久，阴损及阳，阴阳失调，终致阴阳两虚。《灵枢·本神》云"阴虚则无气"，长久阴亏，其气亦虚，日久致气阴两虚，郁火亢盛，心肝火旺煎灼阴血，又致肾阴易亏，阴血同源，阴亏则血液黏滞，形成血瘀；"气行则血行"，肝气郁滞，无法推动血行，易引起血瘀；郁火炽盛，心肝火旺，易灼伤阴津，导致心肝阴虚。五脏真阴不足，则无以化血，心阴不足，不能震慑浮阳，则出现心悸，脉数，汗出；阴虚不能充盈血海，则月经不调;血虚无以柔养肝脏,则风阳内动,阴虚火旺致肝火亢盛,双手颤抖,烦躁易怒;肝木克脾土,则易腹泻,大便次数增多;阴虚火旺则致盗汗、多汗,后期阴损及阳,则见疲劳乏力、自汗、水肿。治疗上应注意益气养阴,清肝泻火;或疏肝解郁,滋阴降火;或滋阴柔肝,养血安神;或滋阴清火,行气化痰。后期注意温补肾阳,健脾化湿,利水消肿。总之依据不同的证型、不同的并发症加减变化用药,进一步调整机体脏腑内分泌功能。

李医师指出甲亢心脏病的病机较为复杂,且证型不一、表现多样,常需借助实验室检查以明确诊断。治疗上要遵循"急则治标、缓则治本"的原则,将辨病与辨证相结合,灵活选方,不可拘泥。同时应注重中西医结合,因西药虽见效快,然而副作用大,疾病易复发;中药在减轻西药的不良反应、延缓甲亢心脏病的发生发展、减轻或祛除症状方面有着卓越的优势,值得深入探讨。

参考文献

[1]陈世波,倪青,郭赫,等.甲亢常见并发症的中医治疗思路与方法[J].北京中医药,2018,37(9):848-851.

[2]王涵,王丽,唐程,等.甲状腺功能亢进的中药治疗进展[J].北京中医药,2018,37(8):759-763.

[3]周雨,张智伟.甲状腺功能亢进症病因病机探析[J].河南中医,2017,37(10):1771-1773.

[4]张晓梅.姜良铎教授治疗甲亢经验[J].北京中医药大学学报,2000(6):66-67.

[5]温俊茂,许纪超,孔祥瑞,等.名老中医黄仰模教授辨治甲亢经验之探讨[J].时珍国医国药,2016,27(10):2521-2523.

[6]罗美.古今名医方论[M].韩红伟点校.北京:人民军医出版社.

[7]任艳茹,马俊,刘萍,等.甲状腺功能亢进性心脏病临床危险因素分析[J].宁夏医学杂志,2018(9):1-5.

九、黄褐斑

1. 现代医学认识

黄褐斑属于中医学"黧黑斑""面沉"范畴,是一种色素沉着性皮肤病,近年来有增多趋势。育龄期妇女多见。

2. 中医病因病机

对于黄褐斑的病因,宋代《太平圣惠方》指出:"夫面者或脏腑有痰饮,或皮肤受风,致气血不调,则生黑斑[1]"。清代《医宗金鉴》曰:"(本病)源于忧思抑郁成,大如莲子小赤豆,玉容久洗自然平"。明代《外科正宗》云:"黧黑斑,水亏不能制火,血弱不能华肉,以致火燥结成黑斑"。近期有学者提出本病与胞宫受损,冲任虚弱,脉络瘀阻有关。概言之,本病的病因病机与脏腑失调,皮肤受风,肝气郁结,胞宫受损,瘀阻脉络等有关。

李医师强调黄褐斑发病与肝肾功能失调,肝气郁结,瘀血阻于面部有关,她将本病分为肝郁气滞型、气滞血瘀型和肝肾亏虚型,证型之间也可发生相互转化。通过疏肝解郁、活血化瘀,滋补肝肾治疗黄褐斑有很好的疗效[2]。

(1) 肝郁气滞型

面部见黄褐斑,平时性格急躁,焦虑,动辄发怒,口干,两胁胀满不舒,有睡眠障碍,舌质红,苔薄黄,脉弦滑。治宜疏肝理气活血,方用柴胡散加逍遥散。药用:柴胡 10 g,陈皮 10 g,白及 15 g,枳壳 10 g,白术 15 g,郁金 20 g,黄芩 10 g,当归 10 g,茯苓 10 g,生地 10 g,泽兰 20 g,川芎 10 g,僵蚕 10 g,白敛 10 g。

(2) 气滞血瘀型

面部出现黄褐斑,两面颊部明显,平时月经周期紊乱,有时提前或推迟,经前痛经持续 10 余小时,口苦咽干腹胀,大便 2～3 日一行,舌质暗红,苔黄腻,脉细数。治则行气活血。方用 血府逐瘀汤加减。药用:赤芍 10 g,白芍 10 g,白术 15 g,茯苓 10 g,当归 10 g,熟地 10 g,红花 10 g,枳壳 10 g,川芎 10 g,怀牛膝 20 g,白芷 10 g,僵蚕 10 g,益母草 20 g,桃仁 10 g。

(3) 肝肾亏虚型

面部出现黄褐色斑,两颊部明显,伴面色不华或萎黄,肌肤干燥,腰膝酸软,耳鸣,双目干涩,神疲乏力,五心烦热,女子月经周期紊乱,舌红苔干,脉沉细。治宜滋补肝肾,活血养颜。方用六味地黄丸合四物汤加减。药用:熟地 10 g,枸杞子 10 g,菟丝子 10 g,女贞子 10 g,山茱萸 10 g,白术 15 g,山药 20 g,茯苓 15 g,白芍 15 g,僵蚕 10 g,丹参 20 g,当归 10 g。

典型病案

李某某,女,35 岁,2017 年 7 月 7 日初诊。2014 年冬季与家人吵架,经常生气,动则发怒,后面部出现黄褐斑,两颊部明显,一直未予特殊治疗。平时性格急躁易怒,口苦,腹胀,大便 2～3 日一行,每次月经前有痛经,量适中,夹有血块,痛经持续 10 余小时,舌质红,苔薄黄,脉弦数。

西医诊断:黄褐斑。

中医诊断:黧黑斑(肝郁气滞证)。

中医治法:疏肝解郁,养血活血。

中医处方:柴胡疏肝散加减。

柴胡 10 g	陈皮 12 g	白芍 15 g	白术 10 g
郁金 20 g	黄芩 10 g	蒲公英 20 g	牡丹皮 10 g
当归 10 g	甘草 6 g	茯苓 15 g	生地黄 10 g

泽兰 20 g　　　枳壳 10 g　　　白僵蚕 10 g

7 剂,每日 1 剂,水煎,早晚分服。

二诊: 2017 年 7 月 14 日,诉服药后色斑明显变淡,肤色滋润。痛经消失,大便正常,舌脉同前。

处方: 原方加牛膝 15 g,15 剂,煎服法同前。嘱注意情绪调整,心情开朗。

三诊: 2017 年 7 月 31 日,诉服药后黄褐斑渐渐消失,腹胀好转,上方加白芷 10 g,14 剂,煎服法同前,以巩固疗效。后以此方加减治疗 3 个月后黄褐斑治愈。

按语: 本病例患者情绪波动,性格急躁,致肝失条达,疏泄失常。久郁易化火,伤及经血,阻滞气机脉络,面部气血失和,致暗斑。《医宗金鉴·卷六十三》指出:"黧黑斑,忧思抑郁,血羽不华,火燥结滞而生于面上,妇女多有之。"治疗上宜疏肝理气,活血化瘀,辅以健脾理气调整[3]。方中柴胡、白芍、郁金入肝经,疏肝解郁清热为主;配伍枳壳行气理气;白芍、甘草可缓急止痛;丹皮、生地、当归与白芍配伍,养血活血化瘀;白术、茯苓有补气理脾之用;黄芩、蒲公英清热解毒。诸药合用,使肝郁得解,脾虚得补,血虚得养,瘀血消除,则诸症自愈也[4]。

典型病案

张某某,女,45 岁,2018 年 5 月 10 日初诊。患者面部出现黄褐斑 5 年,述曾流产两次,之后面部黄褐斑越来越明显,皮肤干燥,且每次月经夹有血块,量偏多,色暗红,舌质偏暗红,苔白腻,舌下静脉紫暗,脉细涩。

西医诊断: 黄褐斑。

中医诊断: 黧黑斑(气滞血瘀证)。

中医处方: 血府逐瘀汤加减。

白芍 10 g　　　当归 10 g　　　熟地黄 10 g　　　红花 10 g
枳壳 10 g　　　川芎 10 g　　　益母草 20 g　　　白术 15 g
茯苓 15 g　　　白芷 10 g　　　僵蚕 10 g　　　　白芨 10 g
白蒺藜 10 g

7 剂,每日 1 剂,水煎,分两次服用。

二诊: 2018 年 5 月 17 日,述服药后皮肤较前滋润,但暗斑仍存在,心情有时急躁。

处方: 上方加柴胡 10 g,郁金 15 g。14 剂,煎服法同前。

三诊: 2018 年 6 月 1 日,述服药后,面部黄褐斑已明显减退,皮肤光滑,心情舒畅,月经期血块减少,色泽红,原方有效。上方继服 14 剂,煎服法同前。后以此方加减治疗 2 月余,面部黄褐斑逐渐消除。

按语：方中当归、川芎、白芍、红花、益母草活血祛瘀；枳壳行气理气；熟地、当归养血润燥；白术、茯苓益气健脾；白芷、僵蚕、白蒺藜有祛风美白作用。全方合用有祛瘀生新、行气活血、养颜美白之效。

3. 临证体会

李医师认为中医治疗黄褐斑有很好的疗效，且不良反应少见，治疗机制与改善机体氧化应激，调整性激素水平，修复皮肤屏障，改善血流动力学相关，中医药治疗并非通过单一调节机制起作用，而是多途径、多靶点共同作用的结果[5-6]。

黄褐斑多发生于头面部，气滞血淤型常见，李师善用血府逐瘀汤加减。有研究报道血瘀型黄褐斑患者，用中药后其血清 VEGF 下降，可能与血液瘀滞、微循环障碍有关，使用活血化瘀药，能显著提高患者血清 VEGF 水平，改善黄褐斑皮损。肝郁型也要加入丹参、益母草等活血化瘀药，促进面部的血液循环[7]。

外用药物敷于面部有一定疗效，如白术、白芷、白芍、白茯苓、附子、白芨、白敛、僵蚕、细辛能有效改善黄褐斑皮损，促进皮肤血液循环，增加皮肤含水量，其机制可能通过增加抗氧化酶活性，修复皮肤屏障功能，减少脂质代谢产物而发挥作用[7]。

参考文献

［1］叶世龙.黄褐斑病因病机研究[J].中华中医药杂志,2014,29(12)：3806-3808.

［2］冯蕙裳,蔡玲玲,杨柳,等.浅析黄褐斑的辨证分型治疗[J].环球中医药,2015,8(7)：830-832.

［3］梁伟,李怀军,阎新佳,等.七白颗粒对女性黄褐斑气滞血瘀证患者抗氧化作用及性激素水平的影响[J].中国实验方剂学杂志,2017,23(20)：163-168.

［4］秦静,白姗姗,边风华,等.黄褐斑中医分型与性激素水平相关性及中药疗效观察[J].中国中西医结合皮肤性病学杂志,2013,12(5)：292-294.

［5］张珊,丁颖果.中医药治疗黄褐斑的机制研究现状[J].中国中西医结合杂志,2019,39(5)：631-634.

［6］李中南.王正雨内科临证精华[M].合肥：安徽科技出版社,2011.

［7］叶世龙.中西医结合治疗黄褐斑[M].北京：北京人民军医出版社,2008.

汪晓鸿

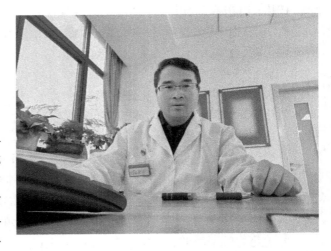

医家小传

汪晓鸿，男，1967年出生于皖南宁国市，中国共产党党员，主任中医师，宁国市中医院内分泌科主任，宁国市首届医坛名医，"十一五"安徽省中医临床学术和技术带头人。安徽省中医药学会内分泌糖尿病专业委员会常务委员；安徽省首届中西医结合学会活血化瘀专业委员会副主任委员；皖江内分泌糖尿病学术联合会第一届委员会常务委员；安徽省中西医结合学会脑心同治第二届专业委员会糖尿病学组组员。

1991年毕业于安徽中医学院，从医30年，曾先后在上海华山医院心内科、安徽省中医院内分泌科专科进修。擅长中西医结合治疗糖尿病、糖尿病各种急慢性并发症；精通中西医治疗方法，在"三高"综合防治，糖尿病、心血管病的综合防治，积累了丰富的临床经验。总结出"三步清创法"治疗糖尿病足，减少截肢，提高了保守治疗的成功率。充分发挥自己治疗糖尿病、心血管病的专业特长，弘扬中医特色，总结临床经验，发表有《补肾强心法治疗慢性心力衰竭及运动耐量的影响》（中西结合心脑血管病杂志2007年6月），《内外兼治、三步清创法治疗糖尿病足》（中医药临床杂志2014年7月）等论文10余篇。参与编写了《社区健康教育与管理》《中西医结合糖尿病学》2部著作，参与国家级项目"糖尿病前期中医药干预治疗"的专项研究，取得国家专利一项（专利号：CN103007053A）。

初涉临床，即跟师全国基层名中医吕美农主任中医师3年。吕老德高望重，非常重视"补土"，认为脾胃为后天之本、气血生化之源，若脾虚不运，水湿积聚为痰，痰阻血脉，是糖尿病心血管并发症产生的机理；益气健脾活血是吕老最常用的治疗法则，喜用六君子汤为基础加黄芪、瓜蒌、薤白、郁金，常常获效。吕老的学术思想和严谨的治学态度，令人终生受益。汪晓鸿后来入选"十一五"安徽省中医临床学术和技术带头人培养对象，又师从宁国市名老中医郭培正副主任中医师。郭老熟悉经典，尤谙《伤寒》《金匮》，临证善辨，擅治疑难杂症，对冠心病、心衰深有研究，认为"心衰"病人大多"阴有余而阳不足"，极力主张"温阳救心"。两位老师的教导，使其受益匪浅，并在临床工作中快速成长起来。在临床工作中，注重追本求因，既然饮食失调、脾失健运是消渴病（糖尿病）最主要病因，是始动因素，脾胃又为后天之本，故健脾助运在糖尿病病程的各个阶段都非常重要。葡萄糖本应是人体的主要能量来源，而糖尿病病人血糖水平越高，口渴咽干、倦怠疲乏、肢软乏力这种"能量不足"的症状反而越明显，说明血管里的血糖跟人体组织间运转的"桥梁"受阻，能量不能有效为人体组织所用，从而在血管中堆积为患。此症状属于中医"气阴两虚"的表现，乃脾胃运化失职，气血津液生化乏源所致。经过调理恢复脾胃的运化功能，症状大多能有效缓解，说明脾胃健运能够疏通"拥堵"，改善人体内环境能量的有效运转；其次调节阴阳失衡，纠正代谢紊乱，需要因人制宜，糖尿病患者气阴两虚，痰瘀互结于心，心脉不通，进一步发展，可致心用衰微，病久及阳，阴阳俱虚，需要补肾温阳以强心。

临证经验

糖尿病合并冠心病

1. 现代医学认识

糖尿病是一种以高血糖为主要特征的代谢性疾病，由于患者长期处在持续的高血糖状态中，易造成患者心血管发生病变，其中，冠心病是糖尿病最常见的并发症[1]。据调查显示，约有80%的糖尿病患者死于心血管病变，其中仅仅冠心病就高达70%[2]，糖尿病患者合并心力衰竭的发病率和死亡率是非糖尿病患者的4~8倍[3]。

糖尿病患者普遍存在脂质代谢紊乱，一方面起清除作用的三酰甘油脂蛋白脂解能力降低，减弱了对甘油三酯的清除减少，含量升高，同时使高密度脂蛋白中的胆固醇与极低密度脂蛋白中的甘油三酯交换增加，造成高密度脂蛋白分解代谢增强，浓度下降，而异常升高的脂质沉积在细胞内与血管上，使血管管壁狭窄，甚至闭塞，是冠心病发生的重要危险因素[4]。冠心病也是一种炎症性疾病，胰岛素抵抗是糖尿病发生的基础，其与炎症反应损伤密切相关，炎症反应损伤可介导机体对胰岛素敏感性降低，从而加速糖尿病性冠心病的发生、发展[5]。

2. 中医病因病机

糖尿病合并冠心病，相当于中医消渴胸痹、消渴心病或消渴心衰，是消渴病日久所发之变证，研读历代医家及同道对本病的认识，其病因病机可概括为3种。

（1）禀赋不足，饮食失节

《素问·经脉别论》云："食气入胃，浊气归心，淫精入脉。"先天之肾精亏虚，肾之阴阳不足，无以上济心火，心阳不振，心脉失于濡养，可致胸痹；脾胃为后天之本、气血生化之源，若饮食伤胃，脾胃运化失司，易致阴虚燥热伤津，而津血同源，津亏则血少，血行瘀滞，痹阻心脉而发胸痛。由此可见，禀赋不足、饮食失调是引起本病的重要内在因素。

（2）气阴两虚，痰瘀内阻

《金匮要略》将胸痹的病因病机归纳为"阳微阴弦"，即上焦阳气不足，下焦阴寒气盛，认为乃本虚标实之证。李鸥等[6]对临床 1 072 例冠心病住院患者进行调查，发现既往有糖尿病史患者 363 例（33.9%），中医证型以血瘀、痰浊、气虚、阴虚者多见，符合中医学"久病多瘀""久病多虚"这一理论。消渴初期以燥热为主，燥热愈盛则阴愈虚；然久病必然耗伤正气，演变为以阴虚为主兼有气虚。阴虚则炼血成瘀或灼津成痰，闭阻心脉发为胸痹；后气虚无以行血，胸阳不振，血停为瘀，瘀阻心脉亦可发为胸痹。因此，消渴病与胸痹密切相关，二者常兼见。

（3）六淫邪毒，劳倦内伤

心衰的病因病机描述最早见于《黄帝内经》，《素问·生气通天论篇》曰："味过于咸，大骨气劳，短肌，心气抑""味过于甘，心气喘满"，表明过食五味致血脉不通而发生心衰。《素问·举痛论篇》曰："劳则喘息汗出，外内皆越，故气耗矣。"说明了劳倦耗气而致病的机制。孙新宇[7]将毒邪分为体外影响身体健康的外来之毒和影响脏腑功能及气血运行的内来之毒。因此，气滞、痰浊、血瘀、水停等既可谓病理产物又是致病因素，属内来之毒，它们与寒凝等外来之毒常互为因果，是糖尿病合并冠心病迁延难愈的根本原因。李赛美[8]认为糖尿病日久，肺脾肾阴虚燥热，不断耗气伤阴，涉及于心，致心体受损，心用失常，心脉瘀阻，心神不安，或脾虚痰湿内生，痰气互阻，心脉不通，形成消渴病心病，进一步发展，心用衰微，心脉瘀阻，进而导致其他脏腑经脉瘀阻，脏用失常而成消渴病心衰。

糖尿病合并冠心病属于本虚标实、虚实夹杂之证，以气阴两虚为主，以血瘀痰阻为标，其临床常见证型与相关临床理化指标密切相关，多以气阴两虚型、气阴两虚夹瘀或夹痰型、痰瘀互结型、痰浊内阻型为常见[9]。

典型病案

患者陈某，女性，66 岁，2020 年 2 月 29 日初诊。患者有糖尿病病史 10 年，高血压病病史 20 年余，冠心病病史 4 年，使用优思灵 30 R（早 10 U、晚 8 U 皮下注射）治疗，未定期监测血糖及血压。现因"血糖控制不佳伴胸闷、胸痛 3 日余"而来就诊。接诊时诉多饮、多尿，伴视物模糊、肢软乏力、头痛头晕、胸部窒闷隐痛，稍劳则甚，少寐多梦。现血压 187/97 mmHg，形体肥胖，心界向左扩大，下肢不肿。舌质紫暗，少苔，脉细涩。实验室检查提示：空腹血糖 12.31 mmol/L，糖化血红蛋白 7.8%，心电图示窦性心律，Ⅰ度房室传导阻滞，顺钟向转位，提示左室大，部分联 ST-T 段压低；胸片示两肺未见明显活动性病灶，心影横径增大。

西医诊断：2 型糖尿病,冠心病,心绞痛,高血压病 3 级(极高危)。

中医诊断：消渴胸痹(气阴两虚兼瘀证)。

中医治法：益气养阴,活血化瘀。

中医处方：自拟葛芪降糖汤化裁。

黄芪 30 g	党参 15 g	白术 15 g	茯苓 10 g
薤白 9 g	熟地黄 15 g	葛根 30 g	郁金 9 g
赤芍 15 g	川芎 10 g	白芍 15 g	瓜蒌皮 15 g
炙甘草 9 g	桃仁 6 g	红花 6 g	当归 9 g

5 剂,水煎服,每日 1 剂,分两次餐后服用。

二诊：2020 年 3 月 5 日,患者口渴症状较前明显改善,胸痛、胸闷症状缓解,头痛头晕症状消失,仍有双下肢酸软乏力,稍劳则胸前区窒闷感明显。舌质暗,少苔,脉细涩。血压 150/90 mmHg,FPG 8.0 mmol/L,2 h PG 11.6 mmol/L。

处方：上方基础上加仙鹤草 30 g、红景天 12 g。5 剂,煎服法同前。

三诊：2020 年 3 月 10 日,患者自觉症状较前好转,静息状态下胸痛、胸闷症状已不明显,双下肢酸软乏力症状改善,舌质淡暗,少苔,脉细。

处方：守方续进 10 剂,煎服法同前。

随访患者病情无反复,复查心电图 ST-T 改变明显改善。

按语：糖尿病最大的危害是通过损害人体血管,出现各种并发症,导致各种脏器功能的损害。现代研究认为瘀血是贯穿糖尿病发病始终的重要病机,血管损害是糖尿病多种并发症的病理基础,糖尿病心血管病变,其中中医病机以血脉涩滞,瘀血痹阻为核心[10],瘀血内结,到心脉则胸闷痛,因此活血化瘀是防治糖尿病合并冠心病并发症的关键。

气阴两虚是糖尿病最重要的病机,汪医师总结出以"葛芪降糖汤"益气养阴为基本方治疗糖尿病,疗效满意。本案是糖尿病合并冠心病、心绞痛的典型病例,汪医师在自拟糖尿病协定方"葛芪降糖汤"的基础上加入薤白、桃仁、红花、当归、红景天等活血化瘀、补气养心之品,采用益气养阴、活血化瘀的中药辨证施治,明显改善患者胸闷、胸痛、憋气、心悸、气短的临床症状,并明显改善心肌缺血,改善症状。

  典型病案

　　患者黄某,女性,70 岁,2019 年 7 月 16 日初诊。患者有糖尿病病史 15年,冠心病病史 8 年,目前使用来得时 10 U 皮下注射,每日 1 次,美托洛尔12.5 mg,每日 2 次;阿托伐他汀 10 mg,每晚睡前 1 次;冠心丹参滴丸 10 丸,每日 3 次治疗。现因"胸闷、气促 1 周再发伴下肢浮肿"前来就诊。刻下患者胸闷、气促,动则加剧,下肢浮肿,脘胀、纳差乏力。体检：BP 130/65 mmHg,

HR 105 次/分,律不齐,双肺底散在细湿啰音,双下肢中度压陷性水肿,舌质暗淡胖有齿印,苔薄白,脉结代。

辅助检查:空腹血糖 7.5 mmol/L,餐后 2 小时血糖 12.6 mmol/L;心电图示频发房早、室早,顺钟向转位,部分联 ST-T 段压低;NT-BNP 3 500 pg/mL;心脏彩超示左室扩大,左室舒张功能减退,室间隔增厚,二尖瓣后瓣钙化,二尖瓣少许反流,主动脉瓣上血流增快,三尖瓣少许反流,肺动脉瓣少许反流。

西医诊断:冠心病,慢性充血性心力衰竭,心功能Ⅲ级,2 型糖尿病。

中医诊断:消渴心衰病(心肾阳虚、脾阳不振证)。

中医治法:补肾强心兼化湿健脾。

中医处方:自拟补肾强心汤化裁。

葶苈子 15 g	仙灵脾 12 g	补骨脂 10 g	仙鹤草 30 g
香加皮 6 g	泽兰 10 g	白豆蔻 6 g	莱菔子 15 g
佩兰 9 g	连皮苓 30 g	鸡血藤 30 g	焦白术 10 g

5 剂,水煎服,每日 1 剂,分两次餐后服用。

二诊:2019 年 7 月 21 日,患者胸闷、气促症状改善,浮肿消退,饮食改善,仍心悸乏力,舌质淡,苔薄腻,脉沉迟。查空腹血糖 7.0 mmol/L,餐后 2 小时血糖10.8 mmol/L。

处方:中药守前方加红景天 12 g,郁金 9 g。7 剂,煎服法同前。

三诊:2019 年 7 月 28 日,患者胸闷、气促症状不明显,浮肿消失,心悸乏力改善。复查 NT-BNP 1 700 pg/mL。

处方:守上方续进 10 剂,煎服法同前。

四诊:2019 年 8 月 8 日,患者症状基本缓解,活动能力改善。

处方:续进上方 10 剂巩固疗效。

按语:对于糖尿病合并冠心病的患者临床非常多见,病情进一步发展,出现心衰病是必然的进程。心力衰竭阶段病变涉及多个脏腑,心肾虚衰为中心环节,而肾虚是其根本。心力衰竭的 3 个主要症状呼吸困难、疲劳乏力、下肢水肿都为肾虚所致。肾为五脏之本,元气之根,命门所在,精气所藏,主水,主纳气。肾之精气不足,封藏摄纳无力,则呼吸表浅,或呼多吸少,动则气促;肾阳衰微,气化失权,水湿内停,故水肿以腰以下为甚,或尿少尿闭,形寒肢冷,或聚湿为饮,凌心射肺。肾者,作强之官,人的精力和体力为肾阳的作用。肾阳不足,则体力下降,疲乏无力。血脉虽为心所主,但心气有赖"生化之源"的肾之化生,肾虚则心气化源不充,肾阳不足,不能蒸腾致鼓动血脉无力,故心悸胸闷,或唇甲青紫,脉结代。伦中恩[11]认为糖尿病心衰病机:心肾阳虚,肺络瘀阻,肺失肃降,通调水道失职,水邪内停,水饮上乘,凌心射肺,最后阴竭阳脱。据此,汪师总结出《补肾强心法治疗慢性心力衰竭及运动对耐量的影响》[12]以补阳论治心衰病,效如桴鼓。

本案代表的是糖尿病合并冠心病、慢性充血性心力衰竭,心功能不全的典型病例。治疗本病从补肾着手可图其根本,诚如清代医家陈士铎在《石室秘录》中所言"治心之所以治肾""安心当治肾",以补肾强心法治疗心力衰竭有其理论依据。其实,在补阳论治疗消渴病方面,《金匮要略》中早有描述:"男子消渴,小便反多,以饮一斗,小便一斗,肾气丸主之"。这其实就是论述下消阳虚证治。本案方中仙灵脾温补肾阳,有益精气、坚筋骨、补腰膝、强心力作用;补骨脂纳气平喘、补肾助阳,且能补相火以通君火;葶苈子泻肺平喘,利水消肿;仙鹤草俗名"脱力草",可补虚助力;白术、茯苓、莱菔子健脾化湿;佩兰,《素问·奇病论》曰"转为消渴,治之以兰",归脾、胃经,功在芳香醒脾,理气化浊,善清脾胃湿热,是用于预防和治疗 2 型糖尿病的代表药物;香加皮、泽兰、鸡血藤行气活血,化瘀利水;红景天补气养心,郁金行气解郁,活血止痛。全方体现了"安心当治肾"的理念,诸药共奏"温肾纳气,阴中求阳,补肾强心"的作用。

参考文献

[1] 徐三彬,张华,郑建普,等.同型半胱氨酸对 2 型糖尿病合并冠心病患者冠状动脉病变的影响[J].临床心血管病杂志,2016,32(5):468-471.

[2] Zinman B, Wanner C, Lachin J M, et al. Empagliflozin, cardiovascular outcomes, and mortality in type 2 diabetes[J]. The New England Journal of Medicine, 2015, 373(22): 2117-2128.

[3] David S H, Bell M B, Face. Heart failure: a serious and common comorbidity of diabetes[J]Clinical Diabetes,2004(2): 61-65.

[4] 马霞,郑建雷,王海清.血塞通对 2 型糖尿病不稳定心绞痛患者血脂和炎性因子的影响[J].浙江中医杂志,2017,52(12): 870.

[5] Patel T P, Rawal K, Bagchi A K, et al. Insulin resistance: An additional risk factor in the pathogenesis of cardiovascular disease in type 2 diabetes[J]. Heart Failure Reviews, 2016, 21(1): 11-23.

[6] 李鸥,徐浩,高铸烨.1072 例冠心病住院患者中医证候分布特点的多中心横断面研究[J].中西医结合心脑血管病杂志,2011,9(4): 385-386.

[7] 孙新宇,张良舜.从毒损心络探讨糖尿病性冠心病发病机制[J].中国中医基础医学杂志,2010,16(10): 873-874.

[8] 李赛美,林培政.糖尿病心脏病中医研究近况[J].中医药学刊,2006,(6): 989-992.

[9] 杨正荣,暴雪丽,董陈露,等.2 型糖尿病合并冠心病中医证型相关性研究进展[J].环球中医药,2017,10(5): 631-635.

[10] 吴勉华,王新月.中医内科学[M].3 版.北京:中国中医药出版社,2012.

[11] 伦中恩.糖尿病(消渴病)临床常见慢性并发症的中医文献研究[D].北京:中国中医科学院,2010.

[12] 汪晓鸿,李绍敏.补肾强心法治疗慢性心力衰竭及对运动耐量的影响[J].中西医结合心脑血管病杂,2007,6(5): 529-530.

陆　平

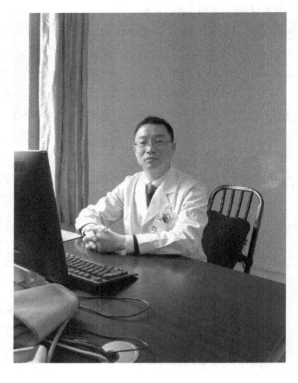

医家小传

陆平,男,生于 1977 年 7 月,毕业于天津中医药大学,副主任医师,利辛县中医院科教科科长、糖尿病科主任,利辛县中医药治疗艾滋病办公室主任。师从全国名老中医安徽中医药大学张杰教授、天津中医药大学张淑华教授。中华中医药学会糖尿病分会委员、中国中医药促进会内分泌分会常委、安徽省医学会糖尿病分会委员、安徽省中医药学会内分泌分会常委、安徽省全科医师协会基层慢病管理分会常务副会长兼秘书长、安徽省预防医学会内分泌分会委员、安徽省医师协会内分泌代谢学医师分会委员、亳州市医学会内分泌分会副主委等。创建了利辛县第一家糖尿病专科和"利辛县糖尿病之友协会",创办了安徽省唯一专业报纸——《利辛糖友》,开设了糖尿病科普微信平台,主持和承担国家、省、市级课题 10 项。荣获"亳州市首届学术和技术带头人""亳州健康素养专家""亳州市十大最美劳动者""亳州市名中医""亳州市五一劳动奖章""亳州市拔尖人才"以及利辛县首届"文州英才"等称号,享受市政府特殊津贴,2014 年荣获中华中医药学会科技进步三等奖一项。发表论文 21 篇,参编医学著作 3 部。擅长糖尿病及其并发症、甲状腺疾病、骨质疏松、肥胖症、痛风和高尿酸血症继发性高血压等内分泌疾病诊治。对于糖尿病肾病,认为"肾虚为本,久病必瘀",善用六味地黄丸化裁,加用虫类制剂,对于蛋白尿、肌酐升高多有桴鼓;对于慢性胃炎,认为"脾胃虚弱为主,气滞血瘀为辅",常在辨证方药基础上加用川芎、莪术、丹参、乳香等行血化瘀之药。

受张杰教授之学术影响,临证之时,颇重视顾护脾胃之气,认为脾胃内后天之本,"万物生于土,复归于土",人身立命,赖脾胃运化水谷以充养,诊病疗疾,需脾胃吸收药物以起效。常引经而言:"留得一分胃气,便得一线生机。"用药之时,慎用攻伐峻猛之品,实需使用,亦中病即止;方药之间,必伍山楂、神曲之味,组方之念,常思内金、麦芽之功。

受《易经》影响，认可"阳主阴从论"，治疗便秘时，尤重视健脾阳以升清降浊，重用白术以健脾。认为"风药"为阳，属灵动之品，风虽为百病之长，但风通于春，而万物生于春，取此象，合理应用风药，可使沉疴重疾而有回春之望。

用药如用兵，兵贵神速，对于确有真寒凝滞者，速遣附子、干姜、肉桂之品，温经散寒，长驱直入，驱寒外出；肾阳衰微者，急予参附以救逆。中病而后，辨别虚实之位，寒热之性，遣方调理善后，以防复发，谓"上工治未病"。

临证经验

一、糖尿病性胃轻瘫

1. 现代医学认识

糖尿病性胃轻瘫是糖尿病引起的内脏自主神经功能紊乱的一种并发症，是指在没有胃机械梗阻的前提下出现的胃动力低下、胃排空延迟及胃节律紊乱的一种疾病，其病理改变为胃运动与分泌机能失调，临床可见早饱厌食、恶心呕吐、胃脘胀满、腹部不适、返酸、食欲缺乏等症状[1]。

2. 中医病因病机

中医文献中虽无糖尿病性胃轻瘫的病名，但对其早有认识。中医学将糖尿病归为"消渴病""消瘅"范畴。据糖尿病性胃轻瘫之早饱、嗳气或泛酸等临床特点，将其归属于中医学"消渴"兼"痞满""恶心""呕吐""反胃""积滞"等范畴；其病位在胃，与脾关系密切。明代孙一奎《赤水玄珠》记载："一日夜小便二十余度……味且甜，饮食减半，神色大瘁。"提示若糖尿病病程久延，可见饮食减少、精神身体状况下降。《圣济总录·消渴门》曰："能食者，末传脑疽背；不能食者，末传中满臌胀。"可视为对糖尿病发生胃轻瘫之初识。消渴病日久不愈，耗气伤阴，脾胃失于濡养则运化失司，易产生痞满、食欲缺乏；痰湿之邪阻滞，气机升降失常，则可见呕吐、反酸等；久发频发，必伤及络，络乃血聚之处，故久病易致气滞血瘀、胃络瘀阻。故本病以脾虚为本，湿热、痰浊、血瘀为标，本虚标实是病机特点[2]。

病机为脾虚兼有湿热、瘀血、痰浊阻滞，本虚标实，立法遣药当紧扣病机。若脾胃虚弱之征明，未见明显邪实阻滞，症见胃脘隐痛、纳呆腹胀、精神疲惫、气短懒言，舌淡苔薄，脉缓或弱等，当以四君子汤合建中汤，健运中州，脾运得健，胃气则降，升降之序复，则诸症可除。若兼有湿热之邪阻滞中焦，见胃痛胃胀、口干口苦、口黏口臭，反酸、胃灼热，纳呆恶心，小便黄，大便不畅，舌红，苔黄腻，脉滑数，可合半夏泻心汤、左金丸等加减治之；若兼有瘀血，见胃痛，痛有定处，痛如针刺、刀割，舌质紫暗，舌下脉络瘀滞，脉细涩者，可合失笑散、丹参饮等加减治之；若兼有痰浊壅盛，见咽闷有痰,渴不多饮,饮不解渴,肠鸣有声,舌质胖大,苔腻滑或厚腻,脉滑者,可以六君子汤合建中汤,加石菖蒲、厚朴等加减治之;若兼肝气犯胃,见胃胀胃痛,两胁胀痛,嗳气呃逆,每因情绪变化而加重,舌红苔薄,脉弦者,可合用柴胡疏肝散加减[3]。

典型病案

王某,男,41 岁,2018 年 6 月 20 日初诊。患者 7 年前因口干口渴,检查发现血糖升高,一直口服二甲双胍缓释片、阿卡波糖片等控制血糖,平时很少监测血糖。3 年前开始出现胃痛,改用甘舒霖 40 R,早 16 U、晚 12 U,饭前 30 分钟皮下注射,停用口服降糖药。此后胃痛经常发作,起初服用奥美拉唑等尚能缓解,渐至胃痛加重,常规治疗乏效。自诉到处就诊,遍服各种质子泵抑制剂、胃黏膜保护剂等,仍不能缓解,常因饮食不慎,受凉或情绪变化时,胃痛发作,息工在家,严重影响生活,且病久疑心较重,自认为不治之症,常有放弃治疗之念。多次因胃痛、腹胀、胃酸纳呆,在我科住院治疗,考虑患者为"糖尿病性胃轻瘫""焦虑",予以平稳血糖、营养神经、抗焦虑等对症治疗,疗效有限。诊见:胃脘疼痛,呈胀痛、隐痛,伴有神疲乏力,胃酸,性格乖戾,善太息,口苦口臭,小便黄,舌质暗红,苔黄腻,脉弦滑数。

西医诊断:糖尿病性胃轻瘫。

中医诊断:消渴并病,胃痛(湿热中阻,肝火犯胃证)。

中医治法:清利湿热,和胃止痛。

中医处方:

黄连 10 g	黄芩 15 g	干姜 10 g	白术 20 g
党参 30 g	炙甘草 15 g	黄芪 30 g	旋覆花 10 g
法半夏 15 g	白芍 15 g	陈皮 10 g	吴茱萸 3 g
佛手 15 g	生姜 15 g	大枣 10 g	

7 剂,颗粒剂,每日 1 剂,开水早、晚饭后冲服。

二诊:2018 年 7 月 4 日,胃痛、口苦口臭均有明显好转,小便黄,善太息,舌脉如前。

处方:疏肝泻火之力不足,上方加龙胆草 10 g、柴胡 10 g、代赭石 20 g。7 剂,颗粒剂,开水早、晚饭后冲服。

三诊:2018 年 7 月 20 日,诸症均明显缓解,苦于服药,一直未按时复诊,2 天前因饮用啤酒,胃痛有所反复,见胃酸胃隐痛,舌暗红,苔厚腻薄黄,邪热肃清,饮酒后湿浊又重,恐湿邪郁久化热。

处方:上方加藿香(后下)12 g、佩兰 12 g。7 剂,煎服法同前。以化湿、绝湿热相合之势。

此后患者常因进食难以消化之食物,或因饮酒动气,胃痛常有反复,但疼痛不如之前严重,均以半夏泻心汤、左金丸等加减治之,考虑久病胃络瘀阻,期间合失笑散,加乳香、没药,以活血行气,化瘀止痛。胃酸明显时,合用乌贝散,清热化痰,制酸止痛。腹胀明显时,加用厚朴、竹茹、槟榔等行气化痰导滞。倦怠乏力明显时,合用建中汤、四君子汤以健脾益气,培护中土。前后共治疗3个月,胃痛基本缓解而告愈。

按语: 胃痛一证,临床治疗需分清虚实寒热,随证遣方用药,切不可见痛止痛,以延胡索等止痛之药搪塞之。该患者患病起始,未能规范治疗,血糖控制差,胃痛时,自认为系服用二甲双胍等药刺激而痛,错失治疗时机,胃痛后良久,仅自服药物以控制,且平素饮酒,性格乖戾,致使邪滞中焦,痞塞不通,湿浊内生,郁久化热,加之肝火犯胃,胃络受损,久病由实转虚,渐至虚实夹杂,多证相兼之势,需合方治之。初以半夏泻心汤合左金丸、黄芪建中汤加减,以旋覆花善化痰降气,肃降阳明,助胃气通降;以佛手疏肝理气,且芳香之气,可解脾胃之困;因湿热中阻,久病必虚,患者久为疾病所困,神疲倦怠,是脾虚之征,常因舌暗红苔黄腻,脉弦数而被忽视,加白术健脾益气,即是固本之举,合姜枣,又能防苦寒更虚脾胃[4]。二诊、三诊时胃痛口苦口臭虽已明显缓解,但舌质暗红、苔黄腻改善并不明显,可见患者中焦湿热瘀滞盘根错节,难以速去,好在患者愿意坚持治疗,前后以上方出入,共进90余剂,方才告愈。

临证初诊,辨病识证固然重要,但守方叠进,既需医者笃定,尤赖患者坚持,最是难得。

典型病案

尹某,女,51岁,2019年9月20日初诊。患者10年前体检时发现血糖升高(具体经过不详),平素口服二甲双胍片、消渴丸、格列吡嗪片等,未规范化治疗。1年前因呕吐在我院住院治疗,经过对症治疗后好转出院,出院后不久即又发作呕吐,1年内在我院住院7次,利辛县人民医院住院2次,考虑"糖尿病胃轻瘫",予以平稳血糖、营养神经、抑酸护胃、镇静止吐、抗焦虑等对症治疗。均无良法以杜绝复发,苦不堪言。3天前再次因呕吐,入住我科,已排除肠梗阻等外科疾病,经过治疗,有所缓解,多次劝其服用中药,患者均以药苦为由拒绝,此次在家属坚持下,方才同意服用。刻下:呕吐恶心,伴腹痛腹胀,面色㿠白,胃中觉凉,精神疲倦,气短懒言,平素大便易秘,便质不干,但数日一行,舌淡胖,苔薄腻,脉沉滑无力。

西医诊断: 糖尿病性胃轻瘫。
中医诊断: 消渴并病,呕吐,胃痛,便秘(脾胃虚寒,胃失和降证)。

中医治法：温运中焦，和胃降逆。

中医处方：

黄芪 30 g	白术 30 g	人参 10 g	茯苓 20 g
炙甘草 10 g	桂枝 15 g	姜半夏 30 g	枳壳 10 g
木香 10 g	旋覆花 10 g	升麻 3 g	紫苏梗 10 g

5 剂，颗粒剂，每日 1 剂，开水早、晚饭后冲服。

二诊：2019 年 9 月 26 日，患者服药后呕吐、腹痛、腹胀等不适好转，拟近日出院，唯胃中仍觉凉，此乃中焦虚寒之征。

处方：上方加高良姜 10 g。12 剂，颗粒剂，每日 1 剂，开水早、晚饭后冲服以巩固。

三诊：2019 年 10 月 10 日，患者精神明显好转，出院后未再出现恶心呕吐腹痛腹胀，纳眠均可，二便尚调，舌淡红，苔薄白，脉沉缓。

处方：上方去旋覆花、人参、枳壳，改姜半夏为 15 g，加党参 15 g，以巩固。15 剂，饮片，每 1 剂药按常规煮法，煎煮 3 次，服用 1.5 天，以节省开支。

2020 年 1 月患者门诊开药，经询问，期间未出现呕吐等不适，诉此 3 个月是今年最舒心的了，不断称谢，嘱其注意饮食，控制血糖，注意预防低血糖，定期复查。

按语：此例患者，西医学在急性发作期抑酸护胃、镇静止吐，不可没其功，但即便患者血糖控制良好，饮食注意，仍不能避免发作，且 1 年之内发作 9 次之多，可想患者之苦楚。诊见呕吐恶心，伴腹痛腹胀，面色㿠白，胃中觉凉，精神疲倦，气短懒言，乃脾胃虚弱，中州失运；大便易秘，便质不干，数日一行，亦是脾虚不能升清，脾不升则胃不降，肠道失司于传导[5]，见大便秘，舌淡胖，苔薄腻，脉沉滑无力，均是脾胃虚弱之征。

证型明确，治疗自是不难，方选四君子汤、黄芪建中汤、旋覆代赭汤合方加减，以健脾胃，运中州，和胃降逆。因患者脾胃虚弱，故去赭石之重坠，加用木香、苏梗以顺气消胀；白术 30 g、枳壳 10 g、升麻 3 g 乃治疗脾虚便秘常用药对，其他证型之便秘亦常在辨证基础上加用，每多获良效；重用姜半夏 30 g 以降逆止呕，若能购得生半夏，则其止吐之力尤胜。中药学谓"生半夏"有毒，且药店鲜有销售，安徽中医药大学药学系王德群教授认为，半夏之毒性为物理防御之毒，非化学之毒，主要是其内生物碱以针尖样方式存在，释放时刺激口腔、咽喉黏膜，造成急性水肿，严重引起窒息等，并非吸收后致中毒，南方民间有整吞生半夏、滴水珠以治疗毒蛇咬伤，可证明半夏之毒非化学毒性，且此生物碱可通过久煎以破坏。陆医师求学时，曾以生半夏 50 g，打碎久煎后服用，并未出现中毒现象（需注意，煎煮药汁时，渣滓务必沉淀后服用上清液）。张锡纯、李可名老中医等对生半夏之应用均有记载[6]，读者可自行查阅，此处不再赘述，但因药典对此之限定，需谨慎应用。

糖尿病胃轻瘫，西医学治疗上是一难治之症，而中医治疗此类疾病，若能辨证准确,往往疗效突出,尤其对于预防复发,其功甚伟。智者断不会扬西避中,医学之本,乃治病救人,学贯中西,解病患之苦,方为医者之紧要事,而非互相攻击排挤。

参考文献

[1] 方朝晖.中西医结合糖尿病学[M].北京:学苑出版社,2011.

[2] 路志正,路喜善,等.路志正医案医话[M].北京:人民卫生出版社,2018.

[3] 周仲瑛.中医内科学[M].2 版.北京:中国中医药出版社,2007.

[4] 张杰.杏林踵步:张杰临证医案经验集[M].上海:上海科学技术出版社,2015.

[5] 余国俊.我的中医之路[M].北京:中国中医药出版社,2014.

[6] 孙其新.李可临证要旨 1[M].北京:人民军医出版社,2012.

二、糖尿病肾病

1. 现代医学认识

糖尿病肾脏病是糖尿病微血管并发症之一,又称糖尿病性肾小球硬化症。西医认为本病的发生与慢性高血糖导致的糖代谢异常、肾脏血流动力学改变、脂代谢紊乱、血管活性因子、生长因子和细胞因子、氧化应激、遗传等因素有关。该病早期,通过严格控制血糖、血压,可有效阻止病情的进展[1]。

2. 中医病因病机

主流学术观点认为,本病素体肾虚,消渴迁延日久,耗气伤阴,五脏受损,兼夹痰、热、郁、瘀等致病。发病之初气阴两虚,渐至肝肾阴虚;病情迁延,阴损及阳,伤及脾肾;病变晚期,肾阳衰败,浊毒内停,或见气血亏损,五脏俱虚。初期临床症状多不明显,可见倦息乏力、腰膝酸软。随着病情进展,可见尿浊、夜尿频多,进而下肢、颜面甚至全身水肿,最终少尿或无尿、恶心呕吐、心悸气短、胸闷喘憋不能平卧[2]。

陆医师结合临床经验认为:该病基于消渴病而发,故此与其他肾病不同。消渴之发病,多因饮食厚腻,致阴浊摄入过多,或素体虚弱、年老体弱,阳虚不能化气消散阴浊,致血中阴浊之成分无以化解分消,阴浊本属湿浊,郁积久而化热,留而不散,发为消渴,其本系阳虚不能化气消散阴霾,或阴浊壅盛,不能按时消散。窃以为消渴病之治疗应以疏解消导为主,或合黄连、黄芩以清郁积之湿热,或合黄芪、诸参、白术以补阳气之虚,以消散血中阴浊之目的。

消渴病肾病,在消渴病阴浊之邪未能消散之前提下,或郁积化热伤阴,湿浊与所化热邪交织,而成湿热;阴虚痰浊湿热,又可致瘀血内生。疾病日久,阴损及阳,终致阴阳两虚。阴浊、湿热、瘀血均可损伤肾络,或阴阳两虚,穷极及肾,发为消渴肾病[3]。

临证时,常以葛根、山楂、神曲、三七为主药,湿热者合黄连、黄芩、槟榔、薏苡仁等;肺脾气阴虚者,配沙参、麦冬、石斛、莲子、白术、党参、人参等;痰浊寒湿重者,佐半夏、陈皮、石菖蒲、藿香、苍术等;瘀血阻滞者,参以桃仁、红花、丹参、赤芍、益母草等。

兼见水肿者,配五苓散、五皮饮、玉米须以利水消肿;兼见尿蛋白异常者,伍水蛭、乌梢蛇、仙鹤草、龙骨、牡蛎、五倍子等;兼见血肌酐异常者,入附子、大黄温阳泻下通便,荡涤积滞,使瘀毒自阳明而去。

典型病案

> 武某,女,43 岁,2016 年 4 月 12 日初诊。患者 10 年前因口干口渴,检查发现血糖升高,诊断为"2 型糖尿病",一直口服二甲双胍片、格列吡嗪片,很少监测血糖。1 年前出现小便浑浊,就诊于我院,查尿常规示:蛋白质(＋＋),肾功能正常,考虑为"糖尿病性肾病",改用诺和灵 30 R 早 18 U、晚 12 U 皮下注射,联合二甲双胍缓释片控制血糖,口服百令胶囊、胰激肽原酶肠溶片、厄贝沙坦片治疗并发症。期间多次复查,血糖控制可,尿蛋白(＋＋)。刻下:倦怠乏力,形体稍胖,头晕腰酸,口干口渴,经常下肢水肿,大便2~3天1次,不干,小便浑浊有泡沫,舌质淡胖,苔腻,脉沉滑。

西医诊断:糖尿病性肾病。

中医诊断:消渴病肾病(脾肾两虚,精微失固证)。

中医处方:

黄芪 60 g	党参 15 g	白术 30 g	茯苓 20 g
石斛 15 g	姜半夏 12 g	焦山楂 15 g	神曲 15 g
葛根 30 g	山药 30 g	山茱萸 15 g	仙鹤草 60 g
玉米须 30 g	乌梢蛇 30 g	甘草 10	

15 剂,颗粒剂,每日 1 剂,开水早晚饭后冲服。

二诊:2016 年 5 月 1 日,患者自觉倦怠乏力,腰酸头晕,口干口渴均有明显好转,下肢水肿发作次数减少,水肿程度减轻,小便仍浑浊,但泡沫不似之前许久不能消散,要求行尿常规检查,虑其服药尚不足 1 个月,恐结果未见缓解,挫其喜悦之情。

处方:原方 15 剂巩固,服法同前,再诊时复查。

三诊:2016 年 5 月 15 日,小便浑浊有好转,余无不适,复查尿常规示尿蛋白(＋),喜悦之情溢于言表,诉自从尿蛋白(＋＋)以后,屡治未见缓解,心情沉闷,极恐身患尿毒症,此次治疗,又使其重燃希望。

处方:以上方为基础方,期间腹胀时,减黄芪 30 g,加木香 10 g、枳壳 10 g 以顺气消胀;腰酸痛,加桑寄生 30 g、杜仲 30 g、菟丝子 30 g 以补肝肾,强腰膝。共服药 5 月余,复查尿蛋白(－),尿微量白蛋白最低降至 36 mg/mmol,此后每季度均服药数次以巩固,追访至今,尿蛋白(－)。

按语:该病属中医"尿浊"之范畴,该病有虚实两端,实者为湿热之邪下注,当以八正散、萆薢分清饮等治之；虚者，应辨明病位，总以益气补肾固摄精微为要。该患者父亲与姐姐均患有 2 型糖尿病，西医认为存在遗传因素；中医认为，该因素系先天禀赋不足，阳气常不足，不足以化消阴浊，故中年而发病。蛋白当属中医"精微""阴精"的组成部分，病起之初，未能及时规范治疗，久病及肾，致肾之封藏失常，精微外泄，发为此病。

方中以黄芪、党参、白术、茯苓、甘草健脾补气，合山药、山萸肉补肾，共助肾之封藏；配焦山楂、神曲、葛根、姜半夏以化气消浊，健脾胃以固后天之本；乌梢蛇取其走窜之性以通肾络，其肉质肥厚，可补虚，辅以仙鹤草补虚损固精微，为陆师常用之药对，无论虚实寒热，因其药性平和，皆可应用。方证相应，故而起效，守方巩固，方能收功。

蛋白尿系诸多肾病中常见之症，临证颇难治疗，现代药理证明，虫类药物多具有抗炎、抗免疫、抗过敏等多重作用，故诸多名医疗此疾病时，多入虫类药物以提高效率。陆医师此前习用水蛭以活血祛瘀通络，后经反复推敲发现，乌梢蛇较水蛭更为平和，适用性更好。兹论述如下，乌梢蛇与水蛭虽为同类药，然水蛭味咸性寒，有毒，气味腥臭，虽能入肾，但患者服用后常有胃脘不适；又水蛭乃化瘀血、消癥瘕之峻品，据国医大师朱良春之经验，水蛭若量大连日服用，即易出现面色萎黄、神疲乏力，血检见红细胞、血红蛋白、血小板下降，呈气血两伤之证，果有瘀血实邪阻滞，用之则邪挡之，又当中病即止，而体虚之人，不宜应用。乌梢蛇，性平，味甘，无毒，肉质肥美，可食用，用其入药，取其走窜之性以通肾络之痹，配伍仙鹤草，无论虚实寒热，皆可应用。观今之医，临证用药过于依赖现代药理之说，置中药理论于不顾之地，需思之慎之，中药当在中医理论指导下应用，勿犯"虚虚实实"之过。

玉米须，味甘淡，性平，功善利尿消肿，此药平凡无奇，但若坚持每日 60 g 煎水饮用，对于糖尿病肾病兼有水肿的患者，能起到降糖消肿的作用；对于尿蛋白异常的患者，若能坚持服用，能改善蛋白尿，其效非亲试者不可语详。因获取方便，疗效明显，符合中医"简、便、廉、验"的特点，适宜推广应用[4]。

典型病案

朱某，女，67 岁，2017 年 12 月 10 日初诊。患者 10 余年前因口干口渴，倦怠乏力，体重下降就诊，检查发现血糖升高，诊断为"2 型糖尿病"，一直口服二甲双胍片、格列吡嗪片，用药不规律，饮食未控制，很少监测血糖。1 月前患者出现下肢水肿，自认为劳累所致，未予重视，水肿进行性加重，为求进一步诊治，就诊于我院，查糖化血红蛋白 11.6%，尿常规示尿糖（＋＋＋）、尿蛋白（＋＋）、血肌酐 230 umol/L，住院予以平稳血糖及对症治疗，配合中药口服。诊见：下肢中度指凹性水肿，腰膝酸软，头昏乏力，纳呆呕恶，四肢不温，健忘，大便稍干，一日一次，小便浑浊，舌质胖大瘀紫，苔白腻，脉沉滑迟。

西医诊断：糖尿病肾病Ⅴ期。

中医诊断：消渴病肾病，水肿，尿浊（阳虚水泛，瘀浊阻络证）。

中医治法：温阳利水，消浊化瘀。

中医处方：

制附子15 g	茯苓20 g	白术15 g	红参10 g
泽泻10 g	大黄15 g	丹参30 g	山药30 g
焦山楂20 g	三七10 g	神曲15 g	玉米须30 g
冬瓜皮30 g	乌梢蛇30 g	仙鹤草60 g	

7剂，颗粒剂，每日1剂，开水早晚饭后冲服。

二诊：2017年12月18日，水肿消退约明显，轻微水肿，大便1日2次，量多嗅重，排解通畅，腰膝酸软、四肢不温等不适均有好转，纳呆，舌质胖大瘀紫，苔薄腻，脉沉滑稍弱。

处方：上方加炒谷芽、炒麦芽各30 g，鸡内金10 g以顾护脾胃之气；15剂，服法同前。

三诊：2018年1月5日，患者水肿基本消失，唯健忘如前，余证基本消失，舌质胖有齿痕，瘀紫较前好转，脉滑稍弱。

处方：上方改红参为党参，加怀牛膝20 g；15剂巩固，服法同前。

四诊：2018年1月22日，无不适主诉，血糖控制平稳，复查尿常规示尿蛋白（＋＋），血肌酐93 μmol/L。

患者多次因血糖波动住院治疗，复查血肌酐，大多在正常范围内，或稍高于正常值，经过治疗，均能控制良好。

按语：糖尿病肾病终末期，类似于中医之肾厥，系各种原因导致的肾中阴阳之气衰竭，尤以坎中元阳不足为甚，气化失司，瘀浊不去，水毒存留体内，形成此病。

肾属水脏，为先天之本，内寄元阴元阳，主水司气化，坎中一阳不足，肾之开阖失常，使精微不能够输布到各脏，浊水亦不能下输膀胱而排出体外，此即形成肾厥的原因和机理。水毒存留，肾厥乃成。此病乃正虚为本，浊邪为标，治疗上应该温扶坎中一阳，再辅以泻浊祛邪，即温阳泻下法。使邪祛，正方能自安。肾水能够蒸腾，使气化之力增强，清升浊水自降[5]。

方中附子味辛，性大热，为补助先天元阳之主药，走而不守，其力能升能降，能内达能外散，凡凝寒锢冷之结于脏腑、痹于经络血脉者，皆能开之、通之，恰合肾厥中瘀毒内结之机；大黄味苦，气香，性凉，能入血分，其力沉而不浮，以攻决为用，下一切癥瘕积聚，其气香，故兼入气分，亦能调气而助气化；两者合用，温阳泻下通便，荡涤积滞，共为君药。辅以红参大补元气，救急衰微之阳，培补元阳；白术、茯苓、山药健脾益气，合附子即为"真武汤"之意，温阳健脾利水消肿；泽泻、冬瓜皮、玉米须利水泄浊，丹参、三七活血化瘀，焦山楂、神曲健脾胃消阴浊，顾护后天之本，乌梢蛇、仙鹤草为常用药对[6]。

该证之治疗,临床常难有显效,原因有二,一者此病病位较深,病变较重,非方证对应既能起效;二者患者多年老,长期服药,胃气衰败,肾阳衰微,用药难以吸收,何谈起效。陆医师认为,临证时,一要辨证准确,选药得当,二要轻剂频投,不效则倍用其药,尤其对于年老体弱之人,切勿大剂量用药,犹如炉内将灭之火,欲旺其势,需少量煤炭频添,待煤火渐旺,方能倍入煤炭,若小火重煤,恐有覆灭之虞。

参考文献

[1]方朝晖.中西医结合糖尿病学[M].北京:学苑出版社,2011.

[2]路志正.路志正医论集[M].北京:人民卫生出版社,2018.

[3]王亿平,胡顺金.曹恩泽内科临证精华[M].合肥:安徽科学技术出版社,2017.

[4]陈云志,刘俊.中医不传之秘在于量:寻找中药重剂取效的秘诀[M].北京:人民军医出版社,2015.

[5]刘力红,孙永章,卢崇汉,等.扶阳论坛:中医火神派名家之"华山论剑"[M].北京:中国中医药出版社,2009.

[6]张杰.杏林跬步:张杰临证医案经验集[M].上海:上海科学技术出版社,2015.

三、便秘

1. 现代医学认识

便秘是指粪便在肠内滞留过久,秘结不通,排便周期延长;或周期不长,但粪质坚硬,排除困难;或粪质不硬,虽有便意,但便而不畅的病症。

2. 中医病因病机

便秘之病因多为饮食不节,如过食生冷、辛辣、肥甘厚味使胃肠积寒蕴热,或情志失调令气机郁滞;或年老久病体虚,肠道失于推动濡润,或感受寒热之邪,致津液凝滞或肠道失润。

病机属"大肠传导失常",《内经》云:"六腑以通为顺。"不通即为病[1]。

《中医内科学》将便秘分为诸多证型,病性概括为寒、热、虚、实四个方面。燥热内结于胃肠者,属热秘,以麻子仁丸治之;气机郁滞者属气秘,以六磨汤治之;气血阴阳两虚者,属虚秘,以黄芪汤治气虚秘,以润肠丸治血虚秘,以增液汤治阴虚秘,以济川煎治阳虚秘;阴寒积滞者,为冷秘或寒秘,以温脾汤合半硫丸治之[1]。

临证具体应用时,实寒实热者并不多见,偶有因过食辛辣生冷致便秘者,多自购麻仁丸、芦荟胶囊、通便茶、番泻叶等下之了事。临证之时,所遇便秘患者多是慢性便秘,或称习惯性便秘,若以内科教材之分型应之临床,常因分型复杂,难以执简驭繁。

便秘一证,病机为"胃肠传导失常","六腑通顺"被阻断,临床中应当以此为中心,把握"脾升胃降"认识该病,而脾升胃降二者中,又以脾升为主,胃降为辅,所谓"清阳升,浊阴自降"。在此基础上参以寒热虚实,随证加减。

临床中常以生白术为君药,气虚者,配黄芪、党参、甘草;阴虚者,伍生地、玄参、麦冬;阳虚者,辅肉苁蓉、巴戟天;热结者,佐大黄、芒硝;气郁者,合升麻、木香、枳壳;湿热显著者,加黄连、黄芩;肺失肃降者,入杏仁、枇杷叶,随证加减。

典型病案

刘某,男,70岁,2015年8月15日门诊初诊。患者10年前因脑梗塞后行动迟缓,很少活动,随后出现便秘,起初自服麻子仁丸、通便茶有效,未引起重视,1年后服用上药无效,听旁人介绍,自购大黄、番泻叶泡茶饮用,起初有效,渐至排便周期越来越长,又以开塞露灌肠。1年前开始上述诸法乏效,在我县多家中医处就诊,具体方药不详,服药时,大便尚通畅,停药后复如前。经人介绍,就诊于我处。诊见:形体偏瘦,面色白,大便已7日未解,饮食略少,以开塞露灌肠,解出粪便略干,腹胀,诉最长10天不解大便,小便正常,舌质淡胖,苔薄腻,脉沉滑稍弱,右关脉郁大。

西医诊断:便秘。

中医诊断:便秘(脾虚气滞证)。

中医治法:健脾行气通便。

中医处方:

| 生白术 90 g | 黄芪 30 g | 党参 20 g | 生地黄 30 g |
| 枳壳 15 g | 升麻 3 g | 木香 15 g | 桔梗 15 g |

7剂,每日1剂,水煎服,分两次服。

二诊:2015年8月19日,患者喜笑颜开,诉大便从未如此顺畅,每日大便1次,便量多,腹胀偶有,纳眠可。告知患者,该病病程日久,短期内难以速愈,患者诉愿意配合治疗。

处方:以上方为基础方,时加肉苁蓉温阳益精、当归养血通便、防风搜除风邪等,共服药50余剂,多年便秘得愈。1年后追访,大便基本正常,体重增加5斤。

按语:生白术用于治疗便秘,可追溯至《伤寒杂病论》,其174条原文:"伤寒八九日,风湿相搏,身体疼烦,不能转侧者,不呕不渴,脉浮虚而涩者,桂枝附子汤主之。若其人大便硬,小便自利者,去桂加白术汤主之。"[2]方中白术用量最大,为2两,仲景此意甚明。由于汗多伤津导致脾虚便秘,加白术生津润肠通便,很多名医对此条文的解释都是不妥当的,甚至认为该条是错误的,无非认为"大便难"与"加白术"不符合常理,若从临床出发,该条自然可以理解。北京名医魏龙骧,经过实践,提出白术的主要作用是健脾生津,并将其用于治疗脾虚便秘。一般认为白术苦温燥湿,而大多数健脾燥湿止泻的方剂都少不了白术,有的加注用土炒白术。窃以为,白术燥湿的作用并不强,炒用后也许还好些。健脾燥湿最好的药是苍术,腹泻时可用 30～50 g,可收速效。有人认为,白术生津通便的作用是健脾后,脾气健运,津液输布所致,在此暂且不论。但从药材来看,白术肥厚质润,应也有生津之效。

魏龙骧谈到:"便干结者,阴不足以濡之。然从事滋润,而脾不运化,脾亦不能为胃行其津液,终属治标。重用白术,运化脾阳,实为治本之图。故余治便秘,概以生白术为主,少则 30～60 g,重则 120～150 g。便干结者,加生地黄以润之,时或少佐升麻,乃升清降浊之意。若便难下而不干结,或稀软者,其苔多呈黑灰而质滑,脉亦多细弱,则属阴结脾约,又当加肉桂、附子、厚朴、干姜等温化之味,不必通便而便自爽。"[3]

大便之正常排泄与胃气之下行降浊,脾气之斡旋升清密切相关,而脾升清,是胃降浊之前提。该患者因脑梗死后出现便秘,多因大病后身体虚弱,肠道失于濡润,失于推动,应属于脾虚便秘,脾虚失于健运,清阳不升,浊音不降,阴阳浑浊不分,见行动迟缓,津液不布,肠道失于濡润,见便秘。患者自购之药,皆非治疗脾虚便秘之品,起初尚能借药力以通便,久之,脾虚更甚,便秘越治越重。诊见形体略瘦,面色白,纳稍差,舌淡胖,脉沉稍弱,均是脾虚之征,右关脉郁大,系大便不通,中焦壅滞之征,腹胀是其表现。疾病久罹,多方治疗而乏效,立方应药简力宏,故以白术 90 g 为君,配伍黄芪、党参以健脾,生地以增液行舟,枳壳、升麻、木香、桔梗解郁结之气机。药证合拍,故而收效甚捷[4]。

若大便干结者,加玄参、麦冬;气滞明显者,加枳实、厚朴、青皮;舌质瘀暗者,加桃仁、红花活血化瘀;湿热显著者,加黄连、黄芩;肺失肃降者,加杏仁、枇杷叶。

另外,很多周余、旬日不便者,为图快于一时,求泻药以通利,常自购大黄、番泻叶代茶饮,更有甚者,竟有医生谓便秘乃小疾,不足为虑,建议患者常服大黄、番泻叶以通便,此法断不可取,且不论方证相应之理。大黄,乃"中药四维"之一,泻热通便,其力甚宏,慢性便秘者无奈之际可以此药助泻,解燃眉之急。盖此药味重为阴,涌泄堪用,其气味芳香,又可醒脾悦脾,佐脾之升清,一药而具升降之机,应用甚广,然却以味重涌泄为主,故不可久用。而番泻叶一药,纯属泻下之品,现代药理学认为,其与大黄泻下,均与所含蒽醌类衍生物有关,但番泻叶不似大黄气味芳香,泻下之力更著而常伴腹痛,药理学仅研究所含成分,却无法研究气味对人身之影响,而中医学恰又重视"气味学说",断不可因二者所含成分类似而等同视之,为良医者不可不知。

典型病案

　　黄某,女,46 岁,2015 年 6 月 4 日门诊初诊。便秘 20 余年。患者诉因罹疾久远,难以回忆具体患病日期,诉此病少则亦有 20 余年。无论以何种办法,仅能收效数日,随后便恢复如常,本已放弃治疗,近期天气潮湿,便秘加重,经人介绍就诊于我处。刻下:便秘,常五六日无便意,便时辄需半至一时之努责,方排出一点稠糊状之稀便,解时不爽,便后反觉肛门酸楚,满腹不适,常感胸闷心悸,纳减失眠。平素抽烟,每日 10 支左右。形体肥胖,舌淡润,苔薄白,脉浮濡,此湿浊滞结肠腑,困顿传导之官。

　　西医诊断:便秘。

　　中医诊断:便秘(湿滞胃肠证)。

　　中医治法:健脾除湿,兼散风邪。

　　中医处方:

防风 10 g	厚朴 12 g	茯苓 20 g	枇杷叶 30 g
苍术 8 g	白术 30 g	干姜 6 g	莱菔子 10 g
木香 6 g	杏仁 10 g		

7 剂,每日 1 次,水煎服,早晚分服。

　　二诊:2016 年 1 月 20 日复诊,诉服上药后大便基本正常,因苦于服药,加之忙碌,未能及时复诊,此来,一为表达谢意,二为带熟人求诊。

　　按语:肺与大肠相表里,大肠之传导与肺之肃降有着密切联系。考经常吸烟之人,肺之宣肃之能困顿,形体肥胖,痰浊内生,壅实华盖,肺失清宣肃降之令,腑气不行,传守失职,大便亦秘而不下也,诚如朱丹溪曰:"盖肺气不降,则大便难传送。"故此类患者,常谓之为"湿性便秘"。患者便秘之状,加之形体肥胖,天气潮湿时便秘加重,舌淡润,脉浮濡,均为湿浊之邪内盛,壅滞上中二焦,表里相通,肃令不行,大肠传导之职失常。湿性重浊,缠绵难愈,故反复 20 余年。因大便不畅,浊音不降,见胸闷心悸,胃不和则卧不安,见纳减失眠。

　　法当利湿化浊,使湿浊之邪或淡渗于小便,或苦温芳化于肠中,待肠腑无湿浊困扰,传导变化复司,则大便畅利。以防风为君药,防风为醒脾胜湿、健运中土之佳品,统朴、苍以芳化燥湿,率苓、术以醒脾运中,枇杷叶、杏仁清肃肺金,金令得行,肃清阳明之湿浊,木香、莱菔子行气导滞。全方应小剂轻投,务使湿浊渐化而气阴不伤。

　　关于"风药"在便秘、腹泻治疗中的使用,风能胜湿,如地上之水,风刮过后,水湿干了。很多便秘、腹泻的患者,阳明胃肠之中,常有"风邪"为患,此风或源自肝风,或饮食积滞,化火生风。便秘者,因风邪流窜,干津枯液,以药润之,干涸之河道暂得滋润,舟楫可行。但风邪未除,久之,复得之津液再次干枯。故治疗中常以荆芥、防风、秦艽等风中之润剂少量加于辨证方中,以剔除深伏之风邪[5]。

若因情怀抑郁,使气机失于流畅,见脘痞腹胀,但按之不坚,便时艰涩不下,滋阴养血,清润泻下功效不显者,可以柴胡、金橘叶、大腹皮为主,配以木香、桂枝、香橼皮、青陈皮、香附、乌药、沉香、细辛、生地、当归等组方,以桔梗、枳壳一升一降,既宣太阴之闭,又达肠腑之结,柴胡、金橘叶、大腹皮,既疏肝解郁,又宽中除胀[6]。

腹泻患者中,亦可以此理,遣羌活、荆芥、防风等风药,因风能胜湿,且升提清阳,合泄泻之病机。如痛泻要方之用防风,能祛横逆犯脾胃之肝风,又可胜湿以止泻。诚如恩师任何老师教诲,"慢性腹泻,加点风药",寥寥数语,蕴含深刻医理。业医者不可不察。

参考文献

[1] 周仲瑛.中医内科学[M].2版.北京:中国中医药出版社,2007.

[2] 边正方,边玉麟,边玉凤.伤寒论译注[M].北京:中医古籍出版社,2007.

[3] 陈云志,刘俊.中医不传之秘在于量:寻找中药重剂取效的秘诀[M].北京:人民军医出版社,2015.

[4] 王幸福.杏林薪传:一位中医师的不传之秘[M].2版.北京:人民军医出版社,2015.

[5] 曾培杰.任之堂跟诊日记3[M].北京:人民军医出版社,2013.

[6] 胡国俊.胡国俊内科临证精华[M].合肥:安徽科学技术出版社,2011.

四、粉刺

粉刺,现代医学叫做痤疮,多发于颜面,由心肺胃蕴热,上熏于颜面,血热郁滞而成。

人到了"二七""三七"之年,由于肾气充盛,天癸发育,肝气生发,相火内动,波及心、肺、胃。心其华在面,主血脉;肺主皮毛,肺主宣发肃降,水谷之精微经脾上输于肺,肺宣发之功将水谷精微中轻清部分,上宣于皮毛、腠理,以润肌肤、肥腠理,肃降之能,将水谷中重浊部分洒陈于五脏,正合"清阳归腠理,浊阴归五脏"。若内动之相火,上煽于心肺,火性炎上,使肺宣发太过,将本应下归五脏之"浊阴"亦上宣于皮毛、腠理,壅塞毛孔,又《内经·病机十九条》云:"诸痛痒疮,皆属于心。"面为阳明所主,心肺胃受热,粉刺乃成,轻则发于颜面,甚则延及前胸、后背。固本病的形成,总不离火热郁阻为患,与心、肺、胃蕴热有关,又以心为主要[1]。

治疗上要分清虚火、实火之不同。如面上痤疮成片,红肿热痛明显,伴脓头者,属实火,怫郁不能外发而病,治宜泄心肺胃之火,可宗仙方活命饮、芩连四物汤、五味清毒饮等加减治之。若痤疮以暗疮为主,面色晦暗,疮色暗淡,或色黑者,多因患疮日久,湿困化热,火郁夹痰瘀所致,治宜祛湿运脾,化瘀软坚为上[2]。

除内服中药外,可针刺大椎、曲池、合谷、三阴交、血海等穴,以清血中之热。

面既为心之外荣，又是阳明之所主，故需注意饮食，宜多食富含营养而清淡的食物，忌食油腻、辛辣、生冷之品。

典型病案

吴某，男，20 岁，2018 年 6 月 10 日初诊。三年前面部开始出现痤疮，以额头、鼻两侧为主，渐至满面皆发，红肿疼痛，有脓头，面部油腻，口苦口臭，大便时秘，小便偏黄，舌质尖红，苔黄，脉细数。

西医诊断：痤疮。

中医诊断：痤疮（热毒内盛证）。

中医治法：清热解毒，软坚散瘀。

中医处方：

金银花 30 g	连翘 10 g	当归 15 g	赤芍 15 g
生地黄 15 g	丹参 30 g	蒲公英 20 g	皂角刺 15 g
薏苡仁 30 g	乳香 6 g	没药 6 g	天花粉 30 g

7 剂，每日 1 剂，水煎服，早晚分服。

二诊：2018 年 6 月 20 日，药后红肿之痤疮消退，大便略溏，舌质尖红，苔薄，脉小数，效不更方。上方出入调治一月，痤疮明显好转。嘱清淡饮食，随访 1 年未复发。

按语：该患者心、肺、胃三经热势明显，该症属痤疮中较常见之证型，治疗上以清热解毒，凉血散瘀为主。金银花、连翘清热解毒之力尤显，连翘为医家圣药，且金银花芳香宣透，凉血解毒而不壅滞气血，正合"火郁发之"之意；赤芍、生地、当归、丹参活血凉血化瘀；天花粉、蒲公英清热解毒、软坚散结；皂角刺透脓外出；薏苡仁淡渗健脾，生品可缓解面部油腻；乳香、没药行气止痛；共奏清热解毒、凉血散瘀止痛之效[3]。

若服药后腹痛腹泻，多因脾胃素虚，或不耐苦寒，可加炒扁豆健脾止泻，生麦芽顾护中焦，亦可生发肝气以解火郁。

典型病案

王某，女，24 岁，2020 年 2 月 21 日初诊。一年余前，因过食辛辣，面发痤疮，起初如米粒，渐成红肿脓头，平素受凉或饮食不慎则腹泻，乏力。在他处服中药治疗，处方用药一派苦寒、清热解毒之品。起初有效，但难以全消，久之，食纳亦差，遂停止治疗。经人介绍就诊于我科，刻下：痤疮满脸皆是，疮色暗淡，面痒，口干，饮食不慎则腹泻，乏力，纳呆，舌淡胖，苔白腻薄黄，脉滑数无力。

西医诊断：毛囊炎。

中医诊断：痤疮(脾虚湿热，痰浊阻络证)。

中医治法：健脾，清利湿热，消痰散结。

中医处方：

苍术12 g	黄柏9 g	白扁豆30 g	薏苡仁15 g
石斛15 g	荷叶9 g	桑叶9 g	生麦芽15 g
白癣皮9 g	蒲公英15 g	丹参9 g	山楂12 g
白僵蚕9 g	炙甘草6 g		

7剂，每日1次，水煎服，早晚分服。

二诊：2020年2月28日，痤疮消半，面痒好转，舌淡红，苔薄腻黄，脉滑略数，以上方出入调治1月余，痤疮明显消散。

按语：该病例属脾虚湿热证，该证起初多因热毒内盛，过用苦寒，脾气折伤后失于运化，或因嗜食辛辣油腻之品，碍脾生湿化热。脾主四肢，主运化，脾虚，津液不布，见口干、乏力、纳呆；湿热久稽，蕴于肌肤，则见面部痤疮、皮肤瘙痒，因虚实夹杂，脾气虚弱，见疮色暗淡；饮食不慎易致腹泻，舌质淡胖，脉虽滑而无力，均是脾虚之征。临证中此类病例并非个例，故用药须谨慎，万不可过用苦寒。方中苍术、黄柏相配，苍术健脾燥湿，黄柏清热燥湿，为主要药对。配以薏苡仁、荷叶、白扁豆利湿，使湿祛热孤；桑叶、蒲公英性凉而不寒，清热解毒、软坚散结而不碍脾胃，石斛养阴不助湿，防淡渗利湿之品伤阴；白癣皮清血分湿热，合桑叶疏散风热之邪、止痒治疮；丹参凉血散瘀，入心经，为治疗各种证型痤疮之要药；生麦芽、山楂顾护脾胃；僵蚕息风，软坚散结，借助虫类药之走窜引药深入病所[5]；甘草健脾、解毒、调和诸药。

若所遇痤疮根结坚硬，连接成片，多因久病夹痰瘀所致，应在辨证基础上，加白芥子、白附子、山慈菇、牡蛎、浙贝母化痰软坚散结，皂角刺透脓外出，桃仁、红花活血化瘀，随证治之[6]。

参考文献

[1] 李曰庆.中医外科学[M].北京：中国中医药出版社，2002.

[2] 路志正，路喜善，等.路志正医案医话[M].北京：人民卫生出版社，2018.

[3] 王幸福.杏林薪传：一位中医师的不传之秘[M].2版.北京：人民军医出版社，2015.

[4] 韩学杰，李成卫.沈绍功验案精选[M].北京：学苑出版社，2006.

[5] 胡国俊.胡国俊内科临证精华[M].合肥：安徽科学技术出版社，2011.

[6] 张杰，黄振，杨晓军，等.杏林跬步[M].上海：上海科学技术出版社，2015.

费爱华

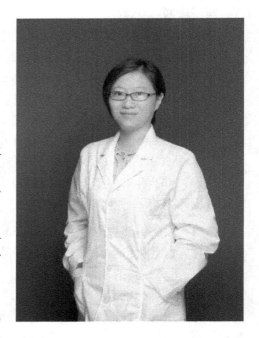

医家小传

费爱华,女,1976年5月出生于安徽省肥东县,农工民主党党员。安徽中医药大学第二附属医院主任医师,博士,硕士研究生导师,内分泌科行政主任。安徽中医药大学针灸临床教研室副主任。发表文章20余篇,参与各级课题6项,获得安徽省科学技术进步奖二等奖一项。

安徽省中医药学会内分泌专业委员会常务委员,安徽省全科医师学会糖尿病分会常务委员,中华中医药学会糖尿病分会青年委员,安徽省中医药学会老年病专业委员会常务委员,安徽省中医药学会风湿病专业委员会委员,安徽省老年病学会委员。

1997年毕业于安徽中医学院针灸系骨伤专业,之后进入肥东县中医院工作,先后就职骨伤科和皮肤科。工作中对于很多常见疾病感到认识和经验不足,经常需要临时翻阅书本来解决问题,从而也认识到书本和实际临证之间有着很大的差距,亟须进一步提高自身的知识和诊治水平。对于中医来说跟师是提高诊治经验的一个重要手段,2003年考入安徽中医学院攻读内科研究生,期间一直跟随方朝晖老师学习中医药防治内分泌代谢疾病,主攻的专业方向是中医药防治糖尿病。方老师不论临床工作多么繁忙,依然注重汲取新知识新养分,他认为一定要有全面的知识结构和细微谨慎的科学态度,才能更好地为患者服务。他在查房时结合临床实际对疾病的最新研究进展娓娓道来,对待患者和蔼可亲,运用精练的药物方解决患者病痛,为学生们在医德医风上树立了标杆。

2006年,费爱华于安徽中医学院中医内科学研究生毕业,进入安徽省针灸医院工作,之后在临床上一直从事中医药防治老年病的工作。针灸医院所有的科室都离不开针灸,因此在临床中善于把灸针与药物相结合,对于各种老年病取得了较好的疗效。后于2012年成为全国第五批名老中医药学术经验继承人,同时经过选拔和考试进入南京中医药大学攻读临床医学(中医师承)博士专业,专业方向为针灸防治老年病。2016年顺利毕业取得博士学位,于2018年成功晋升为主任中医师。

费爱华在长期临床中始终秉承"治神为先"的核心思想。《灵枢·本神》曰："凡刺之法，必先本于神。"这里说的"凡刺之法"其实并非是专指针灸而言，而是适用于一切中医治疗之法。认为中医治疗必须以"神"为根本，中医的一切疗效来源于"神"，治"神"贯穿于整个中医治疗过程，是提高中医临床疗效的关键。《灵枢·天年》明确指出人只有具备了"血气和""五脏成"的形体基础，才能够表现出各种形式的生命活动，之后"神气舍心""魂魄毕具"，继而成为真正的人。健康的形体是神发挥正常生理功能的前提，只有形神健全，统一、和谐才能共同保障和维持人体正常生命活动。《素问·移精变气论》曰："得神者昌，失神者亡。"就是此种意义上的"神"气。"神"还有调节、主导、主宰人生命活动的作用。中医治疗的根本，在于调整神气使机体恢复健康。形与神之间是相互依存，互根互用的关系，不管是形病、神病，还是形神同病都可以从治神着手。而在形神关系中，神始终占主导地位，中医治疗就在于治理人的神，以使神循环不息，促进人体气机运行机体内外，使气机升降出入有序，进而形体强健，五脏稳固，气血生化充足；气血旺盛，经络畅通，运行有节，又可濡养五脏六腑，维持生命和正常生理功能。

临证经验

一、糖尿病肾病

1. 现代医学认识

在我国，在患有糖尿病人群中，目前大概有 20%～40% 患者同时伴有糖尿病的并发症糖尿病肾病，现已成为形成慢性肾脏病和终末期肾病的主因[1-2]。由于糖尿病患者增加，糖尿病肾病的患病率也呈上升趋势。临床研究[3-4]表明，糖尿病肾病是糖尿病患者最为严重的一种慢性微血管并发症，是导致糖尿病患者死亡的最主要原因之一，患者常以不同程度的蛋白尿、高血压、水肿等症状为主要临床表现，若治疗、控制不及时，病情进一步发展可演变为肾衰竭，增加患者死亡风险。现代西医针对糖尿病肾病进行了大量研究，认为糖尿病肾病的发生主要由糖脂代谢紊乱、血流动力学的改变、细胞因子的激活及氧化应激反应等引起，并认为细胞中高浓度的葡萄糖是导致糖尿病肾病发生的直接因素。具体研究包括：糖尿病发生的同时，由于细胞内呈现高葡萄糖水平状态，致使肾脏对糖原的代谢紊乱，导致肾脏的损伤[5]。当体内脂代谢紊乱时，体内堆积大量的非脂肪产物，这类产物加重了肾脏代谢负担，导致肾脏血管收缩，压力升高，血栓塞随之发生，同时肾脏中的血液黏稠度增加，导致血液流动变缓，流经肾脏的血液随之减少，这就加剧了肾脏的损伤程度[6]。糖尿病肾病诊断主要以尿白蛋白/肌酐比值（UACR）升高或预估肾小球滤过率(eGFR)下降,且需排除其他原因引起的慢性肾脏病为依据。糖尿病肾病一共分为5期,从最轻的肾小球滤过率增加到肾小球毛细血管基底膜增厚及系膜基质增宽、持续微量蛋白尿、临床蛋白尿最终发展为肾衰竭。目前临床多采用西医疗法对患者进行治疗,有一定效果,但也存在一定的局限性,主要不足在于药效在患者个体差异较大,另外,药物的长期使用将导致患者出现多种并发症、不良反应以及不同程度的耐药性[7]。

2. 中医病因病机

中医认为,糖尿病肾病根据其临床症状及表现,可将其归属为"消瘅""肾消""水肿""尿浊"等范畴[8-9]。早在《素问·阴阳别论》中已有记载"二阳结谓之消",高度概括了消渴病的本质是"热结至消",并将其划分为消渴、脾瘅、消瘅三类,糖尿病肾病作为糖尿病并发症之一,属三消中的消瘅。而在《古今录验方》中首次提出肾消概念:"消渴病有三,……三渴水不多,但腿肿,脚先瘦下,阴萎弱,数小便者,此是肾消并也。"《诸病源候论》中提到"消渴其久病变,或发为痈疽,或成水疾",指出消渴病程日久,迁延不愈,则演变为痈疽或水疾,即糖尿病肾病并发水肿之证。罗天益在《卫生宝鉴》中也指出:"夫消渴者,……疾久之。或变为水肿,或发背疮,或足膝发恶疮漏疮,至死不救"。刘完素在《素问·病机气宜保命集》中提到:"肾消者……小便浊而有脂"。明代张介宾《景岳全书》中有:"下消者……为淋为独,如膏如脂……其病在肾"均明确指出如糖尿病病情进展,可出现蛋白尿、水肿等表现,也指出糖尿病肾病病位在肾。

现代医家将古籍相关理论与临床经验相结合,对DN病机提出不同看法。车树强教授[10]认为本病病位在肾,肾气阴两虚兼夹血瘀为主要病机,治疗上强调补肾活血、利湿化浊。高彦彬教授[11]强调本病本虚标实,发病之初为肝肾气阴两虚,随着病程迁延,逐渐过渡到脾肾气虚,最终气血阴阳俱虚;标实主要为气滞、血瘀、湿热、痰浊、浊毒。焦安钦教授[12]总结该病病机为因虚致实、虚实夹杂,以肺气虚、脾阳虚、肾阴虚为本,以痰、瘀、湿、热为标,突出瘀血在疾病发展中的作用,认为其为重要病理产物及致病因素,强调肾虚、血脉涩滞、瘀血痹阻为核心病机。焦茂[13]将病机归纳为脾肾亏虚、瘀血阻络,治疗上注重健脾温肾、活血利水。旷惠桃教授[14]认为该病病因病机当其本为气血阴阳亏虚,其标为燥热、瘀血、痰浊,而瘀血贯穿疾病始终。可以看出糖尿病肾病病机核心不离本虚标实、虚实夹杂,总以肝脾肾虚为主,气血阴阳俱虚,兼有气滞、血瘀、痰浊、浊毒、湿热等,早期以实证为主,后期则以虚症为主。

典型病案

冉某,男,82岁,2017年4月8日门诊初诊。反复双下肢肿胀一年余,加重、伴全身乏力2周。患者于一年前无明显诱因下出现双下肢水肿,在外院诊断为 2 型糖尿病性肾病,予以依帕司他胶囊和金水宝口服,患者症状无明显改善。2 周前症状加重,以右下肢明显,伴全身乏力,纳差,脘腹痞闷。患者既往有糖尿病病史 30 年,现予优思灵 30 R 早餐前、晚餐前各 18 u 治疗,血糖控制欠佳,平时自测空腹血糖常波动于 10 mmol/L 左右,餐后血糖 15 mmol/L 左右。舌暗淡,苔白腻,脉沉细。血常规示血红蛋白 82 g/L。

辅助检查: 尿常规示尿蛋白(+++),尿葡萄糖(+++)。肾功能示肌酐 134 μmol/L,尿素氮 10.5 mmol/L。

西医诊断: 2 型糖尿病(糖尿病肾病)。

中医诊断: 消渴合并水肿(脾虚湿盛证)。

中医治法: 温阳健脾,化气利水。

中医处方:

黄芪 20 g	茯苓 10 g	炒白术 10 g	泽泻 20 g
玉米须 10 g	薏苡仁 20 g	猪苓 10 g	附片(先煎) 3 g
益母草 10 g	桂枝 10 g	炒山药 10 g	法半夏 10 g

7 剂,每日 1 剂,水煎服,分两次服。

二诊: 2015 年 5 月 23 日,药后双下肢肿胀明显缓解,全身乏力症状改善,纳眠欠佳,大便正常,小便频数。

处方: 上方去附片、桂枝,加锁阳 10 g。

7 剂,每日 1 剂,水煎服,分两次服。

三诊: 2015 年 6 月 1 日,药后双下肢浮肿消失,小便次数减少,纳可,夜寐可,舌淡红,苔薄白,脉沉细。

处方: 效不更方,继服 20 剂。

多次随访肾功情况稳定,血糖控制良好。

按语: 中医认为,消渴病肾病是由消渴久延失治,肾元亏虚发展而来,认为该病由禀赋不足、饮食失节、情志失调、劳欲过度、失治误治等原因所致。中医认为该病属虚实夹杂,以气阴亏虚为本,瘀血、浊毒为标。早中期糖尿病肾病的病机以气阴两虚为本,瘀血、水湿病理因素贯穿本病始终,治疗以补气养阴,益肾健脾,兼顾活血化瘀。本患者以脘腹痞闷,舌苔厚腻为特点,病机特点为脾虚湿郁,治当运脾化湿。湿为阴邪,黏滞难去;太阴脾土,喜燥恶湿,得阳始运。茯苓、猪苓、泽泻、薏苡仁、玉米须淡渗利湿,其中泽泻利水化瘀兼泻肾浊、化饮为水,能将日久集聚而成的肾中秽浊之邪、水饮从尿中排出。桂枝、附子温肾助阳,乃取仲景"痰饮当以温药和之"之义。益母草活血利水,既可加强利尿消肿的目的,又可增加泻肾浊、化肾瘀的功效。法半夏运脾阳、燥脾湿,通调阳明腑气,对于脾不运湿、胃不降浊所致之中焦痞满、恶心、呕吐等为必用之品,因其兼有化痰之功,又可助中焦运化痰湿。山药、白术健脾利湿,补益气血。诸药合用,共奏温阳健脾,化气行水之功。

典型病案

> 杨某,男,62岁,2018年6月18日门诊初诊。双下肢浮肿5年,加重1周。患者近5年反复出现双下肢浮肿,1周前自觉浮肿加重,伴短气乏力,动则气喘,纳差,睡眠欠佳,夜间小便次数增多,口干,大便可。查体:神清,精神欠佳,面色黧黑,舌暗红,苔薄,脉弦细。有糖尿病史30年,高血压病史、冠心病史、房颤史20年。现测血压160/90 mmHg。肾功能示肌酐165 μmol/L。尿常规示尿蛋白(++)

西医诊断:2型糖尿病(糖尿病肾病)。

中医诊断:消渴合并水肿(气虚阴亏,血瘀)。

中医治法:益气养阴,补肾活血,利水消肿。

中医处方:

生黄芪30 g	石斛10 g	党参15 g	山茱萸15 g
山药15 g	赤芍10 g	茯苓神各15 g	泽泻20 g
丹参10 g	益母草15 g	玉米须15 g	枸杞子10 g
甘草8 g	车前子(包煎)10 g		

7剂,每日1剂,水煎服。

同时温和灸法灸肾俞、膈俞,每穴每次15 min,每日1次,每周6次,1周为1疗程。

二诊:2017年4月22日,药后患者双下肢仍有浮肿,短气乏力和口干减轻,夜间小便频数,舌暗红,苔黄,脉细。

处方:上方去石斛,加熟地10 g、菟丝子10 g。14剂,每日1剂,水煎服。继续温和灸法灸肾俞、膈俞。

三诊:2017年5月7日,患者双下肢浮肿基本消退,舌微暗红苔薄黄,脉弦数。查尿常规示尿蛋白(++),肾功能示尿素氮8.1 mmol/L,肌酐112 μmol/L。

处方:上方加当归10 g。隔日1剂,继服30剂。同时每周继续温和灸2次。

后患者1周艾灸1次,共3月,随访1年病情未有反复。

按语:《灵枢·本藏》曰:"肾脆则善病消瘅",《金匮要略》曰:"男子消渴,小便反多……肾气丸主之",《圣济总录》曰:"消渴病久,肾气受伤……气化失常,开阖不利,水液聚于体内而为水肿",均说明肾气虚衰是糖尿病肾病发生发展的重要机制。本病病位主要在脾肾,涉及多脏腑。病机特点是本虚标实,虚实夹杂。本虚为脾虚、肾虚、气阴两虚渐至阴阳俱虚,标实为水湿、瘀血、痰浊、浊毒。本虚标实互为因果,促成消渴病肾病进行性发展。此例患者病程长,气阴两虚,因虚致瘀。气阴两虚,日久及肾,肾阳亏虚,肾失温煦而不能化气行水,故成水肿。在糖尿病肾病病程进展过程中血瘀一直贯穿糖尿病肾病发生、发展的全过程。消渴之病"久久不治,气尽虚",气为血之帅,气虚则无力推动血液运行,瘀血因而形成,或阴损及阳,阳虚寒凝于内可致血瘀,血瘀的形成既是病理产物,又可阻滞气机,水湿运行受阻从而形成新的致病因素。现代医学亦表明,血液的高凝状态是糖尿病肾病发展进程中的主要危险因素之一。方中黄芪补气固表、利水消肿、通调血脉、通行经络,党参大补元气。党参、黄芪同为补气要药,为除燥热肌热之圣药,二者相伍补气扶赢,甘温除热。石斛滋阴清热,山药、茯苓健脾益气,山茱萸补肝肾之阴,枸杞滋阴养血,熟地和菟丝子补益肾精。丹参补血活血,赤芍清热凉血活血。益母草活血祛瘀,利水消肿。玉米须、泽泻、车前子利水消肿。甘草调和诸药。诸药合用,共奏益气养阴,泄浊除湿之功。

艾灸是我国传统医学的外治法之一,作为一种适宜刺激,作用于穴位,通过经络的传导而调节机体脏腑器官功能。目前研究认为:艾灸的作用机理是由燃艾时所产生的物理因子和化学因子,作用于腧穴感受装置与外周神经传入途径,刺激信号传入中枢,经过整合作用传出信号,调控机体神经-内分泌-免疫网络系统、循环系统等,从而调整机体的内环境,以达到防病治病的功效。肾俞穴,是膀胱经之背腧穴,肾之俞穴,是肾之精气聚集的地方,具有滋补肾精,调理阴阳的作用,为补肾之要穴。《扁鹊心书》曰:"肾俞之穴,凡一切大病,于此灸二三百壮。盖肾为一身之根蒂,先天之真源,本牢则不死。"艾灸肾俞不仅可共奏补益肾气肾精的作用,而且还调节肾经及督脉之经气,经气通畅,元气得以敷布全身,激发调控脏腑功能,源源不断地为脏腑活动提供动力,而达到机体的气血调和,阴阳平衡。膈俞,《难经·四十五难》称"血会膈俞",是八会穴中的"血会"之穴,主治血分的诸多病症,有活血养血之功。研究证实对血瘀证患者均能有效地阻止血黏滞性的增高,显著降低总胆固醇和三酰甘油,缓解血管痉挛,促进血流加速,从而改善组织缺血缺氧状态。中药结合艾灸治疗糖尿病肾病兼顾益气养阴、补肾活血、利水消肿之功,且疗效持久稳定。

典型病案

张某,男,63岁,2018年10月13日门诊初诊。乏力纳差半年。患者系半年前出现乏力纳差,在外院查尿蛋白(＋＋),诊断为糖尿病肾病,服用保肾康,之后复查未见明显好转,伴有眼睑部轻微浮肿,小便清长,大便干结难解。既往有糖尿病、高血压病史6年,糖尿病肾病6个月,脑梗死病史2年。外院查空腹血糖 8.9 mmol/L,尿蛋白(＋＋)。平素怕冷,四肢凉,乏力纳差,腰膝酸软,纳眠可,小便清长,大便可。舌质淡胖边有齿痕,苔薄白腻,脉沉细。

西医诊断: 2型糖尿病(糖尿病肾病)。

中医诊断: 消渴合并虚劳(脾肾阳虚,湿浊内蕴证)。

中医治法: 温肾健脾,化湿泄浊。

中医处方: 制附片(先煎)10 g　　肉桂6 g　　　　干姜6 g　　　　白术10 g

赤芍15 g　　　　生黄芪30 g　　　山药15 g　　　茯苓15 g

淫羊藿15 g　　　丹参10 g　　　　益母草10 g　　玉米须15 g

泽泻20 g　　　　车前子(包煎)20 g　川牛膝15 g

7剂,每日1剂,水煎取汁300 mL,早晚分服。

二诊: 2013年10月20日,手脚开始转温,加减又服月余,手脚回暖,双下肢水肿好转,仍有乏力,腰膝酸软,大便干结,舌质淡胖,苔薄白腻,脉沉细。

处方: 上方加山茱萸15 g,淡大芸10 g。14剂,每日1剂,水煎服,分两次服。

三诊: 2013年11月5日,双下肢无肿,腰酸乏力好转,胃纳平,大便调,舌质淡胖,苔薄白腻,脉沉细,复查尿常规示尿蛋白(＋－)。

处方: 守上方再巩固1个月。

按语: 糖尿病肾病一旦出现持续性蛋白尿将不可逆转,早期积极治疗,肾脏的病理改变可恢复正常,故早期治疗消渴病肾病至关重要。目前认为,糖尿病肾病的形成多因先天禀赋不足,五脏柔弱虚损,过食肥甘厚味,或因情志所伤,房劳过度,精气俱亏所致。在病机上,多由于阴津亏损,燥热偏盛,主要涉及肺、脾、肾三脏,以肾为主。消渴日久,耗气伤阴,气阴两伤,阴损及阳,伤及脾肾,最终导致脾肾阳虚。《诸病源候论·水病诸候》中有"水病无不由脾肾虚所为,脾肾虚则水妄行,盈溢肌肤而令周身肿满",指出脾肾虚衰引起水液运化失常而致水肿。脾虚失运,水湿内停,则见浮肿,脾阳虚不能温煦四末,见畏寒肢冷;久病入络,气血痰湿热诸邪互相交结使肾体受损,肾脏失司,致藏精不能,故出现蛋白尿,主水不能,可见水肿,日久损及肾元,肾主一身之气化功能失职,水湿不化,久蕴浊成毒。阳虚不能温化,则寒凝于内,可致血瘀形成。方中制附片、干姜、肉桂、淫羊藿益肾温阳;生黄芪既有行水通利之功,又可免下泄精微之虞,补虚回阳以利水消肿,补气益阴以固涩蛋白;白术、茯苓、山药益气健脾;泽泻、车前子、玉米须利水渗湿泄浊;益母草、牛膝活血利水。诸药合用,共奏益气温阳,健脾补肾,活血化瘀,利水泄浊之功效。

参考文献

[1] American Diabetes Association. 10. Microvascular Complications and Foot Care[J].

Diabetes Care,2017,40(1):88.

[2] Zhang L X, Long J Y, Jiang W S, et al. Trends in chronic kidney disease in China[J]. The New England Journal of Medicine,2016,375(9):905-906.

[3] 黄琳,张慧,吴敏.中医治疗糖尿病肾病研究进展[J].江西中医药,2013,44(2):75-77.

[4] 赵婷婷,吕丹丹,杨莹莹,等.中医治疗糖尿病肾病研究进展[J].大家健康(中旬版),2015,9(10):32.

[5] 朴春红,李想,霍越,等.糖基化终末产物抑制剂对糖尿病并发症的影响研究进展[J].食品科技,2017,42(7):59-65.

[6] 史荣,李金蝶,冯飞,等.阿托伐他汀与辅酶Q10联合应用对老年2型糖尿病肾病的影响[J]. 2016,36(23):5875-5876.

[7] 胡婷,刘燕平,黄岑汉.中医药治疗糖尿病肾病研究进展[J].河南中医,2015,15(4):922-924.

[8] 沈志玲,刘吉丽.中医治疗糖尿病肾病研究进展[J].中国保健营养(上旬刊),2013,23(4):2141-2142.

[9] 张舒媛,李博,王东超,等.中药治疗糖尿病肾病研究进展[J].中国中医药信息杂志,2015,22(12):121-123.

[10] 杨月萍,车树强,生晓迪.车树强治疗糖尿病肾病经验[J].湖南中医杂志,2018,12:24-25,52.

[11] 张涛静,孟元.高彦彬应用对药治疗糖尿病肾病经验[J].北京中医药,2019,38(12):1195-1197.

[12] 马银雪,焦安钦.焦安钦治疗糖尿病肾病经验[J].湖南中医杂志,2019,35(3):34-35.

[13] 刘颖,焦茂.焦茂中医治疗糖尿病肾病经验[J].糖尿病新世界,2017,20(12):197-198.

[14] 吴鑫,旷惠桃,周月红.旷惠桃治疗糖尿病肾病经验[J].湖南中医杂志,2018,34(2):24-26.

二、痛风

1. 现代医学认识

近年来随着人们物质生活水平的提高,痛风的发病率明显增加且有呈年轻化的趋势,我国的痛风患病率0.34%～2.84%[1]。痛风的发生主要是单钠尿酸盐沉积于骨关节、肾脏及皮下等部位引发急、慢性炎症和组织损伤,与嘌呤代谢紊乱及(或)尿酸排泄减少所致的高尿酸血症直接相关,其临床表现多为急性关节炎、痛风石形成等,重者可出现急性肾衰竭、关节畸形及功能丧失等[2]。临床上5%～15%的高尿酸血症患者可发展为痛风,痛风的发生可能与遗传、饮食习惯、生活方式和外界环境等因素有关,但其具体发病机制目前尚不确切。痛风发作期除了持续关节肿痛、压痛、畸形及关节功能障碍外,常伴肥胖、冠心病、高血压、动脉硬化和糖脂代谢紊乱等,更是导致心脑血管疾病的危险因素,严重威胁人类健康[3]。痛风"疼痛之冠,来去如风",为多基因遗传性疾病,其发病与基因多态性和环境因素有关,是痛风易感基因与环境因素相互作用的结果[4]。痛风发病剧烈但又可以自行缓解,其准确病因和具体发病机制目前仍不清楚。研究结果[5]显示,痛风发病与患者代谢、炎症和免疫有关。嘌呤代谢的终产物是尿酸,而血尿酸增高被认为是痛风发作的基础。痛风炎症反应的实质是单钠尿酸盐沉积于骨关节、肾脏及皮下组织等而引发组织损害和炎症发作,炎症的发展决定于单钠尿酸盐晶体表面蛋白的多寡变化[6],炎症的反复发作取决于 MSU 晶体介导所激发的固有免疫应答[7]。长期反复的尿酸盐沉积导致单核细胞、上皮细胞和巨大细胞浸润而形成痛风石。

2. 中医病因病机

痛风属中医学"痹证""痛风""历节"范畴。"痛风"病名是由元代医家朱丹溪首次提出的,在《格致余论》中提到:"痛风者,四肢百节走痛……夜则痛甚,行于阴也",《素问·痹论》曰:"风寒湿三气杂至,合而为痹也",认为痹证多是由风、寒、湿、热等外邪侵袭人体肌肉、骨、关节,闭阻经络,气血运行不畅所致,抑或气血亏虚致受外邪侵袭所致。《金匮要略·中风历节病脉证并治》言"寸口脉沉而弱,沉即主骨,弱即主筋,沉即为肾,弱即为肝,汗出入水中,如水伤心,历节黄汗出,故曰历节",提示历节病机乃肝肾不足,水湿侵袭所致;"少阴脉浮而弱,弱则血不足,浮则为风,风血相搏,即疼痛如掣",提示其病机乃由阴血不足,外感风邪所致;"盛人脉涩小,短气自汗出,历节疼不可屈伸,此乃饮酒汗出当风所致",表明其病机亦有气虚饮酒,汗出当风所致。《格致余论·痛风论》言"彼痛风者,大率因血受热已自沸腾,其后或涉冷水,或立湿地,或扇取凉,或卧当风,寒凉外搏,热血得寒,污浊凝涩,所以作痛",表明痛风是由于热邪瘀积体内,后外感外邪而发。《丹溪心法》中记载:"痛风者……其痛处赤肿灼热""遍身疼痛……有若虎咬之状。故又名为白虎历节风",具体描述了痛风发作前毫无征兆,夜间突发,发作时剧痛难忍,患处红肿热痛等症状。

痛风的基本病因病机为人体正气不足,脾胃虚弱,贪食膏粱厚味,脾胃运化失司,升降失常,水饮不能布散,聚于中焦成湿,日久化热,湿热蕴结,流注四肢关节,致使关节气血凝滞不通,发为痛风,表现为关节急性红肿热痛。脾胃为后天之本,若脾胃亏虚,损及先天,肝肾不足,四肢筋脉失养;湿热之邪痹阻关节,阻碍气血运行,日久成痰生瘀,进一步痹阻于关节处,加重病情,表现为关节反复疼痛,或形成痛风石。现代医家对于痛风的病因病机也提出了自己的认识。张天星等[8]认为,痛风患者体质总体以胃气强、阳明经气旺盛为特点,高嘌呤饮食导致阳明经气旺盛而生外热,太阴经气亏虚而生内寒,最终发为本病。张露等[9]从毒邪致病理论阐述,认为痛风患者先天脾肾亏虚,肾精不足,排泄湿浊毒邪能力下降,脾失健运,水谷精微不能生成,湿浊集聚成毒邪,阻碍气血精微的输布,复感受外邪,就会突发关节红肿热痛,发为痛风。国医大师徐经世[10]认为,肝失疏泄,脾失健运,湿邪内生,从而化热侵袭关节；发病日久，耗伤肾阴，煎灼津液，瘀阻脉络，反复发作，反伤肾阳。国医大师朱良春[11]认为，痛风应与浊瘀密切相关。素体内生痰湿，日久流注血脉，导致血脉凝涩，化为浊瘀。痰湿浊瘀痹结，日久化热，郁结成毒。由此可见，痛风的发生是由多种病理因素为诱因，病机多为本虚标实，主要病理因素为湿、热、瘀、浊、毒、痰，其发病与情志、饮食也有一定的关系。

典型病案

　　柯某，男，64岁，2018年7月10日门诊初诊。双足第一跖趾疼痛8年。患者8年前出现双足第一跖趾关节疼痛，刺痛难忍，在外院诊为痛风性关节炎，对症治疗后症状缓解，此后经常于劳累和天气变化时加重，且逐渐出现关节畸形，伴有腰膝酸软，头昏耳鸣，口干心烦，纳食睡眠可，二便可。查体：双足第一跖趾关节红肿，触痛，皮温升高，舌红，苔白腻，脉弦细。血尿酸620 μmol/L，血沉42 mm/h。

西医诊断：痛风性关节炎。

中医诊断：痹病（湿热蕴结证）。

中医治法：补益肝肾，清热除湿。

中医处方：

黄柏15 g	苍术30 g	薏苡仁30 g	杜仲12 g
川牛膝15 g	黄芪20 g	生甘草6 g	鸡血藤12 g
羌活15 g	独活15 g	桑寄生12 g	防风12 g
桂枝12 g			

7剂，每日1剂，水煎取汁300 mL，早晚分服。

　　二诊：2014年7月17日，药后疼痛明显缓解，腰酸、头昏耳鸣和口干心烦减轻，双足第一跖趾关节已无红肿触痛，皮温不高，舌淡红，苔薄白，脉弦细。

处方：

熟地黄12 g	杜仲12 g	川牛膝15 g	黄芪20 g
羌活12 g	独活12 g	桑寄生12 g	防风12 g
桂枝12 g	甘草6 g	川芎12 g	当归12 g
川断12 g			

14剂，煎服法同前。

　　三诊：2014年8月1日，诸症全消，上方继服14剂，至今未复发。

　　按语：《脾胃论》曰："痛风内因气血亏损，外因寒湿热继侵扰"，明代医家龚廷贤《万病回春》曰："膏粱之人，多食煎炒、炙煿、酒肉热物蒸脏腑。所以，患痛风、恶毒、痛疽者最多。肥人多是湿痰，瘦人多是痰火"，《丹溪心法》云："四肢百节走痛是也，他方谓之白虎历节风证，大率有痰、风热、风湿、血虚"，朱丹溪《痛风论》说："彼痛风者,大率因血受热已自沸腾,其后或涉冷水,或立湿地,或扇取凉,或卧当风,寒凉外搏,热血得寒,污浊凝涩,所以作痛",《丹溪手镜》中称痛风:"血得热,感寒冒湿不得运行,所以作痛,夜则痛甚,行于阴也,有血虚痰逐经络上下作痛",痛风病因不外风、寒、湿、热、痰,其病机为风、寒、湿邪阻滞关节,久则化热、生痰,痹阻关节,以致肿痛,浊毒壅塞,甚至破溃皮肤,后期痰浊不化,瘀血内生,痰瘀互结,则见关节畸形。本病多见于 40 岁以上男性,绝经期后的妇女也有发生者,以春秋季发作较多,且常在午夜突然发病。中医认为本病的病理变化为风热之邪,与湿相并,合邪为患;或素体阳盛肝旺,或酒食失节,蕴生痰热;均可致风湿热邪;或风夹痰热,滞留经络关节,痹阻气血,而为风湿热痹;风寒夹湿,袭入经络,凝涩气血,经气不通,而发为风寒湿痹。痹证日久不愈,气血运行不畅日甚,则痰浊瘀血痼结经络,而致关节刺痛、结节、畸形等症。邪恋伤正,脾肾阳虚,终致固摄无权,精微下泄,形体衰惫。

典型病案

方某,男,53 岁,2018 年 8 月 5 日门诊初诊。多关节肿痛畸形 10 年,右膝关节肿痛再发伴活动受限 1 天。患者 10 年前出现左足第四跖趾关节红肿热痛,在外院诊为急性痛风性关节炎,服用秋水仙碱后疼痛迅速缓解,此后跖趾关节、掌指关节均有红肿热痛发作,双足第四跖趾关节、双侧第二三掌指关节畸形。半年前双膝关节出现疼痛,自服别嘌醇。昨日于饮酒后出现右膝关节肿痛,疼痛剧烈,活动受限,伴口干纳呆,心烦胸闷,小便黄,大便干结,睡眠差。查体:精神差,痛苦面容,步行缓慢,双足第四跖趾关节、双侧第二三掌指关节畸形,左膝关节内侧压痛(＋),舌暗红,苔黄腻,脉弦滑。血尿酸 620 μmol/L,血沉 43 mm/h。

西医诊断:急性痛风性关节炎。

中医诊断:痹病(痰湿流注,瘀阻化热证)。

中医治法:清热利湿 通络止痛。

中医处方:

黄芪 12 g	黄柏 12 g	桑枝 10 g	金银花 10 g
苍术 12 g	萆薢 12 g	土茯苓 15 g	薏苡仁 15 g
紫丹参 12 g	车前子(包煎)12 g	川牛膝 12 g	醋延胡索 10 g
炙甘草 10 g	伸筋草 10 g		

20 剂,每日 1 剂,水煎取汁 300 mL,早晚分服。

二诊:2013 年 8 月 26 日,药后疼痛明显缓解,服药约 1 周左右红肿热痛消失,行走自如,诸症均减轻,舌淡红,苔微黄,脉弦细。

处方:

山茱萸 10 g	杜仲 10 g	黄芪 20 g	苍术 10 g

| 萆薢 10 g | 土茯苓 10 g | 薏苡仁 10 g | 车前子 10 g |
| 川牛膝 10 g | 炙甘草 10 g | 川芎 10 g | 全当归 10 g |

20 剂,每日 1 剂,水煎取汁 300 mL,早晚分服。

三诊:诸关节已无疼痛,且活动自如。查血尿酸 358 umol/L,血沉 15 mm/h。舌淡红,苔微黄,脉弦细。随访两年未见复发。

按语:痛风按自然病程可分为急性期、间歇期、慢性期。急性期:诱发因素有饱餐饮酒、紧张、过度疲劳、关节受冷受潮、局部损伤、手术等。急性单关节炎通常是痛风的首发症状,表现为夜间或凌晨关节痛而惊醒、进行性加重、剧痛如刀割样或咬噬样,疼痛达到高峰。间歇期:急性关节炎发作缓解后,一般无明显后遗症状,有时仅有发作部位皮肤色素加深,呈暗红色或紫红色,发痒脱屑,成为无症状间歇期。慢性期:该阶段的痛风症状主要表现是存在痛风石、慢性关节炎、尿酸结石和痛风性肾炎及相关并发症。急性痛风性关节炎现代多用非甾体类抗炎药、秋水仙碱以及糖皮质激素,中医除了中药内服,常结合中医外治法,具有见效迅速、疗效持久、不易复发等特点。中医外治法主要有毫针、围刺、梅花针、火针、电针、温针、放血、天灸、针刀、火疗、中药外敷和足浴等疗法。痛风性关节炎常在夜间急性发作,多由于外伤、手术、饮酒或劳累和感染等诱发。初期单关节受累,以足的第一跖趾关节为好发部位,其次为手足小关节及踝、足跟、膝、腕、肘关节等。关节红肿,发热,有明显压痛,活动受限,伴有发热、头痛、乏力等。发病迅速,可在 1 天内达到高峰。皆由痰湿化热,湿热内蕴,瘀热痹阻经络为患。故急性期以清热利湿为主,适当配以活血和通络之藤类药物,方中金银花、黄柏清热凉血;炒黄柏、薏苡仁、土茯苓、萆薢等利湿解毒消肿。待急性期后,急性红肿热痛症状缓解,再辅以养血和补肝肾之品,以巩固正气,防止复发,事半功倍。

典型病案

汪某,男,69 岁,2017 年 3 月 21 日门诊初诊。双足第一跖趾关节肿胀、疼痛畸形伴活动受限 10 年,加重 2 天。患者 10 年前出现双足第一跖趾关节肿胀疼痛伴活动受限,在外院诊为痛风,予以针灸和理疗,有所好转,但每于饮酒、进食油腻食物后疼痛加重,昼轻夜重,反复发作,后逐渐出现局部畸形,2天前加重。伴腰疼,纳食睡眠可,夜尿增多,大便调。查体:痛苦面容,双足第一跖趾关节红肿,畸形,皮温略高,触痛,舌质红,苔薄白,脉沉弦。血沉 38 mm/h,尿酸 539 μmol/L。X 片:左足第一趾骨近端外侧局部骨质有虫蚀样改变,边缘不规则,骨质密度较低,右足第一跖趾关节跖骨端骨缺损改变。

西医诊断:痛风性关节炎。

中医诊断：痹病(脾肾两虚,痰瘀痹阻证)。

中医治法：补益脾肾,化痰利湿,活血止痛。

中医处方：
苍术 15 g	黄柏 15 g	薏苡仁 15 g	怀牛膝 15 g
萆薢 15 g	怀山药 15 g	车前子^(包煎)15 g	玄参 15 g
黄芪 20 g	桂枝 12 g	红花 6 g	牡丹皮 12 g
赤芍 12 g	炙甘草 6 g		

20 剂,每日 1 剂,水煎取汁 300 mL,早晚分服。

针灸处方：阿是穴、曲池。同时发现患者双足第一跖趾关节处均有畸络结,在此处予以放血拔罐,每周 1 次。

二诊：2017 年 4 月 9 日,药后症状明显缓解,仍有畸形,压痛,夜尿多,舌质微红,苔薄白,脉沉细。

处方：上方加土茯苓 20 克,再服 20 剂,煎服法同前。针灸处方同前。

三诊：2017 年 4 月 29 日,疼痛明显缓解,仍有畸形,腰疼好转,夜尿多,舌质淡红,苔薄白,脉沉细。复查血尿酸 389 μmol/L,血沉 12 mm/h。

处方：
薏苡仁 15 g	白术 15 g	山药 15	党参 15 g
海风藤 15 g	川牛膝 15 g	怀牛膝 15 g	川断 15 g
木瓜 15 g	全虫 6 g	炙甘草 6 g	

20 剂,煎服法同前,后诸症疼痛消失,唯留畸形,随访 1 年未复发。

按语：中医认为痛风,多由于过食肥甘、酗酒、过劳、紧张或感受风寒湿热等邪,致气血凝滞,痰瘀痹阻,骨节经气不通而发病。本案的发生以脾肾亏虚为根本,导致湿浊内蕴,痹阻经络关节。《医学入门痛风》论述痛风病因为"血气虚劳不荣(养关节腠)理"。《诸病源候论》亦云:"此由血气虚弱,若受风寒湿毒,与血并行肤腠,邪气盛,正气少,故血气淫,淫则痹,虚则弱,故令痹弱也"。肾主骨生髓,为水脏,主藏精,司开合,为先天之根;脾主运化,腐熟水谷精微,为后天之本。脾肾亏虚,水液不运,日久影响气血运行,使气血痰湿结聚关节经络而为患。脾肾精虚血亏,则骨失所养,髓空骨疏。在慢性期,选用党参、山药、薏苡仁、白术、川怀牛膝、川断以健脾益肾,扶正固本,海风藤和全虫活血通络,散结止痛。同时强调必须节制饮食,避免饮酒,禁食富含嘌呤和核酸的食物(如肝、肾、脑、鱼子、蟹黄、豆类等),还要避免过度劳累和精神刺激等。该患者病程长久,反复缠绵,导致局部关节肿胀变形,顽固疼痛系久病入络、气血失畅、淤血凝滞所致,急性发作时宜针刺放血和中药结合,针刺放血活血化淤、舒经通络,中药补益脾肾,化痰利湿,活血止痛,急性期后可继续中药调理脾肾,预防复发。《灵枢·始终》:"久病者,邪气入深。刺此病者,深内而久留之,间日而复刺之,必先调其左右,去其血脉,刺道毕矣",指出久病邪气入深,阻滞络脉气血,刺络法可祛除络脉之久瘀,临床多用刺络法治疗顽固性痹证,效果立竿见影。

参考文献

[1] 葛均波,徐永健.内科学[M].8版.北京:人民卫生出版社,2013.

[2] 曾学军.《2010年中国痛风临床诊治指南》解读[J].中国实用内科杂志,2012,32(6):438-441.

[3] 承良凤,陆进明.痛风药物治疗新进展[J].中国临床药理学与治疗学,2015,20(9):1066-1071.

[4] 林勇军,林忠文.痛风的相关基因和遗传学基础研究进展[J].内科,2017,12(4):495-497.

[5] Akahoshi T.Pathological mechanisms of gouty arthritis[J].Nihon Rinsho,2008,66(4):705-710.

[6] 石白,殷海波,张锦花.痛风现代流行病学及其发病机制研究进展[J].风湿病与关节炎,2012,1(6):51-55.

[7] 蒋莉,邢艳,周京国.炎性体及其在痛风发病中的作用[J].免疫学杂志,2010,26(10):916-919.

[8] 张天星,王义军.痛风的中医医理探究[J].中国中医基础医学杂志,2015,21(3):268-269.

[9] 张露.毒邪致病理论与痛风病因病机[J].实用中医内科杂志,2015,29(1):177-178.

[10] 汪元,徐经世,张国梁,等.徐经世治疗痛风经验[J].安徽中医药大学学报,2016,35(4):47-49.

[11] 李君霞,黄闰月,陈秀敏,等.浅谈朱良春教授从"浊瘀"论治痛风的学术思想[J].成都中医药大学学报,2018,41(4):75-77,86.

三、甲状腺结节

1. 现代医学认识

甲状腺结节是最常见的内分泌肿瘤疾病,且甲状腺结节的发病率极高,在普通人群中,60岁时发病率高达50%[1]。甲状腺结节分为良、恶性两大类,有研究表明,在过去的30年中,甲状腺癌的发病率增加了三倍,在世界范围内增长速度高于其他任何癌症[2-3],在美国以及其他几个国家,尤其是在女性患者中,甲状腺癌的发病率在数十年间有所增加[4]。甲状腺结节为甲状腺细胞在局部异常生长所引起的散在病变[5],可随着吞咽动作与甲状腺上下移动,是一种常见疾病。在临床上可细分为:增生性甲状腺肿、毒性甲状腺肿、肿瘤性结节、炎性结节等。随着社会发展,甲状腺结节发病率逐年升高。流行病学调查显示[6]:在一般人群中,有3%~7%存在可触及的甲状腺结节,在高分辨率超声检查引导下,在老年和女性人群中随机选择检查出患有甲状腺结节者约有20%~76%。大部分的甲状腺结节为良性,其中恶性结节的患病率可达5%~15%,呈逐年上升趋势。其发病机制尚未明确,一般认为其发病与甲状腺功能低下、炎症刺激、自身免疫、肿瘤、遗传、碘摄入量异常、病毒感染以及饮酒等因素具有一定关系,这些原因可促使甲状腺滤泡上皮细胞增生和不均匀修复[7]。甲状腺良、恶性结节对患者生存质量的影响不同,对其临床处理也有较大差异,因此鉴别结节的良恶性是诊治甲状腺结节的关键所在。

2. 中医病因病机

甲状腺结节及其相关临床表现可归属于中医"瘿病""瘿瘤""瘿囊"范畴。祖国医学认为结节的形成与"饮食、情志、地理环境和个人体质"有关,气滞血瘀痰凝结于颈前是瘿病的基本病机。同时,也有学者[8]认为正气亏虚为发病之本,正气亏虚,气血乏源而气机不畅。有学者[9]认为瘿病的病程初始以肝气郁结为主,中后期则以痰凝、血瘀为主要表现,气滞、痰凝、血瘀贯穿整个病程。

> **典型病案**
>
> 戴某,女,62岁,2018年3月12日门诊初诊。发现甲状腺结节2月。患者2月前体检时发现甲状腺结节,近期情绪急躁易怒,咽痒,喉间自觉似有异物,咳吐不出,胸闷不适,纳食可,睡眠欠佳,小便色黄,大便可。查体:双侧甲状腺未见明显肿大,舌尖红,苔薄黄,脉弦数。甲状腺功能和抗体未见明显异常。甲状腺超声示甲状腺结节。右侧甲状腺下极探及10 mm×8 mm大小的低回声结节,内部回声不均匀,周边境界清晰。CDFI:该团块内探及条索状血流信息。

西医诊断:甲状腺结节。

中医诊断:瘿瘤(肝郁气滞证)。

中医治法:疏肝解郁。

中医处方:
柴胡10 g	夏枯草10 g	玄参10 g	生牡蛎(先煎)10 g
郁金10 g	合欢花10 g	炙甘草10 g	法半夏10 g
厚朴10 g	紫苏10 g	茯苓10 g	生姜3 g

14剂,每日1剂,水煎取汁300 mL,早晚分服。

二诊:2018年3月26日,药后自觉情绪有所改善,喉间异物感消除,然仍觉胸闷不舒,疲乏短气,舌脉同前。

处方:上方去半夏、紫苏和茯苓,加生龙骨(先煎)10 g、柴胡10 g、丹参10 g。

14剂,每日1剂,水煎取汁300 mL,早晚分服。

三诊:2018年4月13日,药后诸症改善,唯仍时有疲乏无力,舌淡红,苔薄白,脉弦。

处方:上方去玄参,加黄芪20 g。14剂,每日1剂,水煎取汁300 mL,早晚分服。

四诊:2018年4月27日,药后诸症皆消,无不适症状。原方1周服用3次,共服3月。后甲状腺超声复查示甲状腺结节,右侧甲状腺下极探及 4 mm×2 mm 大小的低回声结节,内部回声不均匀,周边境界清晰。CDFI:该团块内探及条索状血流信息。

按语:瘿病的病因病机,历代医家主要归纳为"痰""气""瘀"三方面。因情志内伤,肝失条达,气机郁滞,津不布散,凝滞成痰,痰气相搏,结于颈前,发为瘿病;或因饮食失调、水土失宜,脾不运化,聚湿生痰,壅塞为患。《外科正宗·瘿瘤论》有言:"夫人生瘿瘤之症,非阴阳正气结肿,乃五脏瘀血、浊气、痰滞所成",《临证指南医案》称"初病在经,久病入络,以经主气,络主血"。瘿病日久,气滞痰郁,阻碍气机,气血不行,凝为血瘀。气滞、痰凝、血瘀结于颈前是本病的基本病机,痰、瘀既是气滞的病理产物,又反作用于气滞,三者之间互相影响。瘿病以情志内伤、饮食失调、水土失宜、体质因素等为主要病因。研究表明,情志因素在瘿病形成的过程中占有重要地位,因忧思恼怒、焦虑或抑郁导致肝失疏泄,进而影响气机运行,日久导致气滞血瘀、痰瘀互凝。此患者瘿瘤病机概要为肝气郁滞,心火上炎。肝气郁滞可见情绪急躁易怒等症;肝主调畅气机,气机不畅则见喉间自觉似有异物,咳吐不出,胸闷不适,抑郁内结,心火旺盛,疏泄乏力,心火上炎则见舌尖红,不寐,小便黄。方中柴胡疏肝解郁为主药,夏枯草清肝火、散郁结,玄参清热散结,生牡蛎滋阴潜阳、软坚散结,郁金和合欢花清心安神,加用梅核气专方半夏厚朴汤,行气化痰,炙甘草调和诸药。全方共奏疏肝解郁、行气化痰、清心安神之功。

典型病案

何某,女,32岁,2019年1月24日门诊初诊。发现甲状腺结节伴乏力6个月。患者6个月前体检时发现甲状腺结节,伴短气乏力,神情恍惚,月经延期至35~40天,经量少,经期小腹胀痛,食欲不佳,睡眠欠佳,二便调。患者1年前生产二胎。查体:双侧甲状腺可及Ⅱ度肿大,舌淡红,苔薄白,脉细数。甲状腺功能未见异常,抗体:ANTI-TG 390 U/mL,ANTI-TPO>1000 IU/mL。双侧甲状腺实质内可探及大小不等的多个低回声结节,最大的位于左侧约15 mm×10 mm 大小,内部回声不均匀,周边境界清晰。CDFI:该团块内探及条索状血流信息。

西医诊断:甲状腺结节。

中医诊断:瘿瘤(气血亏虚证)。

中医治法:补益气血,疏肝解郁,养心安神。

中医处方:

当归 10 g	白芍 10 g	熟地黄 10 g	川芎 10 g
生龙骨(先煎) 10 g	郁金 10 g	酸枣仁 20 g	香附 10 g

　　　合欢花 10 g　　　夏枯草 10 g　　　柴胡 10 g　　　　枳壳 10 g

14 剂，每日 1 剂，水煎取汁 300 mL，早晚分服。

二诊：2019 年 2 月 7 日，药后患者短气乏力和食欲均好转，自觉多汗，夜间眠差，舌脉同前。

处方：上方去枳壳和青皮，加五味子 10 g、远志 10 g、浮小麦 10 g。

14 剂，每日 1 剂，水煎取汁 300 mL，早晚分服。

三诊：2019 年 2 月 21 日，药后患者诸症好转，且诉此次月经周期恢复正常，经期小腹胀痛减轻，整晚安睡。效不更方，上方一周服用 3 次，共服 3 月。甲状腺功能未见异常，抗体：ANTI-TG 45 U/mL，ANTI-TPO 590 IU/mL。左侧甲状腺实质内可探及一低回声结节，约 3 mm×4 mm 大小，内部回声不均匀，周边境界清晰。CDFI：该团块内探及条索状血流信息。

按语：女性以血为本，以肝为用，女性生产最易耗血伤气，肝主疏泄又主藏血，肝之疏泄功能依赖血的濡养和肝脏本身正常功能才能发挥作用，肝血不足，血不养肝，疏泄失职，血虚肝郁，加之情志不遂，肝郁气滞，发为瘿病。临床上，肝气郁滞型的甲状腺结节较为常见，治疗思路多从肝经入手，以调肝为先，多以疏肝理气、益气健脾、化痰散结为要。然产后女性瘿病则多以气血亏虚为先，兼肝郁气滞。本例即是因产后气血亏虚，肝失所藏，肝为木，心为火，母病及子，肝气郁结，肝血不足则可导致心血不足，心神失养，本例中短气乏力，神情恍惚，月经延期，经量少，经期小腹胀痛，食欲不佳，睡眠欠佳均为气血亏虚之象。方中当归补血活血、调经止痛；炒白芍柔肝气、滋阴血；熟地黄补益精血；川芎辛温香燥，走而不守，既能行散，上行可达巅顶，又入血分，下行可达血海；酸枣仁补养心肝之血，而安神定志；香附为妇科调经之要药；郁金和合欢花清心安神；夏枯草清肝散结；柴胡疏肝解郁；生龙骨镇心安神；枳壳理气调中。诸药共奏补养气血、疏肝养心之功。气血充足，肝有所藏，心有所养，肝之疏泄顺畅，气机调和，瘿瘤则消。

　　典型病案

　　关某，男，59 岁，2019 年 3 月 14 日门诊初诊。发现颈部肿大伴乏力 1 个月。患者 1 个月前发现颈部胀满不舒，渐增大，咽痒不适，咳痰不畅，伴情绪低落，倦怠乏力，纳食可，睡眠差，小便如常，大便干结，2～3 日一行。查体：双侧甲状腺可及Ⅱ度肿大，舌淡胖边有齿痕，苔白腻，脉弦滑。

　　辅助检查：(1)甲功：TSH 21.03 μIU/L，FT$_3$ 1.08 pmol/mL，FT$_4$ 5.35 pmol/mL，ANTI-TG 456 U/mL，ANTI-TPO>1 300 IU/mL。(2)甲状腺彩超示：甲状腺弥漫性改变，甲状腺结节，双侧甲状腺见多个低回声结节，左侧较大者约 20 mm

×12 mm 大小,右侧较大者约 14 mm×6 mm 大小,内部回声不均匀,周边境界清晰。CDFI:该团块内探及条索状血流信息。

西医诊断:甲状腺结节,甲状腺功能减退症。

中医诊断:瘿瘤(肝郁脾虚证)。

中医治法:疏肝解郁,健脾安神。

中医处方:

黄芪 30 g	白术 10 g	柴胡 10 g	白芍 10 g
枳壳 10 g	厚朴 10 g	党参 10 g	当归 10 g
陈皮 10 g	法半夏 10 g	茯苓 10 g	茯神 10 g
炙甘草 6 g			

14 剂,每日 1 剂,水煎取汁 300 mL,早晚分服。同时加用左甲状腺素钠 25 μg,每日 1 次。

二诊:2019 年 3 月 28 日,药后患者倦怠乏力较前明显好转,仍有颈部胀满不舒和咽痒不适,大便干结,舌脉同前。

处方:上方去白术,加肉苁蓉 15 g、射干 10 g。

14 剂,每日 1 剂,水煎取汁 300 mL,早晚分服。

三诊:2019 年 4 月 14 日,药后患者诸症好转,但颈部仍肿大。查体:双侧甲状腺可及 Ⅱ 度肿大,舌淡红,苔白腻,脉弦滑。甲功:TSH 12.03 μIU/L,FT₃ 4.08 pmol/mL,FT₄ 16.21 pmol/mL,ANTI-TG 234 U/mL,ANTI-TPO>1 000 IU/mL。甲状腺彩超示:甲状腺弥漫性改变,甲状腺结节,双侧甲状腺见多个低回声结节,左侧较大者约 17 mm×10 mm 大小,右侧较大者约 12 mm×5 mm 大小,内部回声不均匀,周边境界清晰。CDFI:该团块内探及条索状血流信息。

处方:原方去肉苁蓉、枳壳和厚朴,加夏枯草 15 g、猫爪草 10 g。

30 剂,每日 1 剂,水煎取汁 300 mL,早晚分服。

四诊:2019 年 4 月 28 日,患者诸症进一步好转,颈部肿大明显较前缩小,查体:双侧甲状腺可及I度肿大,舌淡红,苔白腻,脉弦滑。

处方:上方继服两月,煎服法同前。后复查:①甲功:TSH 3.12 μIU/L,FT₃ 5.18 pmol/mL,FT₄ 18.32 pmol/mL,ANTI-TG 321 U/mL,ANTI-TPO>1 300 IU/mL;②甲状腺彩超示:甲状腺弥漫性改变,甲状腺结节,双侧甲状腺见多个低回声结节,左侧较大者约 5 mm×3 mm 大小,右侧较大者约 4 mm×4 mm 大小,内部回声不均匀,周边境界清晰。CDFI:该团块内探及条索状血流信息。

按语:《诸病源候论·瘿候》曰:"瘿者,忧恚气结所生,亦曰饮沙水,沙随气入脉,搏颈下而成之",《杂病源流犀烛》言:"西北方依山聚涧之民,食溪谷之水,受冷毒之气,其间妇女,往往生结囊如瘿"。甲状腺结节的发生多则之于肝、脾,并且认为肝在甲状腺结节的发生中起着尤其重要的作用。肝郁气滞,脾虚生痰,日久生瘀,壅于颈前,发为甲状腺结节,故辨证上多从肝、脾着手。古时历代医家在辨证论治的基础上,审证求因,精辨病机,治疗本病时大都以理气化痰、消瘿散结、活血软坚、益气滋阴、滋阴降火等为主要治疗原则,临证时结合自身用药特点合理选方用药。本案例患者临近退休,心情不畅,肝气郁结,《金匮要略》云:"见肝之病,知肝传脾",脾乃后天之本,肝气乘脾,则脾胃运化失司,脾失健运,水湿不能正常输布则可聚湿成痰浊,气滞痰浊搏结于颈前而发为瘿病。病机特点为肝郁脾虚,针对病机关键采用疏肝解郁,健脾安神,则肝之气机调畅则气滞自消,脾气健旺则痰浊自化。方中黄芪和白术为补气健脾之要药;柴胡有疏肝解郁,条达肝气之功;炒白芍养血敛阴、柔肝止痛;陈皮理气健脾,燥湿化痰;炒枳壳行气宽中,行痰消痞;半夏性辛温,具燥湿化痰散结、降逆和胃之功;厚朴性辛温味苦,行气开郁下气除满;党参补益中气;当归补血活血;茯苓健脾利湿;茯神宁心安神;夏枯草和猫爪草散结消肿;炙甘草调和诸药。综观全方,诸药合用共奏疏肝解郁、健脾安神之效。

参考文献

[1] Paschou S A, Vryonidou A, Goulis D G. Thyroid nodules: A guide to assessment, treatment and follow-up[J]. Maturitas,2017,96: 1-9.

[2] Lubitz C, Ali A, Zhan T, et al.The thyroid cancer policy model: A mathematical simulation model of papillary thyroid carcinoma in The U.S.population[J].PLoS One, 2017,12 (5): e0177068.

[3] Shi L L, DeSantis C, Jemal A, et al.Changes in thyroid cancer incidence, post-2009 American Thyroid Association guidelines[J].Laryngoscope,2017,127 (10): 2437-2441.

[4] Kim E E.Thyroid Cancer: A Comprehensive Guide to Clinical Management[J].J Nucl Med,2017,58 (6): 1013.

[5] 中华医学会内分泌学分会《中国甲状腺疾病诊治指南》编写组.中国甲状腺疾病诊治指南[S].中华内科杂志,2008: 47(9): 867-868.

[6] 中华医学会内分泌学分会.甲状腺结节和分化型甲状腺癌诊治指南[J].中国肿瘤临床,2012,39 (27): 1249-1272.

[7] 于晓会,单忠艳.甲状腺结节病因学与流行病学再认识[J].中国实用外科杂志,2010,30(10): 840-842.

[8] 黄顺来,游建明.氯沙坦联合黄芪治疗糖尿病肾病的临床观察[J].中国医药指南,2013,11(15): 486-487.

[9] 赵勇,徐文华,陈继东.陈如泉教授治疗甲状腺结节的用药经验[J].世界中西医结合杂志,2014,9(1): 20.

哈团结

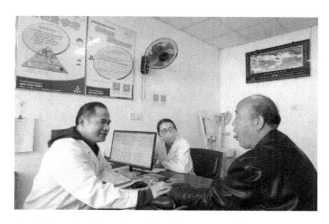

医家小传

哈团结，太和县人，回族。太和县中医院内分泌科主任。初中毕业考取了界首市卫生进修学校中医专业，在三年的学习中，每一年的成绩都名列前茅。最幸运的是在这里哈团结认识了影响其一生的宋宏才老师。宋宏才老师系阜阳市名中医，界首市政协副主席，安徽省人大代表，他不但专业技术精湛，对诸子百家、唐诗宋词均研究较深。在他的影响下，哈团结对诸子百家、唐诗宋词等传统文化也产生了浓厚兴趣，至今，在工作之余，仍坚持每天读一篇古文，《老子》《四书》已经手抄诵读了数遍。"秀才学大夫，如石膏点豆腐"，扎实的古文功底，为哈团结学习传统医学经典奠定了基础。

在改革开放，发展经济的大时代中，哈团结答应了父亲的要求，回家帮助管理企业。这期间他父亲由于操劳，身体出现了变故，患上了糖尿病、冠心病等疾病。当时控制糖尿病的药物仅有D860、优降糖、苯乙双胍等简单几种。父亲身体每况愈下，十分痛苦，这时，受过医学专业培训过的哈团结，竟然不能为父亲减少一点痛苦，心底的从医梦想被唤醒，并把这个想法告诉了父亲。由于深受疾病的折磨，认识到身体健康的无比重要性，父亲支持了他的选择。他深深感到，如果想做一个能为病人解除痛苦的"苍生大医"，单凭现在的知识和技术是办不到的。于是他选择到安徽省最高中医学府——安徽省中医学院学习。当时到中医学院学习，有两种选择：一种是通过成人高考，进成教院学习，或到自考班学习；另一种就是以进修形式学习。由于当时学习的教材《中医内科学》《中医外科学》《方剂学》《中药学》他都已经掌握得十分熟练，因此他选择了进修的方式。在学习中，逐渐认识了一些志同道合的朋友，在他们的介绍下，又到安医大去旁听部分课程。选择的课程进修完后，哈团结又到安徽省中医学院第一附属医院心血管科、神经内科、肾内科等临床科室学习。在附属医院学习期间，特别是在神经内科（由我国著名医学家杨任民教授创立），他几乎每天都不离科室，受到了科室所有老师的认可与表扬，在当时的神经内科主任鲍远程教授的关怀下，腾出一间房给哈团结休息。2001年，哈团结经招聘进入太和县中医院工作，在当年的执业医师考试中，以全省前三名、阜阳地区第一名的好成绩,受到了当时的院领导的认可,2004年,由院领导安排进中国中医科学院广安门医院进修学习,因此,得到林兰教授、薛伯寿教授的教诲。学成后,哈团结被任命为内分泌科主任。担任内分泌科主任后,他加强科室人员学习,提高科室医务人员整体素质,得到患者的高度认可,并提高了科室的社会知名度。目前该科室已经成为拥有硕士研究生5人、本科生4人,其中高级职称3人、中级职称5人的强力科室。哈团结医生亦已成为影响周边县市的名医了。

正能量的人生观、正确的人生选择是哈团结完成人生夙愿的主要原因。有一分耕耘,就有一分收获,人生所有的付出,都会在不同时间段,以不同方式惠及人生。一生抉择多磨砺,少年立志老年成;矢志不渝学岐黄,愿将平生献乡梓。

临证经验

一、非毒性甲状腺肿

典型病案

苏某某,女,24岁,于2018年6月5日初诊。以颈部肿大1月,胀闷感1周为主诉,1月前发现颈部肿大,1周前情绪波动后感颈部胀闷、短气,伴烦躁、纳差。刻下症:颈部肿大,烦躁,短气,头晕、四肢困乏、纳呆。月经周期正常,量少,色淡,痛经(-)。甲状腺Ⅰ度肿大,质软,触痛(-)。心率65次/分钟,律齐,未闻及杂音,双肺正常,肝脾不大,苔薄、脉弱无力,大便正常。甲状腺功能检查提示:(-)。甲状腺彩超提示:甲状腺弥漫性增大。心电图示窦性心律。

西医诊断:非毒性甲状腺肿。

西医治疗:予左甲状腺素钠25 μg,隔日1次。

中医诊断:瘿病(肝郁脾虚)。

中医治法:疏肝解郁、健脾益气。

中医处方:

木香15 g	陈皮9 g	柴胡9 g	当归15 g
人参15 g	茯苓15 g	白术12 g	苍术8 g
当归15 g	焦麦芽10 g	焦神曲10 g	焦山楂10 g
炙甘草6 g	海藻^(热水泡去盐)15 g		昆布^(热水泡去盐)15 g
海螵蛸^(热水泡去盐)15 g		海蛤壳^(热水泡去盐)15 g	

30剂,每日1剂,水煎服,分2次服。

二诊:患者上述方药服用1月后,乏力、头晕症状明显减轻,饮食好转,诉仍烦躁,颈部肿大,颈部胀闷,夜寐一般。舌淡,苔薄白,脉弱无力,大便正常。

处方:上方加栀子 15 g、黄芩 15 g、郁金 15 g。

30 剂,每日 1 剂,水煎服,分 2 次服。

三诊:患者 2018 年 8 月 8 日前来就诊,乏力、头晕、纳呆等症状基本缓解,烦躁、短气好转,颈部肿大缩小,胀闷感减轻。心率 70 次/分钟,律齐,舌质淡红,苔薄,脉细,大便正常。

处方:上方去焦麦芽、焦神曲、焦谷芽、苍术。继则守方微调,半年后上述症状基本缓解,复查甲状腺功能,甲状腺彩超提示:甲状腺弥漫性增大。随访一年,临床初愈。

按语:非毒性甲状腺肿是指由非炎症和非肿瘤原因阻碍甲状腺激素合成而导致甲状腺上皮细胞增生形成的甲状腺肿大,一般不伴有甲状腺功能异常。散发分布者患病率约 5%,称为散发性甲状腺肿,女性患病率较男性高 3～5 倍。地方性患病率超过 10% 时,称为地方性甲状腺肿,常为缺碘所致。在我国,生理代偿性和结节性是最常见的甲状腺肿的类型。

该病病因复杂,多数病人找不出明确的病因,合成甲状腺激素相关酶缺乏或致甲状腺肿物质增加等均可导致甲状腺肿,而碘缺乏、基因突变等亦可导致或诱发本病。

诊断一般包括以下几方面:①触诊甲状腺增大;②甲状腺功能正常;③甲状腺超声明确甲状腺的形态、大小及结构。

临床上将甲状腺肿分为 3 度:①视诊无肿大,能触及为Ⅰ度;②能看到肿大并能触及,但肿大没有超过胸锁乳突肌为Ⅱ度;③肿大超过胸锁乳突肌外缘为Ⅲ度。

目前非毒性甲状腺肿中医治疗主要为辨证治疗:疏肝解郁,理气消瘿;理气化痰,软坚散结;行气活血,散结消瘿。另外,药物外治法、中药配合针灸、中西医结合等治疗方法均可取得良好疗效。哈医师认为该病应从肝经入手选方用药,如疏肝理气、泄肝健脾、养阴柔肝、宣通肝络、清肝泻火、泄肝和胃等。

单纯性甲状腺肿属于中医瘿病范畴内的"气瘿"。中医认为该病多由水土因素及情志不畅、忧郁气结、肾气亏损、正气不足所致,单纯性甲状腺肿的发生与肝藏象密切相关,临床上治疗单纯性甲状腺肿可从肝入手选方用药。

《诸病源候论》中有关于该病的描述有:"气瘿之状,颈下皮宽……气结所成也""瘿者,由忧患气结所生,亦曰饮沙水,沙随气入于脉,搏颈下而成之""诸山水黑土中出泉流者,不可久居,常食令人作瘿病,动气增患"。说明该病病因有两种,一为忧患,二为水土。因忧患而情志内伤,从而导致肝脾气逆,脏腑失和,发为本病。另外,该病与生活地区和所饮水质也有着一定的关系,常常因动气而增加患病的可能性。总而言之,外因为平素饮水或食物中含碘不足,内因为情志不畅,忧怒无节,气化失调,气机升降失常,营运受阻。除此之外,女性产后肾气亏虚,外邪乘虚而入,亦能引发本病。由中医的病因病机中可以得出,本病与肝的关系最为密切。

中医学认为肝主疏泄,其性刚强,喜条达而恶抑郁;凡精神情志之调节功能,都与肝密切相关。"肝足厥阴之脉,起于大指丛毛之际,……循喉咙之后……其支者,从目系,下颊里,环唇内。其支者,复从肝别,贯膈,上注肺"。通过肝经在人体的走行可以看出,肝脉起于足大趾,上行环阴器,过少腹,挟胃,属肝络胆,贯膈布胁助,循喉咙,连目系,上巅顶。肝主藏血,有贮藏和调节血量的作用;肝主筋,司全身筋骨关节之屈伸。单纯性甲状腺肿的发病与肝具有密切的关系,因肝具有主疏泄与藏血的生理特点,而颈部又为人体气血交汇之重要枢纽,人体之上下气血皆由此经过,加之颈部狭而短,更易于阻塞。若其任一经脉气机不利,血行不畅或为痰湿邪气等阻滞,则气血易于结聚留滞而为患。肝藏血、主疏泄,调节全身的血流和血量,调畅全身气机,颈前结喉处和全身各脏腑的气血盈亏或郁滞均与肝失疏泄密切相关。因此,肝经在人体的走行所经过的部位及肝的生理功能特性为单纯性甲状腺肿从肝论治提供了理论依据。

由于肝的生理特性为主生发,肝气以生散、宣发作为气机运动的特点,在五行属木,在季节为春,肝就像春天的树木一样,具有充满生机、生发生长的特性。同时,肝喜条达而恶抑郁,肝气冲和条达,不致遏郁,则血脉得畅;若肝郁不和,每易火发为怒,产生气逆、生风、动血诸证,故治疗气郁多以辛散为发。因此,治疗单纯性甲状腺肿应使用疏肝理气类药物。

由于长期抑郁愤怒或忧虑过度,导致肝气机不畅,失于条达,气滞痰凝,雍结于颈前而成瘿,所以历代医家大多以疏肝理气、消瘿散结作为治疗气瘿的主要方法。如《外台秘要》中用陈皮来治疗气瘿,《外科正宗》中的海藻玉壶汤、活血散瘿汤中用青皮来治疗气瘿,《外台秘要》中的"疗冷气咽喉噎塞兼瘿气昆布丸"中用吴茱萸、干姜两味温性疏肝理气药,治疗由寒邪内侵肝经导致的肝气郁滞不通的气滞痰凝类瘿病。治疗气瘿,古人云"顺气为先",即当用柴胡、川楝子、郁金、香附、木香等疏肝理气类药物来疏肝气、健脾运。气瘿之病,其病情常常随情志波动而波动,在治疗时,应重用疏肝理气类药物,并且可随病情而加大剂量。

本证是指肝郁乘脾,脾失健运所表现的证候,多因情志不遂,郁怒伤肝,木郁克土;或思虑伤脾,劳倦过度,脾失健运,反侮肝木所致。肝性喜条达而恶抑郁,肝郁气滞,气机不畅,经脉不利,情志抑郁易怒。肝郁气结痰凝,痰随气逆,循经上行,痰气搏结于肝胆经脉,发为气瘿。治之当以疏肝解郁、健脾益气为主,宜服四海舒郁丸、柴胡疏肝散、逍遥散等,并随证候特点而加减药物。方中以木香、陈皮疏肝理气,海藻、昆布、海螵蛸、海蛤壳化痰软坚,消瘿散结。

针对兼症化裁:若胸闷、胁痛明显者加柴胡、郁金、香附理气解郁;血瘀加当归、川芎、丹参;挟热加黄芩、龙胆草、连翘;挟痰加半夏、浙贝、大腹皮;体虚加党参、黄芪、当归。

单纯性甲状腺肿是临床上的常见疾病,不伴有明显的功能异常。属于中医瘿病范畴中的"气瘿"。中医对于治疗单纯性甲状腺肿有着丰富的临床经验,特别是基于肝藏象理论学说来治疗单纯性甲状腺肿,往往有着良好的疗效。从肝藏象理论出发,结合单纯性甲状腺肿的临床特点及病机演变,充分认识肝的生理病理特点,探讨肝藏象与单纯性甲状腺肿的关系,提出从肝郁论治单纯性甲状腺肿具有中医理论基础和治疗的可行性,在临证时可充分发挥中医整体观念与辨证论治的核心思想,结合单纯性甲状腺肿的发病机理,从而提高临床疗效,为临床从肝论治单纯性甲状腺肿提供了重要的理论依据。

二、甲状腺相关眼病

典型病案

司某,女,36 岁,2018 年 12 月 1 日初诊。患者有甲亢 3 年,自诉眼胀怕光,遇风流泪,眼睛有压迫感,同时伴有心烦,急躁易怒,微心悸心慌,时而乏力,体重无明显变化,纳食尚可,小便可,大便干,2~3 天一次,月经量少,经来腹痛,有血块,色暗,面有浊气,手颤(-),甲状腺Ⅱ度肿大,按之有压迫感,眼部彩超未见明显异常。舌质偏嫩,苔滑,脉弦细数。甲功正常。

西医诊断:甲状腺相关眼病。
中医诊断:瘿病(肝郁气滞)证。
中医治法:清热滋阴,疏肝行气。
中医处方:四逆散疏肝。

柴胡 6 g	白芍 15 g	当归 12 g	炒枳壳 10 g
女贞子 15 g	白术 15 g	枸杞子 12 g	菊花 12 g
夏枯草 15 g	钩藤^(后下)15 g		

7 剂,每日 1 剂,水煎,分 2 次服。

二诊:患者双目流泪及压迫感有所减轻,心烦稍好转。
处方:上方枸杞子改为 15 g。14 剂,每日 1 剂,水煎,分 2 次服。
三诊:患者诸症缓解,心悸心慌不明显,轻微心烦。
处方:上方加百合 15 g、牡丹皮 15 g、酸枣仁 20 g、莲子心 12 g。14 剂,每日 1 剂,水煎,分 2 次服。随诊半年,只有在熬夜时轻微不适,夜怕强光,已如常人。

胡某,女,60岁,2019年5月3日初诊。患者有甲状腺相关眼病1年余,曾行眶减压术、上眼皮拉长术。现眼裂增宽,瞬目减少,右眼充血,术后流泪不显,闭合不全,眼压不高,怕光无流泪,反复测查甲功正常,曾服泼尼松龙半年,已停药1月,二便调,饮食不慎便溏,球结膜明显水肿,CT示睑肌增厚。舌体瘦红,苔薄白,脉弦细。

西医诊断: 甲状腺相关眼病。

中医诊断: 瘿病(肝火旺盛证)。

中医治法: 疏肝行气,滋阴降火。

中医处方:

生地黄15 g	熟地黄15 g	山茱萸10 g	山药15 g
女贞子15 g	石斛15 g	车前子^(包煎)15 g	桑叶12 g
菊花10 g	防风6 g		

车前子(包煎)15 g

14剂,每日1剂,水煎,分2次服。

二诊: 右眼球结膜充血减轻,仍畏光,伴右眼涩痛,眼胀。

处方: 上方改菊花为25 g,加白蒺藜15 g、钩藤(后下)15 g。14剂,每日1剂,水煎,分2次服。

三诊: 患者右眼可闭合,眼球充血不明显,眼球转动较前灵活,诸症好转。以上方微调继服。1个月后,诸症缓解,无复发。

按语: 哈医生认为,传统中医治疗甲亢突眼可以在一定程度上改善突眼度、改善视力,减轻炎性水肿,另一方面还可以降低西药的剂量。

突眼的病变脏腑主要在肝、脾,开始以肝为主,属实,以肝火为主,日久以脾为主,兼伤肝肾之阴,属虚证。提出:①"目为肝之窍,泪为肝之热"(《医宗必读》),发病初期内因肝郁化火,肝胆火热上冲于二目,外可兼挟风热上扰二目,着重从肝火、肝阳、肝风论治。多用菊花,《神农本草经》载"菊花,主诸风头眩、肿痛,目欲脱,泪出",目欲脱或称目如脱状正是突眼中较重征象。②"诸湿肿满,皆属于脾",球结膜水肿,眼睑肿胀,睑肌增厚等属脾虚湿浊内聚于二目,需从脾湿内聚考虑。车前子效显,《药性论》载车前子能去风毒,肝中风热,毒风冲眼目,赤痛障翳,脑痛泪出,去心胸烦热;《本草纲目》曰"车前子,疗目赤肿痛,去风毒,肝中风热,毒风钻眼,赤痛眼浊,头痛,流泪"。③"肝肾同源",眼干、眼涩、羞明、怕光、视物不清属日久伤阴致肝肾阴虚,阴液不能上濡,目精失养,勿忘养阴以治目。其病变脏腑主要与肝、脾、肾密切相关,治疗同时,兼证的用药亦不容忽视。风伤阳窍,日久不愈,多兼外邪上扰空窍,易致眼痒、迎风流泪等,内风外风合邪牵引目系而见目如脱状,目睛斜视等,酌加风药,如防风、白蒺藜、蝉蜕、薄荷等;睑肌痉挛较重者可稍加白芍敛肝缓急;对于有二目灼热较重者可加用钩藤清解肝热;以胀痛为主或见目珠夜痛者可重用夏枯草;眼睑增厚者需软坚化痰散结,可加入浙贝母、夏枯草、连翘等。

三、低血糖症

典型病案

李某,女,66岁,于2019年5月3日初诊。以"突发昏厥2小时"为主诉。患者3个月前因血糖升高,明确诊断2型糖尿病,未正规治疗。2周前患者自行以格列美脲2 mg 口服 一天2次+瑞格列奈1 mg 口服 一天3次+二甲双胍缓释片0.5 g 口服 一天2次,期间曾两次出现心慌、乏力、饥饿感,多汗,未重视。2小时前患者突发晕倒,意识丧失。刻下症:昏迷、呼喊不应。查体:形体肥胖,呼吸急促,心率82次/分,律齐,各瓣膜区未闻及病理性杂音,浅反射消失,深反射存在。辅助检查:末梢血糖2.2 mmol/L。第三日查:HbA1c 7.50%,CP 0.93 nmol/L,CP 0.5h 1.32 nmol/L,CP 1h 1.48 nmol/L,CP 2h 3.6 nmol/L,CP3h 4.31 nmol/L;INS 9.89 μU/mL,INS 0.5h 16.8 μU/mL,INS 1h 21.5 μU/mL,INS 2h 34.6 μU/mL,INS 3h 52.4 μU/mL;GLU 8.6 mmol/L。

西医诊断:低血糖症。

西医治疗:予以50%葡萄糖40 mL,立即静脉注射。后调整降糖方案为盐酸二甲双胍缓释片0.5 g,口服,1天2次;阿卡波糖50 mg,口服,1天3次。

中医诊断:晕厥(气虚阳脱)。

中医治法:益气回阳固脱。

中医处方:参附汤合生脉散。

人参^(另煎)12 g	附片12 g	太子参30 g	麦冬12 g
五味子6 g	山茱萸12 g	龙骨^(先煎)30 g	牡蛎^(先煎)30 g

人参(另煎)12 g　　附片12 g　　太子参30 g　　麦冬12 g
五味子6 g　　山茱萸12 g　　龙骨(先煎)30 g　　牡蛎(先煎)30 g

7剂,每日1剂,水煎服。

二诊:患者未再出现低血糖症,睡眠差。

处方:上方去附片,加淮小麦30 g、甘草5 g、大枣5枚,以养心安神。

7剂,每日1剂,水煎服。随访3月,未出现低血糖。

典型病案

蔡某,男,52岁,于2019年9月初诊。以"反复昏厥6年,加重2月"为主诉。患者平时多以红薯为主食,6年前开始出现心慌、多汗、易饥饿,严重可猝然昏厥,不省人事,数分钟至1小时左右缓解,常在进食较少时发生,每年2~3次。近2月,患者因工作较忙,进食较少,6次发病,就诊当日突然发病昏厥,1小时后苏醒,遂送入我院急查随机血糖1.49 mmol/L。查体:神志清楚,精神差,贫血貌;双肺呼吸音粗,呼吸稍急促,未闻及明显干湿性啰音;心界扩大,心率56次/分,律齐,各瓣膜区未闻及明显性病理性杂音;双下肢稍浮肿。

辅助检查: GLU 1.49 mmol/L,肌红蛋白166 ng/mL;CP 2.33 nmol/L,CP 2 h 12.4 nmol/L;INS 48.22 μU/mL,INS 2 h 266.42 μU/mL。心电图示窦性心动过缓。胸部正侧位片示普大型心脏。

西医诊断: 低血糖症。

西医处理: 予以50%葡萄糖40 mL,立即静脉注射。嘱患者调整饮食结构,动态血糖监测。

中医诊断: 晕厥(心脾两虚)证。

中医治法: 补益心脾。

中医处方: 归脾汤合天王补心丹加减。

黄芪15 g	党参12 g	当归9 g	茯苓12 g
山药30 g	鸡内金10 g	麦冬9 g	五味子6 g
柏子仁9 g	龙眼肉15 g	炙甘草3 g	

14剂,每日1剂,水煎服。

二诊: 患者未再出现低血糖症,面色渐红润。

处方: 调整方药为参苓白术散加减。

党参12 g	茯苓12 g	白扁豆10 g	山药30 g
莲子15 g	砂仁(后下)3 g	鸡内金10 g	山茱萸15 g

14剂,每日1剂,水煎服。随访3月,未再出现低血糖。

按语: 低血糖症属中医的"晕厥""虚风"等范畴。

低血糖症的病因多为禀赋素弱,或病后体虚,脾胃不健,气血乏源,致心肝失养,元神失主,故而发病。

病理变化为脾胃两虚,胃主受纳,脾主运化。胃虚谷气不充,则饥饿时作;脾虚无以化生气血,升运精微则五脏失充。心主血脉,其华在面,主神志。心血不足,则面色苍白,心悸脉速,甚则无神失主而精神错乱。肝血不足,虚风内动则四肢麻木或震颤,甚则抽搐。气血大亏,形神失养则全身瘫软,精神恍惚。阳气暴脱,汗失固摄,清宫失充,则冷汗频出,神昏晕厥。此外,酒癖暴饮后,伤及脾胃,清气不升,痰热浊气不降,上蒙清窍,亦致血糖骤降,嗜睡神昏。

心脾两虚治则：补益心脾。肝虚风动治则：养肝熄风。痰热蒙窍治则：清热化痰，开窍醒神。气虚阳脱治则：益气回阳固脱。

哈医师的观点：基于从脾胃论治低血糖症。"从脾胃论治"在中医治疗史上一直具有举足轻重的地位。自《黄帝内经》始，就有"人以脾胃为本，盖人受水谷之气以生"。到东汉，张仲景提出"有胃气则生，无胃气则死""上焦受中焦之气，中焦未和，不能消谷，故上焦竭者，必善噫；下焦承中焦之气，中气未和，谷气不行，故下焦竭者，必遗尿失便"。后金元四大家之一的"补土派"李东垣，更是把脾胃理论与实践相结合，提出"脾主运化"的观点，对从脾论治的方法推崇备至。清代黄元御则建立了"一气周流，土枢四象"的枢机流转及以脾为中心的升降理论，认为"中气衰则升降窒，肾水下寒而精病，心火上炎而神病，肝木左郁而血病，肺金右滞而气病……神病则惊怯而不宁，精病则遗泄而不秘，血病则凝瘀而不流，气病则痞塞而不宣"，认为中气衰为诸病之祸首。清代沈金鳌提出"四脏有病，必有待养脾"的脾统四脏的学说。随着医学的发展，现代中医学者认为西医解剖学中的胰脏也可归为中医脏象学中的脾脏，如何绍奇提出"脾胰同源"论。

哈医师认为，低血糖患者的病因与劳倦、食少纳差、用药不当或禀赋不足有关，这些因素导致脾虚，运化失司，脾不散精，精微物质难以输布脏腑四肢，故而导致低血糖。因而，从根本上说，健脾和胃，促进水谷精微的吸收才是关键。山药、鸡内金是关键药物，山药平补脾肺肾，为水谷精微；鸡内金化一切砂石，促进水谷精微吸收，两药相合，则脾胃之气渐复，低血糖发生几率降低，尤其对非药物性的低血糖症患者作用更佳。

徐建成

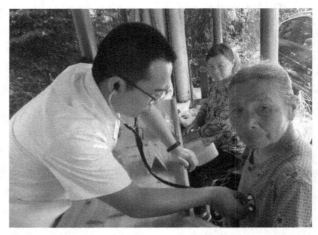

医家小传

徐建成,男,1981 年 9 月出生于安徽省休宁县,中国农工民主党党员,休宁县总医院(县中医医院)中医内科主任,副主任中医师。2006 年毕业于安徽中医学院中医学专业。安徽省首批名中医学术继承人(师从方朝晖教授)。现任安徽省中西医结合学会糖尿病专业委员会委员、皖江内分泌糖尿病专科联盟理事、黄山市医学会呼吸学分会委员。从事内科临床 10 余年,先后 2 次前往安徽省中医院和浙江大学医学院附属第一医院进修。擅长糖尿病、痛风等慢性疾病的诊疗,对糖尿病前期的筛查及干预有较丰富的经验。2017 年度被评为"休宁县优秀医务工作者"。工作以来发表论文 2 篇,参编书籍 3 部。

临证经验

一、高尿酸血症

典型病案

患者詹某某,男,36 岁,2017 年 4 月 21 日初诊。因发现血尿酸升高 1 年,脘腹痞满 2 周。2016 年 4 月体检时发现血尿酸升高,440 μmol/L,体检指标正常,未予以重视。2017 年 4 月 3 日体检时血压 140/93 mmHg,血尿酸 464 μmol/L,BMI 26 kg/m^2,B 超检查提示有脂肪肝、慢性胆囊炎。患者脘腹痞满,闷塞不舒,胸膈满闷,头重如裹,身重肢倦,不思饮食,口淡不渴,舌体胖大,边有齿痕,苔白厚腻,脉沉滑。

西医诊断:高尿酸血症。
中医诊断:痞满(痰湿内阻证)。
中医治法:燥湿化痰,理气宽中。
中医处方:自拟化痰降浊健脾方。

苍术 10 g	法半夏 9 g	厚朴 9 g	陈皮 6 g
茯苓 15 g	旋覆花^(布包)9 g	石菖蒲 12 g	薏苡仁 30 g
土茯苓 12 g	车前草 12 g	虎杖 12 g	萆薢 15 g

14 剂,每日 1 剂,水煎,分 2 次温服。

二诊:2017 年 5 月 10 日。患者诉吸烟后咳嗽、痰多、色黄、胸闷,无发热。胸片检查无异常。舌红苔偏黄。

处方:上方加全瓜蒌 12 g、黄芩 12 g。

7 剂,每日 1 剂,水煎,分 2 次温服。劝导戒烟。

三诊:2017 年 5 月 20 日。患者复查血尿酸 422 μmol/L,血压 130/85 mmHg,因家庭琐事,自觉郁闷、胁肋部满闷不适,戒烟后咳嗽咳痰已明显改善。

处方:上方去旋覆花、全瓜蒌、黄芩,加川芎 12 g、香附 9 g。

7 剂,每日 1 剂,水煎,分 2 次温服。配合耳穴压豆。

四诊:2017 年 6 月 2 日。血压 118/86 mmHg,诸症改善。患者拒绝药物治疗,指导饮食、运动,定期复诊。

2017 年 8、10、12 月复诊。血压在 122～145/70～88 mmHg,血尿酸均低于 400 μmol/L。2018 年体检,BMI 24.6 kg/m², 血压 120/76 mmHg,血尿酸 324 μmol/L。

按语:此例病人无痛风表现,主诉表现为脘腹痞满,属于中医"痞满"范畴。脘腹痞满,闷塞不舒,胸膈满闷,头重如裹,身重肢倦,不思饮食,口淡不渴,舌体胖大,边有齿痕,苔白厚腻,脉沉滑,均为痰湿内阻证。治以燥湿化痰,理气宽中为则。自拟方中苍术、半夏燥湿化痰,厚朴、陈皮宽中理气,加茯苓共奏燥湿化痰,理气宽中之功;加旋覆花、菖蒲、瓜蒌以理气宽中;加黄芩清热化痰;香附、川芎疏肝理气,活血解郁。

徐医师认为,高尿酸血症是痛风的前期。大凡体型肥胖,加之膏粱厚味,脾虚运化不利,聚湿生痰,脾虚不能疏土,湿浊内停,代谢产物蓄积,留注四肢关节,发为痛风。治疗上应首先健护脾胃而化湿浊。

现代药理研究表明,土茯苓、虎杖、姜黄等能抑制黄嘌呤氧化酶的活性,减低血尿酸水平;萆薢、栀子、车前草等可调控尿酸盐转运蛋白的表达,减少尿酸的重吸收,促进尿酸排泄。在辨证的基础上,可以参考使用。

二、便秘

<u>典型病案</u>

患者施某某,女,94 岁,2018 年 7 月 1 日初诊。便秘 5 年,加重半月。患

者有便秘病史 5 年,一般 1 周排便 1 次,临厕排便困难,需努挣方出,痛苦不堪。曾多次外院就诊,因年龄体质因素未行肠镜检查。半月来,大便未解,汗出短气,乏力,体质虚弱。视诊:面白神疲,肢倦懒言,舌淡苔白,脉弱。左下腹压痛,肠鸣音活跃。腹部立位平片示无膈下气体和液气平,肠管扩张。

西医诊断:便秘。

中医诊断:便秘(气虚秘)。

中医治法:急则先治标,再补气润肠,健脾升阳。

中医处方:

① 急者治标,大承气汤灌肠。

生大黄 10 g	枳实 12 g	厚朴 9 g	芒硝 6 g
莱菔子 12 g			

1 剂,颗粒剂,温水溶解,保留灌肠,40 分钟后解出大量羊粪状大便,后大便稀薄,患者腹胀症状明显改善,左下腹无压痛。

② 内服方,补气润肠,健脾升阳。

生黄芪 30 g	火麻仁 15 g	陈皮 12 g	白术 30 g
当归 12 g	生地黄 12 g	桃仁 9 g	枳壳 6 g

3 剂,每日 1 剂,煎水晨服。

注意饮食调节,适当多食富含纤维素的粗粮、蔬菜、水果,避免辛辣燥火之食。避免久坐少动,养成定时排便的习惯。

二诊:2018 年 7 月 4 日。患者复诊前解大便 2 次,质地偏软,有轻微腹泻,无腹痛,自觉出汗、乏力症状改善,饮食渐佳。

处方:生黄芪 20 g	火麻仁 15 g	陈皮 12 g	白术 30 g
当归 12 g	党参 15 g	枳壳 6 g	

7 剂,每日 1 剂,煎水,分 2 次温服。

三诊:2018 年 7 月 12 日。病人未来,家属代诉,大便 2 日 1 次,无腹泻。

处方:前方减量口服。

生黄芪 15 g	火麻仁 10 g	陈皮 6 g	白术 15 g
当归 9 g	党参 12 g	枳壳 6 g	

7 剂,每日 1 剂,煎水,分 2 次温服。

随访至 2018 年 12 月,患者大便通畅。2019 年 1 月因脑血管疾病意外去世。

按语:《素问·厥论篇》曰:"太阴之厥,则腹满膜胀,后不利",《素问·举痛论篇》曰:"热气留于小肠,肠中痛,瘅热焦渴,则坚干不得出,故痛而闭不通矣",《灵枢·邪气脏腑病形》曰："肾脉微急，为不得前后"。仲景对便秘已有了较全面的认识，提出了寒、热、虚、实不同的发病机制，设立了承气汤的苦寒泻下，麻子仁丸的养阴润下，厚朴三物汤的理气通下，以及蜜煎导诸法，为后世医家认识和治疗本病确立了基本原则，有的方药至今仍为临床治疗便秘所常用。李东垣强调饮食劳逸与便秘的关系，并指出治疗便秘不可妄用泻药，如《兰室秘藏·大便结燥门》谓"若饥饱失节，劳役过度，损伤胃气，及食辛热厚味之物，而助火邪，伏于血中，耗散真阴，津液亏少，故大便燥结""大抵治病，不可一概用巴豆、牵牛之类下之，损其津液，燥结愈甚，复下复结，极则以至引导于下而不通，遂成不救"。程钟龄的《医学心悟·大便不通》将便秘分为"实秘""虚秘""热秘""冷秘"四种类型，并分别列出各类的症状、治法及方药，对临床有一定的参考价值。

本例患者为高龄女性，大便干结临厕排便困难，需努挣方出，挣得汗出短气，便后乏力，体质虚弱，面白神疲，肢倦懒言，舌淡苔白，脉弱，为气秘的典型症状。但大便秘结半月，急则治其标，速用灌肠之下法；后用补气润肠，健脾升阳。方中黄芪大补脾肺之气，为方中主药；火麻仁润肠通便；陈皮理气；重用白术，"中气足则便尿如常"；当归、生地滋阴养血；火麻仁、桃仁润肠通便；枳壳引气下行。

大便干结，解便困难，可用下法，但注意应在辨证论治基础上辅以下法，并以润下为基础。个别证型虽可暂用攻下之药，也以缓下为宜，以大便软为度，不得一见便秘，便用大黄、芒硝之属，以防愈下愈结。

大剂量生白术治疗功能便秘有一定的临床疗效。在枳术汤的基础上进行化裁，可以大剂量生白术为君药配伍臣药枳实治疗便秘中辨证属虚证者。

曹会波

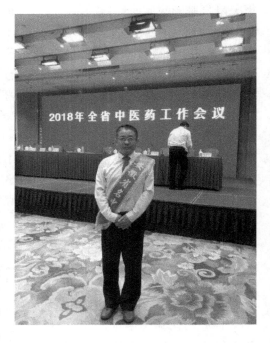

医家小传

曹会波,男,1964 年 10 月生,汉族,安徽省定远县人,教授,三级主任医师,第二届安徽省名中医,第二批安徽省名老中医学术经验继承工作指导老师。现任安徽中医药大学附属滁州市中西医结合医院内分泌科行政主任,安徽中医药大学教授,滁州城市职业学院教授,中华中医药学会会员,中华中医药学会量效分会全国委员,中国中医药研究促进会内分泌分会常委,中国中药协会内分泌药物研究专业委员会常委,安徽省中医药学会内分泌(糖尿病)专业委员会常委,安徽省药学会膏方专业委员会副主任委员,安徽省医学会糖尿病学分会微血管并发症学组成员,滁州市中医药学会内分泌(糖尿病)专业委员会主任委员,滁州市医学会代谢内分泌专业委员会副主任委员等职。

1982 年毕业于安徽芜湖中医药学校,同年七月被分配到革命老区定远县藕塘中心卫生院工作。作为一名医务工作者,热爱自己事业,敬畏从医岗位,几十年如一日,坚持在医疗、教学、科研一线工作。经常加班加点,牺牲无数节假日,全心全意为患者服务。以患者为中心,想病人之所想,急病人之所急,受到广大人民群众普遍爱戴与赞誉。多年来,参加指挥抢救危急重病人众多,挽救了患者宝贵生命,收到患者及家属表扬锦旗 30 余面。

曹医师认为一名医生,一定要德技双馨,不断提高为人民服务的本领,才是合格的人民健康卫士。通过自学和组织培养,先后到安徽中医大学就读函授大专、本科、在职研究生,最终取得在职研究生学历。曾在安徽省立医院及安徽省中医院临床进修学习。2012 年晋升为主任中医师。2018 年被安徽中医药大学及滁州城市职业学院聘为实践技能教授,同年被评为安徽省第二届名中医;被安徽省卫健委批准为安徽省第二批名老中医继承工作指导老师。滁州市中西医结合医院内分泌科 2017 年被安徽省卫计委批准为"十三五"省级重点专科建设项目,2018 年被安徽省卫健委批准为安徽省名中医工作室建设单位。参加科研 4 项,其中"'基于三早'的糖尿病血管并发症临床研究"，于 2015 年获安徽省中医药学会科学技术特等奖。作为第一作者撰写的论文《肾气丸治疗 2 型糖尿病并发神经病变验案举隅》2019 年经国医论坛杂志社专业委员会审定获近三年度医学科技成果一等奖。目前在研项目 3 项。在国家级、省级医学刊物发表学术论文 50 余篇，参编专著 4 本。能娴熟运用中西医结合的理论与方法诊治糖尿病、甲状腺疾患、痛风、肥胖、骨质疏松等代谢内分泌疾病。

作为滁州市中医药学会内分泌（糖尿病）专业委员会主任委员，曹会波医师每年组织"专家基层行"活动，先后到定远县总医院、明光市人民医院、来安县医院、全椒县中医院、凤阳县中医院等开展义诊及教学查房与学术讲座等多种学术交流活动，得到基层医院的一致好评和热烈欢迎。为推动滁州市内分泌（糖尿病）代谢诊疗水平的提高做出了应有的贡献。

临证经验

一、亚急性甲状腺炎（瘿痛）

典型病案

钱××，男，51 岁，2019 年 7 月 31 日初诊。全身酸痛，畏寒，发热 3 天，颈前肿痛 1 天。患者 3 天前因劳累过度加上饮酒，出现全身乏力，纳呆，畏寒，发热，到当地诊所予消炎止痛对症治疗未见好转。1 天前觉颈前右侧硬肿、疼痛、灼热，吞咽时疼痛明显，伴口干苦，畏寒、发热，测体温 38.6℃，心烦不寐，纳差，小便短赤，大便干结，舌红苔薄黄，脉弦滑数，甲状腺右侧压痛（＋＋）。入院后完善相关检查，血常规：WBC 13×10^9/L，血沉 100 mm/H，HCRP 44.6 mg/L。甲状腺 B 超示符合甲状腺炎改变。甲功五项：TSH＜0.05 μIU/mL，FT$_3$↑，FT$_4$↑。EKG：窦性心动过速。肝胆胰脾超声示未见异常。

西医诊断：亚急性甲状腺炎。
西医处方：西医予补液对症治疗，洛索洛芬钠 60 mg，每天 3 次。
中医：瘿痛（热毒壅盛证）。
中医治法：清热解毒，祛风散热。
中医处方：内服，银翘散加减。

金银花 30 g	连翘 30 g	桔梗 9 g	麻黄 6 g
薄荷（后下）9 g	芦根 15 g	板蓝根 30 g	牛蒡子 18 g
赤芍 18 g	生甘草 3 g	北柴胡 12 g	

3 剂,每日 1 剂,水煎,分 2 次空腹温服。

外敷处方:生黄芪30 g　　　地龙18 g　　　延胡索18 g　　　菊花30 g

　　　　　蒲公英30 g　　　紫花地丁30 g　酒大黄^(后下)15 g

3 剂,塌渍颈部阿是穴,每日 1 剂。

二诊:2019 年 8 月 3 日。服中药汤剂结合中药局部外用,次日痛减,热退神爽,纳香眠可,舌淡苔薄白脉细滑。效不更方,再服、用 4 天,内外服用法同前,痊愈出院。

三诊:2019 年 9 月 3 日。因感冒后又出现左侧颈痛,低热,倦怠乏力,舌红苔薄黄,脉弦细滑。证属余毒未清,风热上扰。

处方:银翘散加减中药内服一周,痛消热退,诸症消失。为防复发,予黄芪18 g、白术 6 g、防风 6 g、地骨皮 9 g、酒乌梢蛇 9 g,沸水泡服随饮随兑,代茶饮,30 剂善后,健脾补肺,扶正祛邪,其后未发。

按语:亚急性甲状腺炎属内分泌科常见多发病,西医对症治疗,必要时使用糖皮质激素,疗效肯定,关键是容易复发,甚至经久不愈。本案患者为中年男性,疲劳饮酒,加之外感,热毒壅盛,上泛颈咽。病机:热毒风火,壅阻会厌,不通则痛。治当清热解毒,疏风散邪。内服银翘散加减汤药,外治以五味消毒饮加减塌渍患处阿是穴,直捣病所,立竿见影。后因外邪引动余毒,症状复发,仍按原方案略调取效。为防复发,当扶正固卫,兼清余毒,玉屏风散加味善后,追访至今,未再发作。内外结合,相得益彰,收效捷佳,理在其中。

二、多囊卵巢综合征(不孕症)

典型病案

何××,女,25 岁,2014 年 4 月 2 日初诊。婚后不孕 2 年余。患者 3 年前邻里纠纷后,心情不畅致月经失常,2～3 月一至,渐成闭经。2 年前结婚,夫妻生活正常,至今未孕。刻下:形体肥胖,身高 164 cm,体重 105 kg,BMI 39.04 kg/m²,乏力,嗜睡,鼾声如雷,口苦黏腻,面脸痤疮,口周多毛,纳旺易饥,尿黄,大便黏稠不爽,舌红,苔黄腻,脉弦滑。BP(血压)140/90 mmHg。查性激素六项:T(睾酮)9.8 ng/mL↑,余正常。空腹 C 肽 4.06 ng/L↑,空腹胰岛素 28.56 μIU/L↑,肝功能 AST(谷丙转氨酶)98 U/L↑,血脂 TG(甘油三酯)4.8 mmol/L↑。EKG(心电图)未见异常。妇科超声示多囊卵巢。

西医诊断:多囊卵巢综合征。

西医治疗:二甲双胍 0.5 g,每天 2 次;吡咯列酮 30 mg,每天 1 次;螺内酯 20 mg,每天 1 次,口服。

中医诊断：不孕症（痰瘀阻滞，胞宫失养）。

中医治法：化痰祛瘀，疏肝健脾。

中医处方：芎附导痰汤加减。

川芎 12 g	醋香附 12 g	黄连 18 g	肉桂 3 g
姜半夏 12 g	陈皮 12 g	茯苓 24 g	姜竹茹 12 g
胆南星 12 g	柴胡 12 g	赤芍 15 g	当归 12 g
生甘草 6 g			

7剂，每日1剂，水煎，空腹，分2次服。

二诊：2014年4月9日。服上方，口黏苦减轻，嗜睡好转，鼾声减轻，精神变爽，尿淡黄，大便通畅，舌淡红脉细滑，原方不更，再进7剂，服法同前。

三诊：2014年4月16日。诉月经来潮，但量少，色暗红有血块，纳可，嗜睡减轻，二便通调，舌脉同前，效不更方30剂。

后续守方调服2月，月经已经正常，体重降至82 kg，BMI 30.49 kg/m²，纳谷正常，精神爽快。2014年6月20日因急性阑尾炎住院，查体发现怀孕40天，切除阑尾，保留胎儿，后足月顺产一男婴。2年后体胖恢复，月经失调，未能怀孕。有第二胎需求，守上法方案，调理3个月，又自然受孕，再次顺产一女婴。

按语：多囊卵巢综合征，西医认为主要是胰岛素抵抗为中心，合并闭经、痤疮、多毛等高睾酮血症，脂代谢紊乱等多种代谢异常，选药吡咯列酮、二甲双胍、达英-35等治疗，加上生活方式干预等，效果欠佳。中医认为肝郁不舒，疏泄失司，横逆脾土，脾失健运，痰湿内生，郁久化热，湿热蕴阻，胞宫失养，终成不孕。在西医常规治疗的基础上，中医采用化痰清热，理气活血，疏肝健脾，俾痰浊瘀血得除，胞宫获养，自能受孕。方中黄连温胆汤清热燥湿、健脾化痰；香附、柴胡疏肝理气；川芎、当归、赤芍活血化瘀；甘草调和诸药，肝畅脾健，冲任调和，经至胎受。中西医结合疗效优于单纯西医治疗，化痰泄浊、祛瘀通络为治标之法，疏肝健脾为治本之策，标本兼顾，良效见获。

三、糖尿病周围神经病变尿潴留（癃闭）

典型病案

鲍××，女，73岁，2016年6月7日初诊入院。诉2型糖尿病史30年余，反复排尿困难两月余。患者因多饮、多食、多尿伴消瘦30年，被诊断为2型糖尿病，早期用口服药（具体药物不详），近3年使用诺和灵皮下注射，血糖控制尚可。两月前不明原因出现排尿困难，或点滴而出或淋涩不畅，渐至不能排尿，小腹膨隆,大便干结,双下肢浮肿。外院住院行留置导尿,1个月后仍不能自主排尿,医生建议行膀胱造瘘术,家属及本人拒绝,转求中医药治疗。入院随机血糖11.0 mmol/L,空腹血糖(FPG) 6.6 mmol/L,糖化血红蛋白(HBA1C) 7.1%。尿常规:白细胞(+++),蛋白(+)。肾功能:尿肌酐(Cr) 109.7 μmol/L,尿素氮(BUN) 11.8 mmol/L。甘油三酯(TG) 2.8 mmol/L,血清总胆固醇(TC) 6.9 mmol/L,低密度脂蛋白(LDL) 2.8 mmol/L,高密度脂蛋白(HDL) 0.91 mmol/L。舌淡胖,苔薄白,脉沉细无力。

西医诊断:2型糖尿病;糖尿病并发神经源性膀胱尿潴留;尿路感染;高血压3级(极高危);糖尿病并发视网膜病变(双目失明)。

中医诊断:消渴;癃闭(阴阳两虚,肾失气化)。

中医治法:补肾助阳,化气活血行水。

中医处方:肾气丸化裁。

肉桂3 g	附子3 g	熟地黄24 g	山茱萸12 g
山药12 g	茯苓9 g	泽泻9 g	牡丹皮9 g
三七12 g	益智仁15 g	乌药12 g	车前子^(包煎)12 g

7剂,制成颗粒剂14袋,早晚各1袋,空腹温开水冲服。并以艾条灸气海、关元、双侧足三里穴,每穴15分钟,以营养神经、改善微循环等。

二诊:2016年6月14日二次查房,上法治疗7天后患者有尿意,拔出导尿管,有少量自主排尿,但仍不畅,大便仍干,舌脉同前。

处方:原方加酒苁蓉15 g。7剂,煎服法同前。灸法不变。

三诊:2016年6月21日三次查房,拔出导尿管,患者已能自主排尿,大便通畅。出院带药:金匮肾气丸,每日3次,每次8粒。随访至今,二便通畅自如。

按语:消渴日久,渐损肝肾,肝血亏虚,目失所养失明、肾精不足、气化无权、州都不利则为癃闭,实乃意料之中。久病及络,瘀血内阻,肾阳亏虚,失司二便,终成前癃(尿潴留)、后秘(大便难)。治当补益肝肾,温阳扶正,活血利水;方药选金匮肾气丸加味制备成中药智能化颗粒内服,并辅以艾灸气海、关元、足三里穴,局部药热良性刺激,灸药合用,内外结合,增效提速。俾瘀去络通,肾气得复,职司二便,故能尿便自如,提升患者生命生活质量。彰显了中医药疗法简便廉验的特色优势,对临床处置疑难杂症颇有启发,值得借鉴。

四、糖尿病并发肠功能紊乱性腹泻(泄泻)

典型病案

梅××,男,72岁,2015年4月28日初诊入院。多饮多食9年,腹痛腹泻

1年,再发5天。患者9年前出现多饮多食口渴伴体重下降,被×医院诊断为2型糖尿病,时测空腹血糖为10.9 mmol/L,先口服药治疗控制欠佳,多次调整控糖方案。2年前改为门冬胰岛素30皮下注射,血糖控制达标。1年前因受凉后出现腹痛、腹泻,为稀水便,5~10次/天,口服西药疗效不佳,后予中药调整好转,症状消失。此后每因受凉或饮食稍有不慎,情绪刺激后乃复发。5天前再次出现腹泻黄色稀便,伴下腹疼痛阵作、恶心、纳差,在家口服"肠炎宁""必奇"无好转,后腹痛加重,至市一院予药物灌肠,腹痛缓解,腹泻症状仍在,肠鸣矢气,每日解10~20次稀水样便,泻后稍安,伴口干苦,纳呆,烦躁,小便淋漓不畅,舌红,苔薄黄,脉弦细。入院后完善相关检查。

西医诊断:2型糖尿病,糖尿病神经病变;肠功能紊乱性腹泻。

西医处方:门冬胰岛素30,早12 U、晚12 U。

中医诊断:泄泻(脾虚肝郁证)。

中医治法:健脾泄肝,升阳止泻。

中医处方:痛泻要方加味。

炒白术30 g	陈皮15 g	白芍20 g	防风20 g
葛根15 g	黄连12 g	木香5 g	

3剂,制备成配方颗粒剂(6袋),早晚各1袋,温开水冲服。

二诊:2015年5月1日二次查房,服1剂后,腹泻减少为每日2~3次,肠鸣减少,纳可。刻下肠鸣腹泻消失,大便已成形,腹痛未作。

处方:效不更方,再服4剂,煎服法同前。

三诊:2015年5月5日查房,诉小便通畅,大便成形,每日1次,纳可神爽,腹泻告愈出院。并以逍遥丸口服半年调理善后。

按语:2型糖尿病病史9年,使用胰岛素控制血糖,虽已达标,但日久生变,并发神经病变,尤其是内脏植物神经病变,如本例肠功能紊乱性腹泻。中医认为,饮食不节,情志刺激,脾虚肝旺,发生痛泻。多表现为肠鸣腹痛腹泻,西药抗菌消炎止泻,收效欠佳。《医方考》中有:"泻责之脾,痛责之肝,肝责之实,脾责之虚;脾虚肝实,故为痛泻"。治当健脾疏肝,升阳止泻。方中重用白术健脾燥湿;白芍缓急止痛,共为主药;配陈皮芳香化湿和中;防风、葛根升阳止泻,兼能走表畅肺;更加黄连、木香清热燥湿,行气化滞。诸药合用,补中寓疏,调畅气机,则痛泻自止。后以逍遥丸善后,疏肝解郁,健脾养血,土木和合,顽疾终已。追访至今,未再复发。

五、痛风性关节炎(痹证)

典型病案

万××,男,45岁,2018年5月21日初诊。反复发作全身多关节红肿热痛5年多,被外院诊为痛风。疼痛发作时以自服秋水仙碱或激素、止疼药缓解症状。常因饮食不慎或劳累受凉复发,每年3~4次。刻下双手掌指关节、外踝尖红肿热痛伴痛风石形成,关节畸形、活动受限,尿短赤,大便干结,舌红,苔薄黄腻,脉弦滑。入院完善相关检查,UA630 μmol/L,泌尿系B超示双肾多发结石;血脂:TCHOL(总胆固醇)5.8 mmol/L、TG(甘油三酯)3.9 mmol/L;肝功能、电解质正常;X线示踝关节肿大畸形,考虑为痛风石沉积。

西医诊断:痛风,痛风石沉积。

中医诊断:痹证(痰瘀阻络证)。

中医治法:化痰祛瘀,泄浊通络。

中医处方:黄连温胆汤和四妙勇安汤加减。

黄连18 g	姜半夏12 g	陈皮12 g	茯苓24 g
薏苡仁24 g	当归12 g	赤芍12 g	红花12 g
姜竹茹12 g	胆南星12 g	土茯苓30 g	生甘草5 g

7剂,每日1剂,水煎,早晚分服。

二诊:2018年5月28日二次查房,手、踝痛止肿轻,皮温不高,舌淡红,苔薄黄,脉细滑。病情好转,同意出院。

出院1月后,为防复发及消减痛风石,选择膏方调理。治谴化痰通络,祛瘀泄浊,健脾疏肝,补肾软坚。

处方:土茯苓300 g	赤芍180 g	当归150 g	川芎150 g
三七180 g	地龙180 g	红花180 g	桃红180 g
龟板胶200 g	鹿角霜180 g	法半夏120 g	姜半夏120 g
陈皮120 g	炒白术120 g	防风120 g	黄芪360 g
醋鳖甲120 g	醋三棱150 g	醋莪术150 g	石见穿180 g
桂枝90 g	泽泻180 g	猪苓180 g	柴胡120 g
醋香附120 g	焦山楂180 g	砂仁120 g	川牛膝240 g
杜仲240 g	皂角刺150 g	白芥子150 g	茯苓300 g
焦神曲150 g	焦栀子150 g	炒苍术150 g	炮山甲90 g
酒大黄120 g	玄参240 g	炙甘草60 g	太子参300 g
炒稻芽120 g	蜂蜜500 g		

制备成膏 1 500 g,每日 2 次,每次 20 g,空腹舌下含化。

前后共服 5 料膏方,历时半年余。全身多处痛风石已清除,关节功能恢复正常。迄今 1 年余,痛风性关节炎未发,多关节痛风石消失,关节形态及功能恢复正常。

按语:痛风为现代医学名称,属祖国医学"痹证""热痹""脏腑痹"等范畴。尤其是痛风石沉积期,损害关节、肌腱,甚至造成终身残疾,影响美观与功能。西医采取手术摘除痛风石,易再复发,或痛风石再现沉积。中医辨证从化痰祛邪,软坚通络,调肝健脾,补肾泄浊着手论治。既化石祛邪,又扶正养体,且可预防痛风石再次沉淀,尚能预防痛风急性发作。中医药治病膏方,在中医药理论指导下,辨病辨证结合,因人施治,一人一法。优选数方并用,多靶点多方位干预痛风的代谢异常,是目前针对慢性痛风石治疗的较好手段与方法,无创廉便,值得临床推广运用。

六、习惯性便秘

典型病案

李××,男,52 岁,2018 年 3 月 21 日初诊。大便干结难解半年。有 2 型糖尿病(T₂DM)病史 5 年余,长期服用二甲双胍,血糖控制尚可。半年前因腹胀、腹痛、呕吐、便秘,被××医院诊断为 T₂DM,不完全性肠梗阻。经胃肠减压、补液对症等保守治疗,肠梗阻解除。出院后长期大便不通,不服"肠清茶"等泻药,甚至 5~6 天不排大便,腹胀,时腹隐痛,尿频,口干苦,烦躁,口臭,纳呆,舌红,苔薄黄,脉细涩。

西医诊断:T_2DM,习惯性便秘。

中医诊断:便秘(胃肠燥热证)。

中医治法:清胃泻热,润肠通便。

中医处方:拟脾约麻子仁加味。

火麻仁 24 g	熟大黄 24 g	炒枳实 12 g	苦杏仁 12 g
赤芍 12 g	姜厚朴 12 g	桔梗 6 g	黄芪 30 g
当归 12 g	生地 24 g	玄参 24 g	麦冬 24 g

7 剂,制备成配方颗粒剂(14 袋),早晚各 1 袋,开水冲服,空腹。

二诊:2018 年 3 月 28 日,服 7 剂后,大便通畅,每日 1 行。守方续进 7 剂,煎服法同前。

三诊:2018 年 4 月 6 日,腹胀已消,二便畅,纳可,神清气爽,舌淡苔薄白,脉细涩。

处方：调药为熟大黄 12 g,加三七 9 g。

30 剂,制备成配方颗粒剂(60 袋),每次 1 袋,每日 1 次,空腹口服,慢病缓图,以善其后。

按语：T_2DM 并发肠功能紊乱,可以出现腹泻,也可形成便秘。本例患者习惯性便秘,先出现肠梗阻,给患者带来很大痛苦,情绪紧张,恐惧梗阻再发。西药控制血糖虽然达标,肠道功能紊乱却难改善,行成顽固性便秘。中医辨属：胃肠燥热,脾为胃约,腑气不通,是麻子仁丸证。方选麻子仁丸合增液汤化裁,予少量肺经引经药桔梗,缘肺与大肠相表里,桔梗宣通肺气,提壶揭盖,有利腑气通顺；黄芪益气补肺；当归活血通便下气,共奏清胃泻热,润肠通便,益气养血之功。脾不被胃约,故大便通畅,肠复职司。后以麻子仁丸原方减大黄为半量；久病及落,肠腑瘀阻,稍加三七祛瘀生新,改成每日 1 次服用,收慢病缓图之功,以防复发。

七、痤疮(粉刺)

典型病案

张××,女,32 岁,2019 年 1 月 16 日初诊。面脸粉刺伴瘙痒半年,加重 1 周。半年前产后因情志抑郁,月经先后不定,面生痤疮,经前期为甚。经外涂消炎止痒膏,未见好转。近 1 周,面部痤疮明显增多,瘙痒难耐、搔抓流黄水,口干苦,小便黄,大便秘,形体丰满,心烦失眠,尿黄,大便黏稠,舌红,苔黄腻,脉弦滑。

辅助检查：血常规、肝肾功能、性激素六项均正常。肝胆胰脾及妇科 B 超未见异常。

西医诊断：痤疮。

中医诊断：粉刺(肝肺郁热证)。

中医治法：泻肝清热,化湿解毒。

中医处方：逍遥丸加减。

牡丹皮 12 g	栀子 12 g	赤芍 12 g	当归 12 g
北柴胡 12 g	茯苓 12 g	炒白术 12 g	薄荷 9 g
炒牛蒡子 30 g	蜜枇杷叶 15 g	土茯苓 30 g	生甘草 9 g

7 剂,制成配方颗粒剂(14 袋),早晚各 1 袋,温开水冲服。

二诊：2019 年 1 月 23 日,服上方 7 剂,痤疮减少,瘙痒消失,时自流黄水,舌淡红,苔薄黄,脉细滑。

处方：上方加生薏苡仁 24 g。7 剂,煎服法同上。

三诊：2019 年 1 月 30 日，面部痤疮基本消失，瘙痒亦止，口中和，二便调，舌淡，苔薄白，脉细滑。

处方：停服中药配方颗粒剂。予逍遥丸 10 粒，每日 3 次，口服，2 个月善后。并嘱忌食辛辣油腻饮食，适量有氧运动，保持心情舒畅，充足睡眠，以防复发。

按语：产后抑郁，肝郁化火，火犯肺胃，肺失通畅，水液被蒸成痰，变生湿痹。肺主皮毛，肝主疏泄，肝肺郁热，循经上犯，夹湿携毒，发为粉刺。治当泻肝清肺，化湿解毒。方选丹栀逍遥丸加减疏肝泻火，加牛蒡子等兼清肺热，土茯苓利湿解毒止痒，蜜枇杷叶润肺化痰祛湿，生甘草清热解毒调和诸药，方药对证，湿毒得祛，肝郁（火）得解，肺热得清，故能面娇如初，心情舒畅健康自信。痤疮属心身疾病，多有不同程度心理障碍。中医属七情内伤，郁病自生。除中药内服，辅以七情和合，解郁畅机，达事半功倍之效。

葛　辉

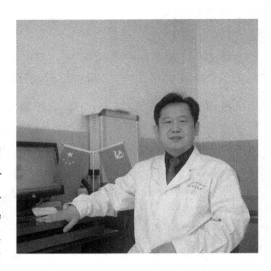

医家小传

　　葛辉,男,1972年生于安徽省涡阳县。涡阳县中医院雉河路分院管理委员会主任,糖尿病老年病科主任,副主任医师。中国中医药协会内分泌疾病药物研究专业委员会委员,安徽省中医药学会内分泌专业委员会委员,安徽省脑病专业委员会委员,安徽省中医药学老年病专业委员会委员,安徽省预防医学委员会糖尿病分会委员,安徽省全科医师协会基层慢性病管理分会常务理事。行医26年余,从事内科临床工作,在中西医结合治疗糖尿病及其并发症(糖尿病周围神经病变、糖尿病足、糖尿病早期肾病、糖尿病早期视网膜病变、糖尿病酮症),糖尿病合并心脑血管病,老年性疾病(头疼、头晕、心悸、偏瘫、失眠、多梦、肢体麻木、喘证等)等方面有丰富的临床经验。

临证经验

一、糖尿病周围神经病变

典型病案

　　患者××,男,65岁,2019年5月5日初诊。患糖尿病10余年伴双下肢麻木疼痛3月余。患者于10余年前出现口干口渴多饮,诊断为糖尿病并口服降糖药控制血糖,血糖控制不佳。于2019年2月发现双下肢麻木疼痛,而又到医院进行治疗,当时FPG 13.5 mmol/L,餐后2 h血检15 mmol/L,糖化血红蛋白8.6%,后改口服药为预混胰岛素40/60 R,早晚各20 U皮下注射。空腹血糖波动在4.5～7.5 mmol/L范围,餐后2 h血糖波动在8～10 mmol/L范围,但双下肢麻木疼痛未见缓解,于今日来我院治疗。刻下患者双下肢麻木疼痛,以膝关节以下明显伴有发凉,疼痛呈刺痛,昼轻夜重,乏力,睡眠不佳,自汗,舌质淡暗,苔薄白,脉细涩。

西医诊断：糖尿病合并周围神经病变。

西医治疗：预混胰岛素 40/60 R，早晚 20 U，皮下注射；口服二甲双胍0.5 mg，每天 3 次。

中医诊断：消渴痹证。

中医治法：益气活血，化瘀通痹。

中医处方：补阳还五汤加减。

生黄芪 45 g	当归 10 g	赤芍 30 g	川芎 10 g
地龙 15 g	桃仁 10 g	红花 10 g	枳壳 10 g
川牛膝 30 g	防风 10 g	白术 15 g	夜交藤 20 g
五味子 12 g			

14 剂，每日 1 剂，水煎服，早晚各 1 次。

二诊：患者诉双下肢疼痛减轻，夜间减轻较明显，麻木也有所缓解，无自汗，睡眠可，但仍感双下肢发凉，舌质略暗，脉细涩。

处方：原方减白术、五味子，加用桂枝 10 g。

14 剂，每日 1 剂，水煎服，早晚各 1 次。

三诊：患者诉双下肢疼痛消失，麻木偶作，饮食、睡眠尚可，二便正常，舌质淡，脉细。

处方：改用消栓肠溶胶囊口服，每次 2 粒，1 天 3 次，巩固疗效。

按语：《读医随笔·承制生化论》曰"气虚不足以推血，则血必有瘀"说明气虚血瘀则脉络涩滞不畅，引发消渴痹证。病程日久耗气伤阴，加之饮食不节，损伤脾胃，气津生化乏源，气虚故乏力，津亏不能上承于舌故口渴；病久气虚推动血脉无力，气血运行不畅，血脉瘀滞，肢体失养，故肢体麻痛；舌质淡暗，脉细涩为气虚血瘀之证。故以补气活血，化瘀通痹为治则。方中以黄芪为君药，甘温补气，且补在表之卫气，使气旺以促血行，祛瘀而不伤正。当归主入血分，补血活血。《灵枢·五变》有云："怒则气上逆，胸中积蓄，血气逆流……血脉不行，转而为热，热则消肌肤，故为消瘅"，指出血行不畅有可能导致消瘅。"血中之气药"川芎，既能活血化瘀，又能行气止痛。《张氏医通·麻木》："麻则属痰属虚，木则全属湿痰死血"，《本草便读》云："凡藤蔓之属，皆可通经入络"，故方中加入藤类活血通络药物，如夜交藤。

典型病案

患者，男，49 岁，2019 年 7 月 10 日初诊。发现患糖尿病 7 年余，现伴双下肢疼痛 2 个月余。患者于 7 年前体检时发现患糖尿病而口服二甲双胍、消渴丸、吡格列酮等药控制血糖，血糖控制不佳。现又出现双下肢疼痛伴有麻木，经治疗未见缓解，于今日来我院治疗。刻下患者双下肢麻木疼痛，重着乏力，脘腹痞满,口腻不渴,心烦,大便不爽,小便赤,舌黄腻,脉滑数,FPG 10 mmol/L,2 h PPG 14 mmol/L,糖化血红蛋白8%。

西医诊断: 糖尿病周围神经病变。

西医治疗: 二甲双胍缓释片0.5 g,口服,每天3次;达格列净10 mg,口服,每天1次;甲钴胺0.5 mg,口服,每天3次。

中医诊断: 消渴痹证。

中医治法: 清热利湿,活血通络。

中医处方: 黄柏10 g　　苍术15 g　　薏苡仁30 g　　牛膝12 g

黄连10 g　　黄芩10 g　　苦参15 g　　桃仁10 g

甘草6 g　　泽泻20 g　　地龙15 g

10剂,每日1剂,水煎服。

二诊: 双下肢疼痛减轻,行走轻便,无腹痞满,口淡,大便溏薄,小便尚可,舌苔黄,脉数。实验室检查空腹血糖7 mmol/L。

处方: 黄柏10 g　　苍术15 g　　牛膝12 g　　薏苡仁30 g

木瓜10 g　　桃仁10 g　　地龙10 g　　泽泻30 g

苦参15 g　　陈皮10 g　　黄连6 g

10剂,每日1剂,水煎服。

三诊: 患者双下肢疼痛麻木消失,饮食、睡眠正常,舌质淡,苔薄,脉平。

处方: 以四妙丸1次6克,每日2次,巩固疗效。

按语: 四妙丸载于清代张秉成《成方便读》,而本方源自于元代危亦林《世医得效方·卷第九》的苍术散加味而成。苍术散由黄柏、苍术各等分组成。原作散剂,可治疗“一切风寒湿热,令足膝痛,或赤肿,脚骨间作热痛,虽一点,能令步履艰苦。及臀髀大骨疼痛,令人痿。一切脚气,百用百效”。方中苍术味苦能燥湿、性辛温、可散寒除痹,是燥湿健脾之要药,《珍珠囊》有云:“能健胃安脾,诸湿肿非此不能除”。黄柏味苦而性寒、沉降,善清湿热且尤长于清下焦湿热。《神农本草经》载:“薏苡仁,主筋急,拘挛不可屈伸,风湿痹,下气,久服轻身益气”,是以方中用薏苡仁健脾胃、除湿痹、缓拘挛、舒筋络。牛膝味苦酸、性平,《神农本草经》曰:“牛膝,味苦,主寒湿痿痹,四肢拘挛,膝痛不可屈伸,逐血气”。诸药相伍使得湿热得以泄化,痹症得以清除。

糖尿病周围神经病变根据临床症状其“麻”“痛”等特点,中医学将其归为“消渴痹症”范畴。“痹”即闭阻不通,临床上主要表现为四肢麻木、疼痛、冷凉、束缚感,甚则痿弱无力等。消渴痹证的发生与消渴日久、失治误治,外感风、寒、湿,饮食失宜,脏腑功能失调等密切相关。消渴病病机总属阴虚燥热,阴虚为本,燥热为标,燥热盛则阴愈虚,阴愈虚则燥热愈甚。病变脏腑着重在肺、胃、肾,而以肾为关键。燥热为阳邪,易耗气伤阴,气为血之帅,气虚血运无力,血行不畅,留而为瘀;虚热内盛,津液耗灼,血凝成瘀;日久病损及阳,阴阳两虚,阳虚寒凝,亦致血瘀。瘀血痹阻脉络,不通则痛,故见肢体麻木、疼痛,甚则溃烂、废萎不用。另外,气能生血,气虚导致血虚,络脉失养,难以濡养肢窍,不荣则痛。清代名医叶天士承《黄帝内经》络病之说,提出"久病入络""久病多瘀"之论,认为"初为气结经,久则血伤入络""百日久恙,血络必伤""经年宿病,病必在络""久痛必入络,气血为行""络脉瘀闭,不通则痛"。《王旭高医案》记载:"消渴日久,但见手足麻木、肢凉如冰,四肢萎弱乏力。"《临证指南医案》亦云:"初病在经,以经主气,络主血,病久痛久则入血络。"《证治要诀》中记载:"生消久之,精血既亏,或目无所见,或手足偏废如风疾,非风也。"《丹溪心法·消渴》认为"腿膝枯细,骨节酸疼",是由于消渴病日久,气血不能灌溉四末所致。戴元礼《证治要诀》亦有"消渴日久,精血亏耗,可致雀盲或四肢麻木疼痛"的记载。

二、不寐

王某,女,47岁,2018年10月15日初诊。患者失眠多梦3年余。患者于3年前出现难以入睡,即便入睡,做梦不断,体倦乏力,饮食不佳,大便溏薄,小便尚可,时有自汗,头晕目眩,健忘,舌淡苔薄,脉细无力。

西医诊断:失眠。
西医治疗:艾司唑仑1 mg,口服,每晚入睡前1小时。
中医诊断:不寐(心脾两虚证)。
中医治法:补益心脾,养血安神。
中医处方:归脾汤加减。

黄芪30 g	党参20 g	白术15 g	当归12 g
茯神15 g	远志10 g	酸枣仁15 g	木香9 g
龙眼15 g	五味子12 g	夜交藤20 g	阿胶6 g
生龙骨[先煎]7 g	生姜9 g	大枣9 g	

14剂,每日1剂,水煎服,早晚各1次。
二诊:患者诉睡眠较前明显好转,二便尚可,饮食一般,无自汗,偶有头晕,舌质淡,苔薄,脉细。

处方： 上方去生龙骨。14剂，煎服法同前。

三诊： 患者诉无不适。

处方： 改归脾丸加枣仁安神胶囊，继续服用巩固治疗。

按语： 脾主运化，是气血生化之源，若患者思虑过度、劳逸失调，便会发生心脾两伤，导致营血不足，不能奉养心神，心失所养，心神不安，而生失眠。故治疗应以补益心脾、养血安神为原则。归脾汤出自宋代严用和的《济生方》，方中人参、黄芪补气健脾；当归、龙眼肉补益心脾，养血安神；白术、木香理气和胃，补而不滞，赵献可《医贯》："木香者，香先入脾，总欲使血归于脾，故曰归脾"；酸枣仁、茯神、远志宁心安神，养血生津；加五味子、夜交藤养心安神；生龙骨以镇静安神；甘草调和诸药。诸药合用，共奏益气补血、健脾养心、宁心安神的功效。

典型病案

刘某，男，50岁，2019年4月30日初诊。难以入睡5年余。患者于5年前因事出现难以入睡或时寐时醒，多方求医未见缓解，于今日来我院诊治，刻下：患者难以入睡，心烦，头重，目眩，胸闷脘痞，时有泛恶吞酸，舌质红，苔黄腻，脉滑数。

西医治疗： 艾司唑仑2mg，口服，每晚临睡前1小时。

中医诊断： 不寐（痰热扰心证）。

中医治法： 清化痰热，和中安神。

中医处方： 黄连温胆汤加减。

黄连10g	半夏12g	陈皮10g	茯苓15g
竹茹9g	枳实9g	甘草3g	大枣9g
生龙骨(先煎)20g	莱菔子12g	神曲15g	珍珠母20g
白术15g	胆南星3g		

14剂，每日1剂，水煎服，早晚分服。

二诊： 患者诉睡眠较前明显改善，可以睡5小时，偶有心烦，饮食尚可，舌质淡，苔薄黄，脉数。

处方： 原方去胆南星。14剂，煎服法同前。

三诊： 患者诉睡眠如常，余无不适，予以枣仁安神调服。

按语： 温胆汤为中医经典方剂，为治痰方之首，出于南北朝姚僧垣的《集验方》，却不幸于宋朝散佚。后唐时期孙思邈《备急千金要方》引用："胆虚寒左手关上脉阳虚者……曰胆虚寒也。治大病后虚烦不得眠，此胆寒故也，宜服温胆汤方。半夏、竹茹、枳实(各二两)、橘皮(三两)、生姜(四两)、甘草(一两)"，后世多以此方为用,主治"胆寒"之证。宋代陈无择《三因极一病证方论》对温胆汤化裁,在《备急千金要方》的温胆汤中加入茯苓、大枣,主治"心胆虚怯,触事易惊,梦寐不祥……即凡心胆虚怯之证",拓宽其适用范围,补充病机"心胆虚怯",一直沿用至今。另在《成方便读》中有:"痰为百病之母,所虚之处,即受邪之处……内中并无温胆之药,而以温胆名方者,亦以胆为甲木,常欲得其春气温和之意耳",意在温胆汤虽名为温胆,实则清胆,为清胆和胃化痰方。对于温胆汤的用药,汪昂《医方集解·和解之剂》云:"此足少阳、阳明药也。橘、半、生姜之辛温,以之导痰止呕,即以温胆;枳实破滞;茯苓渗湿;甘草和中;竹茹开胃土之郁,清肺金之燥,凉肺金即所以平肝木也。如是则不寒不燥而胆常温矣"。

方中加生龙骨、珍珠母镇静安神;患者胸闷脘痞,时有泛恶吞酸,加神曲、莱菔子以消导和中。

失眠,中医学称之"不寐",又称"不得卧""目不瞑",是以经常不能获得正常睡眠为特征的一类病证,主要表现症状为入睡困难、醒后不能再眠、眠而不酣,严重的患者甚至彻夜不眠;同时还多伴有心悸乏力、头晕头痛、健忘等症状。

明代李中梓《医宗必读》对不寐的病因和治法提出了卓有胆识的论述:"不寐之故,大约有五:一曰气虚,六君子汤加酸枣仁、黄芪;一曰阴虚,血少心烦,酸枣仁一两、生地黄五钱、米二合,煮粥食之;一曰痰滞,温胆汤加胆南星、酸枣仁、雄黄末;一曰水停,轻者六君子汤加菖蒲、远志、苍术,重则控涎丹;一曰胃不和,橘红、甘草、石斛、茯苓、半夏、神曲、山楂之类。大端虽五,虚实寒热,互有不齐,神而明之,存乎其人耳"。

明代张景岳《景岳全书·杂症》指出:"不寐证虽病有不一,然唯知邪正二字则尽之矣。盖寐本乎阴,神其主也,神安则寐,神不安则不寐,其所以不安者,一由邪气之扰,一由营气之足耳。有邪者多实证,无邪者皆虚证"。

《古今医统大全·不寐候》:"痰火扰乱,心神不宁,思虑过伤,火炽痰郁,而致不寐者多矣。有因肾水不足,真阴不升而心阳独亢,亦不得眠。有脾倦火郁,夜卧遂不疏散,每致五更随气上升而发燥,便不成寐,此宜快脾发郁、清痰抑火之法也"。

《医学心悟·不得卧》:"有胃不和卧不安者,胃中胀闷疼痛,此食积也,保和汤主之。有心血空虚,卧不安者,皆由思虑太过,神不藏也,归脾汤主之。有风寒邪热传心,或暑热乘心,以致躁扰不安者,清之而神自定。有寒气在内而神不安者,温之而神自藏。有惊恐不安卧者,其人梦中惊跳怵惕是也,安神定志丸主之。有湿痰壅遏,神不安者,其证呕恶气闷,胸膈不利,用二陈汤导去其痰,其卧立至"。

三、痛风

典型病案

男,60 岁,2019 年 4 月 5 日初诊。右足掌趾第一关节肿痛反复发作 3 年,加重 3 天。患者喜荤食,饮酒。3 年前因进食海鲜、饮酒之后突发右足掌趾第一关节肿痛,至医院检查,尿酸 642 μmol/L,血肌酐、尿素氮正常,诊断为痛风,治疗后症状缓解。出院后未予足够重视,此后多次因饮酒、食用海鲜发作。3 天前患者食用海鲜后再次发作,自行服药后未缓解,遂至我院治疗。患者体型偏胖,前额皮肤油腻,纳呆,大便偏干,尿黄。查体:右足掌趾第一关节肿胀,肤色暗红,按之有压痛。舌质红,苔黄腻,脉弦滑。

西医诊断: 急性期痛风性关节炎。

西医治疗: 双氯芬酸钠肠溶片 100 mg,每日 1 次。

中医诊断: 痛风(湿热蕴结)。

中医治法: 清热化湿祛浊,通络止痛。

中医处方:

秦艽 15 g	黄柏 10 g	苍术 15 g	茯苓 20 g
白术 10 g	牛膝 10 g	薏苡仁 20 g	木瓜 10 g
防己 10 g	土茯苓 20 g	秦皮 15 g	乌梢蛇 10 g
甘草 6 g			

7 剂,每日 1 剂,水煎服,早晚各 1 次。

二诊: 患者诉右足掌趾第一关节疼痛有所缓解,大便欠畅。舌质红,苔黄,脉弦滑。

处方: 上方加泽泻 30 g,薏苡仁增至 30 g。7 剂,煎服法同前。

三诊: 患者诉右足掌趾第一关节疼痛消失,皮色正常,无肿胀,二便正常。舌红苔腻,脉滑。

处方: 上方继服 10 剂,巩固疗效。

按语: 湿热阻滞经络,流注关节,气血瘀滞不通,故见关节疼痛、灼热。方中苍术健脾祛痰化湿;土茯苓性味甘平,具有解毒祛湿、通利关节功效,《本草纲目》载:"土茯苓,有赤白二种,入药用白者良。按《中山经》云,鼓镫之山有草焉,名曰荣草,其叶如柳,其本如鸡卵,食之已风,恐即此也……土茯苓能健脾胃,去风湿,脾胃健则营卫从,风湿去则筋骨利"。薏苡仁清热利湿除痹消肿;茯苓健脾利水,化湿祛肿;牛膝既可以活血化瘀、补益肝肾,又可以引湿热之邪下行;黄柏清热泻火,滋阴润燥;乌梢蛇攻毒散结,加强通络止痛之功。《本草汇言》中说:"秦皮,味苦性涩而坚,能收敛走散之精气",故秦皮与黄柏共用以清热燥湿,兼助收敛肾中精气。

典型病案

男,58 岁,2018 年 3 月 15 日初诊。左足趾小关节反复发作肿痛 7 年余。7 年前因经常应酬,经常饮酒,进食膏粱厚味,出现左足趾肿痛。以后每于进食膏粱厚味之后,疼痛增剧,左足拇趾内侧肿痛尤甚,以夜间为剧,到医院就诊,以关节炎处理,曾服芬必得等药,疼痛有所缓解,时轻时剧。后又到医院检查血尿酸高达 672 μmol/L,确诊为痛风,即服用别嘌呤醇等药,症情有所好转,后因难以耐受药物停用,疼痛时作,迄今未愈,于今日来我院诊治。刻下:患者形体偏胖,左足大趾内侧肿痛较甚,昼轻夜重,口苦,咽干,舌质暗,苔黄腻,脉弦数,微涩。

西医诊断:痛风。

西医治疗:双氯芬酸钠 100 mg,每天 1 次。

中医诊断:痛风(痰瘀痹阻证)。

中医治疗:活血祛瘀,化痰通络。

中医处方:

牛膝 12 g	黄柏 12 g	土茯苓 60 g	薏苡仁 30 g
威灵仙 30 g	虎杖 30 g	萆薢 20 g	秦艽 20 g
泽兰 20 g	桃仁 15 g	地龙 15 g	赤芍 15 g
地鳖虫 12 g			

10 剂,每日 1 剂,水煎服,早晚各 1 次。

二诊:患者诉疼痛明显减轻,足趾肿胀缓解,舌质暗,苔薄,脉弦。

处方:原方去虎杖。10 剂,每日 1 剂,水煎服,早晚各 1 次。

三诊:患者诉疼痛肿胀消失,舌质淡,苔薄,脉小弦。血尿酸 468 μmol/L。

处方:上方去桃仁、赤芍,加川断 15 g。10 剂,每日 1 剂,水煎服,早晚各 1 次。

按语:薏苡仁利水渗湿;萆薢味苦而平,也入肝胃经,善走气分,能祛风湿、舒筋活络、通利关节,如《本草通玄》曰"萆薢,肝与胃药也。搜风去湿,补肾强筋,主白浊茎中痛,阴痿失溺,恶疮。入肝搜风,故能理风与筋之病。入胃祛湿,故能理浊与疮之病";土茯苓性平,味甘淡,入胃肝经,有利湿解毒利关节功效,如《本草纲目》曰"健脾胃、强筋骨、去风湿、利关节,止泄泻,治拘挛骨痛、恶疮痈肿、解汞粉、银朱毒";秦艽清湿热、祛风湿、止痹痛、退虚热;黄柏苦寒,寒能清热,苦能燥湿,且偏入下焦;威灵仙祛风除湿,通经活络、止痛;泽兰利水消肿,消散瘀滞;桃仁活血祛瘀,镇痛;赤芍清热凉血,活血祛瘀;牛膝活血通经,补肝肾,引药下行;诸药合用,痰瘀消,尿酸降,疼痛止。

古籍中的"痛风"与现代医学中的痛风不能完全等同,中医学对"痛风"的认识由来已久。"痛风"一词最早记载于梁朝陶弘景的《名医别录》。朱丹溪在其《格致余论·痛风论》中指出:"彼痛风者,大率因血受热已自沸腾,其后或涉冷水,或立湿地,或扇取凉,或卧当风,寒凉外搏,热血得寒,污浊凝涩,所以作痛;夜则痛甚,行于阴也",这些是常见的病因,其后还述有不常见的病因,如肥甘无节、过劳、痢后失治、酒湿痰热。张景岳在其《景岳全书·脚气》中指出:"外是阴寒水湿,今湿邪袭人皮肉筋脉;内由平素肥甘过度,湿壅下焦;寒与湿邪相结郁而化热,停留肌肤……病变部位红肿潮热,久则骨蚀"。

《丹溪心法·痛风》设专篇对痛风进行论述:"痛风者,四肢百节走痛也,他方书谓之白虎历节风证"。清代喻嘉言也在《医门法律·痛风论》对痛风的病名进行了规范:"痛风一名白虎历节风,实即痛痹也"。《冯氏锦囊秘录》曰:"痹虽有五,多由体虚之人,腠理空疏,为风寒湿三气侵入于皮脉肌筋骨,不能随时驱散,留滞于内,久而为痹。"如李东垣所言:"痛风者多属血虚,然后寒热得以侵之"。《寿世保元》中记载:"夫痛风者,皆因气体虚弱,调理失宜,受风寒暑湿之毒"。本虚多由于先天不足、年老体弱引起正气不足,或者饮食不节、情志内伤等损伤五脏六腑,最终导致阴阳气血虚弱。标实为风、寒、湿、热等邪气侵袭,痰湿化热流注关节,寒湿痹阻成瘀,《素问·痹论》云:"风寒湿三气杂至,合而为痹也"。

诸多医家认为痛风发生的内在基础是正气亏虚,外邪侵袭是其发生的外在条件。痛风的主要病机是先天禀赋不足,或后天调摄失养,过食肥甘厚腻,加之外感风寒湿热之邪致脾胃运化失常,引起气血运行不畅,湿热内积,流注关节,日久煎熬成石,则发为痛风。

对于痛风的分期分型,《丹溪心法·痛风》云"痛风而痛有常处,其痛处赤肿灼热,或浑身壮热",且"骨节疼痛,昼静夜剧,如虎啮之状",指以剧烈疼痛为主的痹证,其表现与现代医学的痛风临床表现相似。该病急性期属"历节"或"痹病"中的热痹,多为风湿热毒或痰瘀痹阻型。急性期失治、病情迁延未得到有效控制者,痹证日久入络,气血运行不畅,气血虚滞致瘀,津液停运为痰,痰瘀互结,痹阻经络,而见关节周围结节及关节肿大,甚至复感于邪,内舍脏腑,出现脏腑痹的症候。间歇期多为脾肾两虚、肝肾亏虚型。我国最新统编的《中医病证诊断疗效标准》将痛风分为4型:风寒湿痹型、湿热蕴结型、痰瘀痹阻型、肝肾亏虚型。

急性发作期,疼痛常为首发症状。典型发病起病急骤,凌晨关节疼痛惊醒、进行加重、剧痛如刀割样或咬噬样,疼痛于24~48小时达到高峰。此期多为湿热蕴结型。湿热痹结型痛风局部有红、肿、热、痛,关节活动受限。应以清热祛湿、宣痹止痛为治疗大法。药用生石膏、知母、桂枝、砂仁、苍术、甘草、薏苡仁、土茯苓、黄柏、乌梢蛇、全蝎、络石藤、忍冬藤。方中生石膏清解阳明气分之热而除烦,知母助石膏清肺胃之热且润燥以滋阴,桂枝、苍术通阳、祛风湿、利关节以止痛,砂仁化湿行气,薏苡仁利水消肿、健脾,黄柏清热燥湿、泻火解毒,乌梢蛇、全蝎、忍冬藤、络石藤祛风通络、除湿解毒,甘草益胃护津,调和诸药。

临床缓解期多为痰瘀痹阻型、肝肾亏虚型,以肝肾亏虚型居多。《杂病会心录》云:"脾元健运,则散精于肺,而肌腠坚固,外湿无由而入;肾气充实,则阴阳调和而升降有度,内湿何由而生"。湿热痰浊的产生,与脾肾二脏清浊代谢的紊乱有关。应以补益肝肾、祛风止痛为法。药用独活、桑寄生、杜仲、牛膝、细辛、秦艽、茯苓、肉桂、防风、川芎、人参、当归、芍药、生地、甘草。方中独活性味辛苦而温,祛风除湿、宣痹止痛,尤擅祛下焦风寒湿邪;桑寄生祛风湿、补肝肾,为君药。防风、秦艽祛风胜湿,肉桂温阳散寒,细辛祛风散寒、止痛,助独活、桑寄生祛风湿、止痹痛。牛膝、杜仲补肝肾、强筋骨;当归、芍药、川芎、生地养血活血;人参、茯苓、甘草补气健脾,扶助正气、体现驱邪不伤正之法。甘草调和诸药。全方合用,共奏祛风湿,补肝肾,止痹痛,补气血之功效。

缓解期培补肝肾,补益脾气。《黄帝内经》有云:"饮食入胃,游溢精气,上输于脾,脾气散精,上归于肺,通调水道,下输膀胱,水精四布,五经并行,合于四时,五脏阴阳揆度以为常也"。关节疼痛为外在之标,内在代谢失常为病之根本。治疗痛风的基本原则正是标与本相互兼顾。《杂病会心录》曰:"脾元健运,则散精于肺,而肌腠坚固,外湿无由而入;肾气充实,则阴阳调和而升降有度,内湿何由而生"。间歇期时,在治外在标象的同时应注重培本以扶助正气,防止病情反复。一般急性期经治疗后,因痛风而起的急性关节疼痛均可获缓解改善,然而患者常因饮食不忌,调养失节,时有症情反复。在此期内尽管疼痛缓解,炎症基本消失,但血尿酸一般仍偏高,提示体内嘌呤类物质代谢等功能仍存障碍,在此阶段着重培补肝肾,补益脾气以扶正,可有效减少痛风的复发。